医药卫生类专业"互联网+"精品教材

预防医学

YUFANG YIXUE

主　编　姜新峰　李　玮

副主编　徐小军　苏　英　杨传林
　　　　荣　峰

编　者　王宛蓉　李　茵　李春玉
　　　　赵　君　蔡灵卿

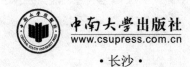

中南大学出版社
www.csupress.com.cn

·长沙·

图书在版编目（CIP）数据

预防医学 / 姜新峰，李玮主编. — 长沙：中南大学
出版社，2019.8
ISBN 978-7-5487-3674-5

Ⅰ. ①预… Ⅱ. ①姜… ②李… Ⅲ. ①预防医学—高
等职业教育—教材 Ⅳ . ① R1

中国版本图书馆 CIP 数据核字（2019）第 143507 号

预防医学

姜新峰 李 玮 主编

□责任编辑 谢新元
□责任印制 易红卫
□出版发行 中南大学出版社
　　　　　社址：长沙市麓山南路　　　　　邮编：410083
　　　　　发行科电话：0731-88876770　　传真：0731-88710482
□印　　装 定州市新华印刷有限公司

□开　　本　787×1092　1/16　□印张 15　□字数 365 千字
□版　　次　2019 年 8 月第 1 版　□ 2021 年 3 月第 2 次印刷
□书　　号　ISBN 978-7-5487-3674-5
□定　　价　45.00 元

前 言

本书本着继承传统、筑牢"三基"、突出"五性"的原则，以健康与环境之间的关系为主线，分别论述了生活环境、生产环境、社会环境等与健康的关系，以医学统计与流行病学研究为基本方法，以期达到预防与控制疾病的目的。

本书除绪论外，共有九章，依次包括环境与健康概述、生活环境与健康、食品与健康、职业环境与健康、社会环境与健康、医学统计基本方法、流行病学研究方法、疾病预防与控制、突发公共卫生事件与应急处理。绪论、第一章至第五章，以及第七章至第九章分别由姜新峰、王宛蓉、荣峰、李茵、李玮、杨传林、徐小军、蔡灵卿、苏英编写，第六章由李春玉、赵君合编。本书计划理论讲授 48 学时，实训 12 学时，各校可根据实际情况选用。

本书特色：①突出以问题为导向的教学。每章都以典型案例导入并提出问题，以激发学生的学习兴趣，然后介绍案例涉及的理论、知识和技能，引导学生借此解决问题，培养学生分析与解决问题的能力。②本着"必需、够用"的原则，突出重点。每章在正文前设有掌握、熟悉、了解三个层次的要求，便于学生分清主次，把握重点。③每章设有知识拓展模块，体现学术前沿与溯源，以扩大视野。④选用图、表呈现知识要点，直观形象，便于比较、理解与记忆。

通过本书的学习，旨在使学生掌握预防医学基本的理论、知识与技能，逐步树立预防为主的思想及三级预防的观点，并在医疗卫生实践中，开展三级预防与健康教育工作。

本书主要供护理、助产专业学生使用，也可供临床医学、康复医学技术、医学检验技术等专业学生使用。

本书在编写过程中得到皖北卫生职业学院、鄂州职业大学、安徽医学高等专科学校、荆州职业技术学院、常州卫生高等职业技术学校、安庆医药高等专科学校、皖西卫生职业学院、江西医学高等专科学校、安徽省淮南卫生学校的支持与帮助，在此向上述院校及编委表示衷心的感谢！

本书吸收并引用了相关书籍和参考资料的部分内容，在此，对有关作者表示诚挚的谢意！

由于编者学识水平有限，编写时间仓促，书中难免存在不妥和疏漏，恳请广大读者指正。

姜新峰　李　玮

目 录

绪论

学习目标

1. 掌握健康与预防医学的概念以及预防医学的特点。

2. 熟悉预防医学发展简史与医学模式的转变过程。

3. 了解预防医学面临的挑战及发展趋势。

学习导入

很久以前，相信不少地方的人，都曾见过这种所谓的治病符咒："天惶惶，地惶惶，我家有个夜哭郎，过往君子念三遍，一觉睡到大天亮。"据说，这样闹夜的孩子就可以安然入睡了。尽管这只是一个古老的民间传说，甚至带有某种迷信色彩，但是父母的良苦用心还是可以理解的，那就是希望闹夜的小宝宝能够正常睡眠，健康成长。毕竟，夜间哭闹不仅影响宝宝自身休息，而且还会影响父母休息，甚至还会影响到街坊、邻里。因此，父母无奈之下，到处张贴这样的治病符咒。从现代健康观与疾病观来看，这么做显然不会有效果，但从古到今，代代相传，且由于是长辈之言，年轻的父母往往就会病急乱投医，抱着宁愿信其有而不愿信其无的心态，认为试一试也无妨。

思考 ···

1. 该案例反映的病因观与疾病观是否正确？

2. 这些问题的出现与何种医学模式有关？

现代医学主要由基础医学、临床医学和预防医学组成。预防医学是建立在基础医学与临床医学基础之上的一门综合性学科，是现代医学的发展方向，承担着三级预防的重要使命，其重点是第一级预防，即病因预防。通过病因预防，达到阻止或延缓疾病发生，以及保证居民健康的目的。随着社会经济的发展和居民健康需求的不断提高，预防医学在现代医学中将变得越来越重要。

一、预防医学概述

（一）预防医学的概念

预防医学是从医学中分化出来的一个独立学科，是现代医学的一个重要组成部分。它是以人群为主要研究对象，运用生物医学、

预防医学的概念

环境医学和社会医学的原理与方法，研究环境因素对人群健康的影响规律，制订并实施预防疾病的原则和措施，达到以防病保健和提高生命质量为目的的一门综合性科学。

（二）预防医学的特点

预防医学既是一个独立的学科，也是一个成长中的学科群。从学科分类来看，预防医学与卫生学为一级学科，其二级学科包括环境卫生学、劳动卫生与职业病学、营养与食品卫生学、学校卫生学、社会医学、卫生统计学、流行病学等。预防医学作为现代医学的发展方向，与临床医学、基础医学并列成为现代医学的三大支柱，其特点如下：

1. 综合性强　预防医学作为一独立的学科群，包括众多的二级分支学科，是一个由多个学科组成的综合性学科，具有涉及范围广、研究内容多、影响因素复杂等特点。

2. 一条主线　预防医学围绕着人群健康与环境之间关系的主线展开，重点探讨环境对健康的影响规律，通过改善环境来维护健康、预防疾病。

3. 一个核心　预防医学以三级预防为核心，根据疾病的自然史，采取"未病先防，有病早治，既病防变"的原则，主要包括针对病因的第一级预防，以及临床前期预防与临床预防。它通过三级预防，预防疾病的发生，延缓疾病进展及控制疾病，减轻患者的痛苦，预防并发症，减少伤残，维护人群健康。

4. 不断发展　预防医学不断发展，在从宏观到微观、从单因素到多因素、从个体到群体、从城市到农村、从急性传染病到慢性非传染病等众多方面不断发展。

（三）预防医学的研究内容与方法

1. 预防医学的研究内容

（1）研究疾病分布与健康水平的动态变化。借助流行病学研究健康与疾病在不同时间、不同空间和不同人群间的分布特点，比较分布差异，借以了解人群健康状况与疾病的变异情况，以便发现该地当前医疗卫生保健工作中应当解决的主要问题。

（2）研究环境因素对健康的影响。借助环境卫生学研究人类生活和劳动生产环境对健康的影响规律，以消除有害环境因素，利用有利环境因素，为增进健康、预防疾病提供理论依据。

（3）研究与制订增进健康、预防疾病的原则与措施。针对健康危险因素制定防制对

策，提出预防原则与措施，并对措施实施后的效果进行考核和评价，以确定措施的有效性，从而使预防工作的质量不断提高。例如，加强饮水卫生、垃圾粪便无害化处理等都是增进健康、预防疾病的措施，并经实践证明确实有效。

（4）预防控制与消除疾病。研究传染病、职业病、慢性非传染病、伤害等主要疾病的发病原因与机制，推行三级预防，以预防与控制甚至消灭传染病、职业病、慢性非传染病、伤害等危害健康的疾病，提高人群身心健康水平。

2. 预防医学的研究方法

预防医学是建立在基础医学与临床医学之上的一门独立学科，它借助基础医学用微观的方法，结合临床医学用宏观的方法，并借助流行病学与卫生统计学方法，重点研究环境与人群健康的关系，以利用有利因素，去除有害因素，维护和增进健康，预防疾病，以提高人群生命质量。

预防医学的具体研究方法主要有现场调查研究方法、实验室研究方法和社会医学研究方法等。这些研究方法都需要以流行病学与卫生统计学的分析研究为基础，通过统计设计、资料收集与整理，并通过资料分析，得出研究结论。通常把针对人群的调查研究、实验研究和社会医学研究称为宏观研究方法，而借助基础医学，利用实验动物进行的整体或离体实验研究称为微观研究方法。

二、预防医学发展简史

（一）早期个体预防阶段

在古代中外医学中就已形成"防患于未然"的预防思想并付诸实践。在我国唐代《千金要方》中有"上医医未病之病，中医医欲病之病，下医医已病之病"的记载。在河南永城芒砀山山中的汉王石墓中就有下水道、浴室、坐便式厕所。在国外，古希腊名医希波克拉底在所著《空气、水、地域》一书中，也论述了生活环境与健康和疾病的关系。从 16 世纪中叶起，随着人体解剖学、生理学、微生物学、病理学等学科的迅猛发展，逐渐形成了基础医学，同时促进了临床医学的迅速发展。18 世纪琴纳发明的牛痘接种预防天花，开创了以个体为对象进行疾病预防的科学，即卫生学，这一阶段在预防医学发展史上称为个体预防阶段。

（二）近代群体预防阶段

19 世纪末到 20 世纪初，人类从战胜天花、鼠疫、霍乱、白喉等烈性传染病的经验中，逐渐认识到仅以个体为对象进行预防疾病的效果不甚理想，必须以群体为对象开展疾病预防，除个人养生、保健外，还需要以群体为对象，通过采取免疫接种、检疫监测、消毒、隔离、消灭病媒昆虫、垃圾粪便无害化处理、食物与饮水安全等措施，达到预防与控制传染病和寄生虫病的目的。这是医学史上著名的第一次卫生革命，也是个体摄生防病的卫生学向群体预防，着重于社会性预防措施的公共卫生学的发展。

（三）现代整体预防阶段

自 20 世纪 40 年代以来，传染病的发病率、病死率明显降低，但慢性非传染病上升为主要死因，如心脑血管疾病与恶性肿瘤等病的死因顺位名列前茅。这些疾病多发生于中老年人，且具有病因复杂、病程长、潜伏期长、难以根治等特点。采用传统的生物医学手段进行防治，效果不理想，这就意味着预防医学必须从以生物学防治为主的公共卫生措施，逐步转向以生物—心理—社会行为干预为主的健康教育、健康促进与公共卫生措施并重，从生物、心理、社会因素多个方面来研究疾病、防治疾病，这就是始于20世纪60年代的第二次卫生革命，标志着预防医学进入到整体预防阶段。

三、现代医学模式与健康观

（一）现代医学模式

医学模式又叫医学观，它是人们在认识自身健康和疾病的过程中，对医学问题整体的思维及行为方式，包括健康观、疾病观、病因观、诊断观、治疗观等，其中病因观是医学观的核心。医学观实则是人们对医学的观点和看法，也是解释和处理医学问题的方式方法。当前医学模式已由生物医学模式转变为生物—心理—社会医学模式，主要反映的就是病因观的转变，即人们对病因的认识已经从单纯生物病因的单病因论，转变为包括生物、心理、社会的多病因论。

【知识拓展】◆……

生物—心理—社会医学模式概念

1977年，美国精神病学家和内科学家恩格尔（G.L.Engel）在《科学》杂志上发表论文《需要新的医学模式：对生物医学的挑战》。恩格尔对生物医学模式的局限性提出批评，并提出了"生物—心理—社会"新医学模式概念。他认为：为了理解疾病的本质和提供合理的医疗卫生保健，新医学模式除了生物学观点外，还必须考虑人的心理和人与环境的关系，心理因素、环境因素在疾病发生中的作用同样不容忽视。

医学模式的转变即医学观的转变，从远古至现代，人们对健康、疾病、病因等的认识不断改变，即医学模式也不断改变，其发展演变过程如下。

1. 神灵主义医学模式　古代生产力水平低下，科学知识匮乏，人们认识水平有限，普遍认为生命与健康是上帝、神灵所赐，疾病与灾难是鬼神作怪、天谴神罚。因此，人们对健康的保护、疾病的治疗主要借助于"巫医"，求助于上帝与鬼神，依靠求神问卜和祈祷驱邪等。尽管当时有些植物或矿物质也作为药物使用，但这些早期的医药知识和防治疾病的经验却被蒙上了一层迷信的色彩。

2. 自然哲学医学模式　随着社会生产力水平的不断提高与文化的进步，人们的科学知识水平进一步提高，对一些自然现象逐渐有了粗浅的认识和理性概括，人们的医学观念也有了进步，形成了自然哲学医学模式。古希腊"医学之父"希波克拉底提出"四体液"学说，认为机体的生命决定于血液、黏液、黄胆汁和黑胆汁这四种体液的量和比例，认为医疗技术包含在多个因素之中，即患者、疾病和医师。我国古代中医学以《内经》的问世为标志，将病因归纳为"六淫""七情"，形成了完整的理论体系，"天人相应"为其主要观点，阴阳五行学说为其理论基础，体现了一种朴素的辩证唯物主义的健康观。中医学源远流长，至今仍兴盛不衰。

3. 机械论医学模式　15世纪欧洲文艺复兴运动推动了生产力的发展，近代自然科学的兴起促进了医学的进展，在培根"用实验方法研究自然"的观点影响下，机械学与物理学有了很大的进步。拉美特利提出了"人是机器"的观点，把人看作是自己能发动自己的机器，当机器运转正常时人体处于健康状态，而发生疾病则是机器出了故障需要修理，这就是机械论的健康观。在这种健康观的指导下，哈维（Harvey）创立了血液循环学说，魏尔啸（Virchow）提出了细胞病理学说，因而促进了当时医学科学的发展。但由于这种医学模式把人视作机器，忽视了人体结构的生物复杂性和人体活动的社会复杂性，因而该观点对人体健康与疾病的认识过于机械与片面，后期影响并阻碍了医学的进一步发展。

4. 生物医学模式　20世纪以来，科学与技术的进步促进了生物学、解剖学、生理学、细菌学等基础医学学科的发展，形成了较为完善的生物科学体系，不仅在保障人类健康方面做出了贡献，也为生物医学健康观的提出打下了基础。Flexner于1910年提出生物医学模式。他认为每一种疾病都可找出特定的生理或病理变化，并发展相应的生物学治疗方法。医学是以医生为中心，重视先进仪器的使用，医生根据患者的症状，经过实验检查对疾病作出诊断，再根据病理、生理机制，给予适当治疗的全过程。生物医学模式对现代医学的发展起着积极的推动作用，人类开展了以消灭和控制传染病、感染症、营养性疾病为主要目标的有关病原体、免疫方法、抗菌药物和公共卫生措施的研究，取得了重大成就，尤其是传染病得到了明显的控制，这就是医学史上第一次卫生革命。但是，随着疾病谱的变化和医学科学的发展，生物医学模式逐渐暴露了其片面性和局限性，单纯用生物医学模式的观点指导非传染性疾病的防制已不适用，因为这些疾病的病因除受生物医学因素作用外，还受患者的心理和社会因素的影响。

5. 生物—心理—社会医学模式　恩格尔（G.L.Engel）首先提出生物—心理—社会医学模式。他认为，"为了解疾病的决定因素，以及达到合理的治疗和卫生保健模式，医学模式必须考虑到患者及其生活环境并通过医生的作用和卫生保健制度来对付疾病的破坏作用"。因此，生物—心理—社会医学模式包括了疾病、患者和社会环境三个方面。这种从系统论出发提出的现代医学模式符合医学发展规律，因而日益成为人们观察和认识医学领域中各种问题的思路与方法。世界卫生组织（WHO）提出的健康新概念就充分体现了这一现代医学模式的健康观含义。

生物、心理、社会三因素相互作用、相互影响、高度统一，任何一方出现问题都会牵涉到另外两方面。例如，躯体疾病可以引发心理问题，而心理问题引发的适应不良可导致社会功能障碍，社会因素如人际关系紧张、矛盾冲突、压力等又可以导致心理问题出现，表现为紧张、焦虑、抑郁、困惑、烦恼等，而长期的心理问题又是身心疾病产生的原因。所以，应从生物、心理、社会三轴系统着手，全面地对疾病进行诊断、治疗、预防、康复和护理。由于医学模式的转变，护理的中心也由过去的疾病护理转移到现代的心身整体护理，从而扩展到面向群体的社区护理。

（二）健康观

健康观是指人们对健康的看法，主要有积极的健康观和消极的健康观两种观点。

消极的健康观认为"无病就是健康"。这种定义属于生物医学模式，它使医生在临床上容易操作，因而被广泛接受。其缺陷是认识过于狭隘，仅从外表观察、考虑疾病的生理、病理学变化，而忽视了生理和心理相互作用的更为复杂的过程。

积极的健康观即 WHO 宪章中对健康的认定："健康是指整个身体、精神和社会生活的完好状态，而不仅仅是没有疾病或不虚弱"。它认为健康是一种"状态"，即把健康和疾病看作是一个连续体中的动态过程。事实上，人的健康状态往往是波动于健康与疾病之间的过程之中。要达到这一完好状态，其基本要求是一个人的体魄、精神和社会适应状态都应与其年龄、性别和所处的社会环境以及地域情况相称。积极的健康观的意义在于全面地考虑到生物、心理与社会因素对健康和疾病的作用，能给人以全方位健康状态的启迪。

健康是动态的，也就是说影响一个人健康的因素随时随地存在，从最完好的体魄逐步受损害，以至于患病到病重是一个连续的变化过程，其相邻的两种状态之间很难找到明确的界限。一个人在躯体上的疾病容易引起人们的重视，而精神或心理上的疾病，特别是尚处于疾病发生前或发病初期的心理失衡状态，往往被人忽视。甚至，有些精神病患者长期得不到确诊，游荡于社会群体中，直至严重伤害他人时才被迫就诊与确诊。

健康的内涵包括以下几方面。①处于一般的安宁状态，可以过正常生活和参加生产劳动。②自我感觉良好。例如，一个残疾者外表上虽然异于正常人，但能够按自己的身体特点克服种种困难，做些对社会有利的工作。与一个体格上健康，却终日郁郁寡欢者相比，在某种意义上讲，前者是健康人，而后者是患者。③个体对环境中各种因素有较好的调节和适应能力。④从事各项工作的效率高。

四、影响健康的因素

影响健康的主要因素包括环境因素、行为生活方式、医疗卫生服务和生物遗传因素。

（一）环境因素

环境因素包括由物理、化学和生物因素组成的自然环境，以及由社会、经济、教育、文化和职业等组成的社会环境。物理、化学环境主要指大气、水、土壤、日照、气候、噪声和各种化学物质，如农药、化肥、杀虫剂等。生物环境主要是指细菌、病毒等各种病原微生物等，其所导致的疾病主要有各种传染病，如流行性出血热、白喉、肺结核、艾滋病等。

（二）行为生活方式

行为生活方式包括作息、风俗习惯、体育锻炼、精神紧张及吸烟、酗酒等各种行为是人们生活的重要组成部分，这些行为利弊兼而有之，长此以往，甚至演化为个人的生活方法与方式。个人的行为生活方式在疾病发生中的作用逐渐受到人们的关注与重视。健康行为生活方式有利于健康，而不良行为生活方式严重危害健康，如全球每年约有400万人死于吸烟，吸毒与同性恋人群中艾滋病病毒（HIV）感染率显著高于一般人群。同时，个人的行为生活方式往往受环境的影响。

（三）医疗卫生服务

医疗卫生服务包括各级医疗、预防机构及社区卫生服务等医疗卫生资源的分配及利用，医疗卫生服务体制等。

（四）生物遗传因素

生物遗传因素包括各种遗传性疾病、出生缺陷等。

影响健康的四类因素同时存在，相互影响，其中环境对健康的影响是基础，尤其是社会环境中诸如社会制度的影响是综合性的，会同时影响其他因素，而不良行为生活方式是相对直接而重要的影响因素，是慢性非传染病的重要危险因素。生物遗传因素影响虽然所占比重较小，但一旦发生疾病，便会造成不可逆转的终生伤残。由此可见，影响健康的四类因素的作用已远非单纯用生物医学方法所能解决，必须由现代生物—心理—社会医学模式来解决。

五、预防医学面临的挑战及发展趋势

（一）预防医学面临的挑战

中华人民共和国成立以来，卫生工作取得了巨大的成就，经过近十几年的快速发展，我国改善了公共卫生体系的基础设施和社会服务能力，完善了相关的法律法规体系，建立了传染病网络信息系统和疫情信息公开化制度，强化了传染病防控的工作规范，许多传染病得到基本消灭与控制，居民健康水平不断提高，但仍面临着一系列的新挑战。

1. 传染病防治形势依然严峻　2017年5月17日，WHO发布了《2017世界卫生统计报告》，据报告，2015年全球有5 600万人死亡，其中1 680万人死于传染病，传染病占总死亡人数的30%，而且大多数是有疫苗可预防的儿童传染病。

传染病在我国仍是危害居民健康的重要疾病。2018年2月发布的《2017年全国法定传染病疫情概况》共报告法定传染病发病7 030 879例，死亡19 796例，报告发病率为509.54/10万，报告病死率为1.43/10万。甲类传染病报告鼠疫1例，死亡1例；报告霍乱14例，无死亡。乙类传染病共报告3 064 058例，死亡19 641例，报告发病率为222.06/10万，较上年上升3.64%，病死率为1.42/10万，较上年上升8.59%。报告发病数居前5位的病种依次为病毒性肝炎、肺结核、梅毒、淋病、细菌性和阿米巴性痢疾，占乙类传染病报告发病总数的92.78%。丙类传染病报告发病3 966 806例，死亡154例，报告发病率

287.48/10 万。丙类传染病发病数居前 5 位的病种依次为手足口病、其他感染性腹泻、流行性感冒、流行性腮腺炎和急性出血性结膜炎，占丙类传染病报告总数的 99.79%。

近 30 年来，一些已被控制的传染病呈死灰复燃之势。结核病在世界已处于紧急状态，我国每年新增结核病患者 60 万人，死亡 20 万人。新的传染病不断出现，新增加了 30 多种传染病，如艾滋病、传染性非典型肺炎、高致病性禽流感、军团菌病、莱姆病、埃博拉出血热、疯牛病等，因此，人类与传染病的斗争将是艰难而长期的。

2. 慢性非传染性疾病对居民健康的危害加剧　《2017 世界卫生统计报告》显示，2015 年全球约有 4 000 万人死于非传染性疾病，占总死亡人数的 70%。主要包括：心血管疾病病例 1 770 万，占所有非传染性疾病的 45%；癌症病例 880 万，占 22%；慢性呼吸系统疾病病例 390 万，占 10%；糖尿病病例 160 万，占 4%。

在我国，慢性非传染性疾病也是危害居民健康的"头号杀手"。据统计，我国居民慢性非传染性疾病死亡人数占总死亡人数的比例高达 86.6%，造成的疾病负担已占总疾病负担的 70% 以上，已成为影响国家经济社会发展的重大公共卫生问题。

2017 年 2 月，国务院办公厅首次以国务院的名义发布了《中国防治慢性病中长期规划（2017—2025 年）》。我国慢性非传染性疾病防治形势严峻，依此发展下去，未来 20 年里，中国慢性非传染性疾病还会增长 2～3 倍，且呈年轻化趋势。该规划要求到 2020 年，重大慢性非传染性疾病过早病死率降低 10%。

我国慢性非传染性疾病具有发病率高、致残率高和病死率高的特点，严重威胁着居民的身心健康，而且医疗费用昂贵，过高的费用加重了新农合、城市居民和城市职工医疗保险的负担。

3. 地方性病和职业病的危害将长期存在　我国是世界上地方病病种最多、分布最广、危害严重的国家，尤其是碘缺乏病与地方性氟中毒危害最大。目前，我国约有 6 亿人口生活在缺碘地区，有 700 万地方性甲状腺肿（地甲病）患者和 19 万克汀病患者，缺碘除导致地甲病与克汀病外，还会导致儿童智力低下。我国现有智力残疾人约 1 017 万人，其中 80% 是缺碘所致。补碘是预防碘缺乏病的有效措施，在碘缺乏地区生活的居民需终生坚持。全国约有 3 000 万氟斑牙患者和 260 万氟骨症患者，其治疗效果不理想，而在广大农村地区，国家正在大力开展改水、改灶、改厕的活动，但改造水源，除氟降氟的效果显现尚待时日。

我国由一个农业大国逐渐走向工业化，当前尚处在工业化的早中期阶段，城市工业园区、经济开发区不断扩建，乡镇企业、民营企业和外资企业迅速发展，职业危害问题越来越严重，如职业中毒与职业病的问题较为突出。据 2010 年全国职业病报告的数据，年新发职业病 2.72 万例，其中尘肺占 87% 以上。我国现有尘肺患者已达 50 万例，比 20 世纪 70 年代增加了 65%。此外，我国每年发生急性农药中毒达 10 万例。随着工农业的迅速发展，职业病也必将随之增加，加上新技术、新材料的推广应用，还将会出现一些新的职业病。

4. 公共卫生服务的公平性需要全社会重视　卫生资源配置的不均衡性主要表现在城乡之间、医疗与预防之间。我国农村人口数占总人口的 70% 以上，但仅拥有 20% 的卫生资源，在较大程度上影响了农村地区公共卫生服务质量和可及性。通过深化现有的医疗体制和健康保健体系的改革，可改善公共卫生服务的公平性，使广大农村地区居民享受到同城市居民相同质量的医疗卫生保健服务。

5. 心理健康与精神卫生问题日益突出　随着社会变革，工业化、城市化进程不断加快，人们的职场压力增大，工作负担加重，社会竞争不断加剧，再加上大量的农村劳动力进城务工，农民家庭生活环境和生态环境变化，离婚率增加，留守儿童与单亲家庭增多，儿童和青少年行为异常、更年期妇女和老年人群抑郁以及毒麻药品滥用、自杀和重大自然灾害后心理危机等心理与精神卫生问题日益突出。中国疾病预防控制中心精神卫生中心2009年初公布的数据显示，我国各类精神疾病患者人数在1亿人以上，严重精神障碍患者人数超过1 600万人，但公众对精神疾病的知晓率低于50%，就诊率则更低，精神疾病患者仍然受到歧视。心理健康与精神卫生问题已成为严重的公共卫生问题。

（二）预防医学的发展趋势

预防医学面临的挑战或存在的问题终归要由预防医学来解决，应对预防医学面临的挑战或存在的问题决定了预防医学的发展趋势。总体来看，预防医学要解决疾病的预防与控制问题、心理健康与精神卫生问题、公共卫生服务的公平性问题。

1. 开展社会化预防是关键　通过对反复出现的公共卫生事件（如传染病等）的处理，全社会达成的共识是：公共卫生与预防医学的工作和重大传染病预防控制绝不是单纯一个卫生部门能够处理的事情，应该是在政府组织下的整个社会共同参与解决的公共事件。随着医学模式从生物医学模式向生物—心理—社会医学模式转变，人们认识到预防疾病、促进健康在更大程度上依赖于社会。要达到预防和控制疾病的目标，必须是医学更加社会化。所谓社会化，即全社会都把健康作为社会目标和人的基本权利，把卫生建设与物质文明和精神文明结合起来。许多疾病只有通过广泛深入的健康教育和个人合理的生活方式，以及公平合理的社会医疗保险制度，才能达到减少发病和早期发现、早期诊断与早期治疗的目的。

2. 环境与健康问题仍然是预防医学研究的重点　21世纪人类面临着人口激增、环境污染、能源匮乏、疾病控制四大问题。其中，环境污染问题已引起各级政府和广大群众的关注，既要金山银山更要绿水青山，但治理和保护环境却是十分艰巨、长期的工作，既要高新技术，也要社会积极参与。环境与健康问题仍然是预防医学研究的重点，预防医学应积极参与环境与健康问题的解决。

3. 防治结合是解决健康问题的根本出路　随着国民经济的快速发展和人们文化水平的不断提高，居民的健康意识也逐渐提高，不仅要求有病能及时得到治疗，而且要求懂得防病与保健知识，以提高自我保健能力。有病则治，患者渐少；无病则防，减少患病。防治结合是解决健康问题的根本出路。因此，预防医学与临床医学的结合（防治结合）是现代医学发展的必然趋势。

4. 重视心理卫生与公共卫生服务的公平性　从最初几乎没有公共卫生服务，到享受政府提供的公共卫生服务，再到要求公平地得到公共卫生服务的过程，这是社会文明程度不断提高的过程，现如今公共卫生服务的公平性受到整个社会的重视。同时，人们将更加重视心理、精神和行为因素对健康的影响。

精神疾病问题

六、寓预防为主的思想于临床护理之中

随着生物—心理—医学模式的到来，护理专业已成为范围更广泛的独立专业。护理工作的范围已从个体扩大到社区群体，从对疾病护理扩大到全身心的整体护理，从临床治疗扩大到预防、保健、康复，护士的职责扩大为"促进健康，预防疾病，恢复健康，减轻痛苦"。护理与预防保健工作密不可分，它们发挥着极其重要的作用。

1. 预防医学作为必修课日益受到重视　预防医学是现代医学的发展方向，也是高职护理专业学生的必修课。通过本课程的学习，旨在使高职护理专业学生树立预防为主的思想，掌握预防医学的基本理论、基本知识和基本技能，为将来做好护理专业工作奠定基础。

2. 护士的主要职责　帮助健康人保持健康及帮助患者恢复健康是护士的主要职责。据此职责决策：于患者，则主要是保护患者生命，减轻其痛苦，帮助其恢复健康；于健康人，则帮助其保持健康，主要实施预防保健服务，指导他们增强自我保健的能力，培养健康的行为生活方式，合理营养，坚持运动，戒烟限酒，保持心态平衡，减少疾病。

3. 预防医学的主要服务场所　在社区改革后的医疗卫生服务将以人人健康为目标，以所辖社区为范围，以家庭居民为对象，实现集中护理点与家庭护理点的结合，在整个护理过程中，始终贯彻预防、治疗、康复、保健、健康教育一体化的全程护理服务理念，并提高服务质量。

4. 在临床护理中坚持预防为主　当前，由于护士的工作岗位决定了其服务的主要对象仍然是患者，因此，保护及延长患者生命，减轻患者的不适或痛苦，促进患者康复是护士最主要的职责。推行系统化整体护理，贯彻预防为主的思想，既病防变，尽早预防并发症，加强病房巡视，及时观察病情，系统收集资料并对患者进行评估与诊断，作出护理计划，实施护理计划，评估护理效果，促进患者早日康复。

5. 从事护理工作需要具备的能力　由于历史的原因，我国过早进入了老龄化社会，随着老年人增多，护理领域更宽，除医院护理之外，养老护理的任务越来越重，对服务质量要求更高，工作难度更大，因而对护士的要求越来越高。护士除了必须具备合格的护理专业理论知识和操作技能外，还应具有五个方面的知识和能力：一是要有良好的职业道德，有责任心和爱心，即有爱的能力；二是要有预防医学、临床医学的有关知识和相关技术；三是要具有健康教育知识和开展健康教育的能力；四是要具有公共关系学的相关知识和人际沟通能力；五是要具有管理学的有关知识和组织管理、计划管理能力。

▌学习检测

1. 关于预防医学的叙述错误的是（　　　）。

　　A. 是现代医学的重要组成部分　　　　B. 是一个独立的学科

　　C. 是一个成长的学科群　　　　　　　D. 研究对象是个体

　　E. 主要目的是防病保健与提高生命质量

2. 关于预防医学特点的叙述错误的是（　　　）。

    A. 是由环境卫生学与食品卫生学等多个学科组成的综合性学科

    B. 预防医学围绕着健康与疾病的关系这条主线进行研究

    C. 三级预防是预防医学的核心

    D. 预防医学从宏观到微观、从单因素到多因素不断发展

    E. 预防医学研究的对象是健康人而不包括患者

3. 现代医学模式为（　　　）。

    A. 神灵主义医学模式　　　　　　　　B. 自然哲学医学模式

    C. 机械论医学模式　　　　　　　　　D. 生物医学模式

    E. 生物—心理—社会医学模式

4. 消极的健康观反映在（　　　）。

    A. 无病就是健康　　　　　　　　　　B. 心理上的完好状态

    C. 身体状态完好与功能正常　　　　　D. 社会适应层次上健康

    E. 道德层次上健康

5. 健康的最高层次反映在（　　　）。

    A. 无病就是健康　　　　　　　　　　B. 心理上的完好状态

    C. 身体的完好状态与功能正常　　　　D. 社会适应层次上健康

    E. 道德层次上健康

6. 我国古代中医学以《内经》的问世为标志，形成了完整的理论体系，"天人相应"为其主要观点，阴阳五行学说为其理论基础。此期对应的医学模式是（　　　）。

    A. 神灵主义医学模式　　　　　　　　B. 自然哲学医学模式

    C. 机械论医学模式　　　　　　　　　D. 生物医学模式

    E. 生物—心理—社会医学模式

第一章
环境与健康概述 ————————————————

学习目标

> 1. 掌握环境污染的危害、生物地球化学性疾病的概念、类别及其临床表现、防治措施。
>
> 2. 熟悉环境的概念与分类、环境污染物的种类与来源、环境污染的特点及防治措施。
>
> 3. 了解人类与环境的关系、生态平衡与生态系统的概念。

学习导入

> **雾霾对健康的危害**
>
> 2016 年，WHO 与医学期刊《柳叶刀》发布的数据显示，仅 2015 年，全球约 280 万人死于室内空气污染，约 420 万人死于大气污染。这组数字十分惊人，因为在同年，艾滋病、结核病与疟疾的死亡人数分别为 120 万、110 万和 70 万。
>
> 2017 新年伊始，雾霾席卷了大半个中国。空气中悬浮的固体颗粒 PM1.0 和 PM2.5 污染受到前所未有的关注，研究表明，它们是当前危害公众健康的首要污染物。
>
> 空气污染可引起呼吸道疾病、心血管疾病，并可能影响寿命。2013 年，《美国国家科学院院刊》刊发了一项由以色列、中国和美国学者共同完成的研究发现，雾霾导致中国人均寿命呈现南高北低现象，北方居民人均寿命缩短的幅度超过 5.5 年。
>
> 思考 ···
>
> 1. 雾霾形成的原因有哪些？
>
> 2. 我们可以采取哪些措施来改善雾霾环境？

环境是人类生存的条件，也是人类发展的基础。不论是人类的生产活动、生活活动，还是社会活动都离不开环境，而人类活动又是影响环境的最主要因素。随着对自然资源的过度开发利用及环境污染的不断加重，人们更加渴望蓝天白云、青山绿水般的自然环境，因此环境与健康的关系受到了前所未有的关注。

▌ 第一节　人与环境

一、环境的概念与基本构成

（一）环境的概念

　　人类周围的空间及其空间内各种因素构成了人类的环境。WHO 认为："环境在特定时刻是由物理、化学、生物及社会的各种因素构成的整体状态，这些因素可能对生命机体或人类活动直接地或间接地产生现时的或远期的作用。"与人类健康密切的环境按其要素的属性可分为自然环境和社会环境。

　　1.自然环境　属于物质环境。是指存在于人类周围的客观物质世界，如空气、水、食物、土壤、动植物、太阳辐射等。自然环境是人类赖以生存和繁衍的物质基础。按照受人类活动影响的情况，可分为原生环境和次生环境。原生环境即天然形成的未受或很少受人为活动影响的环境。例如，人迹罕至的荒漠、原始森林接近原生环境。原生环境中诸多自然因素对健康有利，如正常化学组成的大气、水、土壤，以及微小气候、太阳辐射等。但是，也有不利的因素，有些地区水或土壤中某些元素含量过多或过少，超出机体适应的范围，会发生地球化学性疾病，如地方性甲状腺肿、地方性氟中毒等。次生环境是指受人为活动影响和人工改造后的环境。与原生环境相类似，次生环境对人类也存在着利害兼有的双重影响。绿化环境，如建造公园，并在公园中植树，对人类产生有利的影响。而随着工业化的加速发展，大量废水、废气和废渣严重污染环境，则会产生有害的影响。

　　2.社会环境　属于非物质环境。是指人类在生产、生活和社会交往活动中相互间形成的生产关系、阶级关系与社会关系的总和。它包括社会政治制度、经济制度、文化教育水平、人口状况、行为生活方式及医疗卫生服务等。社会环境不但可直接影响人的健康状况，而且还可以通过影响自然环境和人的心理间接影响人的健康。现如今，社会环境已成为心脑血管疾病和恶性肿瘤等疾病发生的重要原因。因此，社会环境对人类健康的影响正日益受到重视。

（二）环境的基本构成

　　人类环境中含有许多与健康有关的因素，这些因素都是由环境中的物质因素与非物质因素构成的，按其属性可分为生物因素、化学因素、物理因素和社会心理因素。

　　1.生物因素　环境中的动物、植物与微生物等构成自然环境的生物因素。对人类健康尤为重要的生物因素主要有微生物、寄生虫、支原体等。这些生物通过食物链进行能量传递与物质转移，保证生态系统的完整性和生态平衡。生物因素是人类疾病发生的主要病因之一，环境中的某些生物体可成为人类疾病的致病因素或传播媒介。历史上，烈性传染病曾严重威胁人类的健康与生命。近年来，艾滋病、疯牛病、传染性非典型肺炎、高致病性禽流感，埃博拉出血热与大肠埃希菌 O_{157} 感染等不断出现，再次说明生物因素仍然是人类疾病发生的重要病因。

2. 化学因素　生物圈中的空气、水、土壤及岩石的化学组成比较稳定，这种稳定的环境保证了人类的健康与正常活动。由于人为的或自然因素，可能使空气、水、土壤及食物的化学组成在一定范围内发生变化。由于废气排放，二氧化硫、二氧化碳、一氧化碳等气体在空气中含量增高；含汞、砷等重金属的工业废水可污染水源；用含镉废水灌溉农田，通过生物富集作用，水稻吸收水中的镉，可使大米中镉含量显著增高。除人为的活动外，一些自然现象，如火山爆发、地震等自然灾害，以及地质构造差异使局部地区空气、水与土壤的化学元素成分发生很大变化，人类机体则难以适应。例如，地方性砷中毒则与较深层地下水含砷量高有关。

3. 物理因素　自然环境中的声、光、热、电磁辐射等在环境中一直存在，它们一般对人体无害，有些还是人体生理活动所必需的因素，只是在强度过高或过低时，才会对人体造成影响。例如，噪声过强会妨碍人的正常活动和危害健康。但是，如果环境中没有任何声音，人则难以适应，甚至会有恐惧感。随着科学技术的不断发展，物理因素对人类健康所造成的影响日趋严重。例如，噪声污染、电磁波污染、放射性污染等对人们的影响越来越广泛。

4. 社会心理因素　人类生活在社会中，政治、经济、文化、教育、科学技术、家庭、生活方式、风俗习惯、卫生服务、人口等因素不仅与人类生活和健康有着直接关系，而且各因素之间又互相影响。例如，政治制度、经济水平、宗教信仰及文化传统不仅直接影响着人们的文化教育水平、生活方式和卫生服务质量，也决定了人们对自然环境的保护、利用、改造的政策和措施。

社会因素对人类健康的影响不是孤立的，往往通过影响人们的生活、生产环境而影响人类的健康，更重要的是通过影响人们的心理状态而影响人类的健康。社会因素与心理因素关系密切，对人类健康的影响相辅相成。随着人们健康观念和医学模式的改变，社会心理因素对人类健康的影响正日益受到人们的重视。

二、生态系统与生态平衡

地球表层适合于生物生存的范围即为生物圈，包括海平面以下 11 km 和海平面以上 15 km 的范围。生物圈内的空气、阳光、水、土壤、食物等都是人类赖以生存的物质条件。

（一）生态系统

生态系统是指生物群落通过新陈代谢与非生物环境所组成的综合体系。生态系统的范围大小不一、多种多样，如一个湖泊、一条河流、一片森林、一个城镇等都可构成一个生态系统。在一定的时间和空间里，生物与生物之间、生物与环境之间，通过食物链不断地进行物质交换和能量转移及信息传递，这种生物与环境的结合体叫生态系统。它是一个有独立功能的基本单位。生态系统中物质转移、能量流动是通过食物链和食物网来实现的，并最终影响到人类的健康。

（二）生态平衡

在生态系统内部，各种生物之间不断发生着能量流动、物质转移和信息传递，在一定条件和时间内，保持着自然的、暂时的、相对的平衡状态，叫作生态平衡。它是一种动态的平衡。一旦外界和内部因素变化，平衡就可能遭到破坏。在一定限度内，生态系统可以进行适当调节，直至建立新的平衡。例如，一旦大量的有机污染物进入了水体，由于营养物质过多，会使藻类和其他水生生物繁殖，大量消耗水中氧气，鱼类等动物会因为缺氧而死亡，水体变黑变臭，生态平衡被破坏。假如停止排污，原有的有机污染物会慢慢被微生物分解，溶解氧渐增，水体又将逐步恢复原貌。生态系统总是处在平衡—不平衡—平衡的变化过程中，进行着物质和能量的转移，推动生物的进化和发展。

【知识拓展】

蜣螂拯救澳大利亚大草原

1770年4月，欧洲的第一批移民在澳大利亚定居了。他们看见澳大利亚有莽莽的草原，可是食草动物却很少，因此在18世纪和19世纪依次从印度、马来西亚等地引进了黄牛等家畜。由于畜牧业的迅速发展，粪便压住了牧草，甚至覆盖了草原，草原渐渐退化。随黄牛进入澳大利亚的还有苍蝇。苍蝇在牛粪滋养下快速繁殖，到20世纪50年代，苍蝇在澳大利亚非常猖獗。为了能够拯救大草原，科研人员赶赴世界各地，引进了大量蜣螂。蜣螂是一种食粪类甲虫，俗称屎壳郎。它不但以粪便作为食物，还将粪便当成“育儿房”。屎壳郎来到澳大利亚草原以后，迅速将粪便运走并且埋到地下，使牧草获得了蓬勃生长的养料。苍蝇失去了赖以生存的粪便，无疑遭到了毁灭性的打击。就这样，澳大利亚的大草原获救了。

三、人与环境的辩证关系

人与环境是相互依存、相互影响的对立统一体，人与环境对立统一的关系主要表现在下列三个方面。

（一）人与环境的统一性

人与环境之间依靠新陈代谢相互联系，并伴随着物质交换和能量的转移。一方面，人体通过摄食的方式从环境中摄取生命活动所必需的物质，如空气、水、食物等，它们在人体内经过消化、吸收、利用，合成细胞和组织的各种成分，并产生能量，以维持机体的生长发育和健康等。另一方面，人体将不需要的代谢产物，通过各种途径排入环境，在环境中进一步转化，成为多种植物的养料而促进植物的生长，最终以植物性食物的形式为人体所摄取，如此反复循环。

食物是人与环境联系的主要媒介物，而食物的化学成分又来源于环境中的化学成分，即元素。因此，人体中的元素实际上就是来自于环境中的元素，只不过是通过以摄取食物的这种形式获得的。事实也是如此，人体血液内的60多种化学元素含量与生存环境中的各种化学元素的丰度有明显的一致性。这充分说明人不但是环境发展到一定阶段的产物，而且人与环境在物质上具有一致性。

（二）人对环境的适应性

人类对环境有不同程度的适应能力和防御能力。人体的各种结构和功能是在长期的进化过程中，在与环境的相互作用和制约下形成和发展起来的。当人类生存的环境条件发生变化时，人体可通过调节其生理功能来适应外界环境的变化。例如，在高原地区，人体可通过增加呼吸空气量、加快血液循环、增加血红蛋白含量等机制来适应缺氧环境，从而维持机体的正常生理活动。但人体的适应能力是有限度的，一旦环境发生的变化超过了人体的适应能力，人体就会发生病理性改变，由此引发疾病，甚至危及生命。例如，紫外线照射使人体皮肤细胞中的黑色素原转变成黑色素，使皮肤变黑，避免深部组织的受热和受害，但过强过量的紫外线照射则会导致雪盲和电光性眼炎，甚至发生皮肤癌。

（三）人与环境作用的双向性

人在社会中，既有适应环境和保护自己免受危害的能力，又有按照主观愿望改造环境的能力，如改良土壤、驯化野生动物等。但在这一过程中，人类也会受到自然环境的影响。例如，大量煤炭和石油的开采利用使大气中二氧化碳的浓度不断增高，全球变暖，冰川融化，海平面上升，破坏了人类与环境之间的平衡状态，严重威胁到人类本身的健康与生存。因此，人们在改造环境的同时，应当充分保护环境，遵循自然规律，使环境向着对人类有利的方向发展，避免或减轻其对人类的危害。

▌ 第二节　环境污染与健康

一、环境污染的概念

由于进入环境的有害物质数量、浓度、持续时间超过了环境本身的自净能力，使环境的结构和功能发生变化，环境质量恶化，可能对人群或其他生物造成有害影响的现象称为环境污染。严重的环境污染叫作环境破坏或公害，由此引起的地区性疾病叫作公害病。

环境污染可由自然因素如火山爆发、地震、水灾、台风、海啸等引起，但更多的是人为因素如工业"三废"、生活"三废"、电磁辐射和噪声等引起的，使环境的组成与状态改变，环境质量下降，对人体健康产生直接、间接或潜在的危害。历史上已发生多起环境污染事件，如英国伦敦烟雾事件、日本的水俣病事件等。

二、环境污染物的种类与来源

（一）环境污染物的种类

进入环境并引起污染的有害物质称为环境污染物。环境污染物主要来自于人类的生产活动与生活活动。污染物从污染源直接排放进入环境，其物理和化学性状未发生改变的称一次污染物；一次污染物在物理、化学因素或生物因素的作用下发生变化或与

环境污染物的种类

环境中其他物质发生反应形成新的污染物，称为二次污染物。无论是一次污染物还是二次污染物，都可能直接或经过一系列生物转化和生物富集，通过各种途径进入人体，对人体造成损害，严重时甚至可危及生命。根据环境污染物的属性可将其分为三类。

1. 生物性污染物 各种病原微生物，寄生虫和有害的昆虫、动植物等。

2. 化学性污染物 有害气体、重金属、有机化合物、无机化合物、农药及高分子化合物。

3. 物理性污染物 噪声、电离辐射、非电离辐射及热污染等。

（二）环境污染物的来源

1. 生产性污染 工农业生产过程可向环境排放大量污染物，主要是化学性污染物。例如，工业"三废"、农业生产中农药残留都可污染空气、水、食物和土壤，危害人体健康。

2. 生活性污染 生活垃圾、粪便、生活污水以及医院污水、医院废弃物，如果未经处理或处理不当都可污染空气、水、土壤和食物，并可滋生蚊、蝇，传播疾病。生活炉灶燃煤可造成一氧化碳、二氧化硫、烟尘等对室内空气的污染，刺激眼睛、鼻、口腔、咽喉，出现上呼吸道刺激症状。另外，吸烟也会污染空气，并使同室人被动吸烟，危害健康。

3. 其他污染 交通运输工具可产生尾气、噪声和振动，广播、电视和微波通信等设备可产生电磁辐射，核能的开发和利用可排放放射物质等，均可造成环境污染。

三、环境污染物在环境中的变迁

污染物进入环境后，在多种因素的综合影响下，发生了一系列的变化，包括迁移作用、生物转化作用、生物富集作用、自净作用等。

（一）迁移作用

环境迁移作用是指污染物在环境中所发生的空间位移及其富集、扩散或消失的过程。例如，空气中的污染物可经降水而进入土壤或河流，地面上的污染物可以通过雨水冲刷进入河流和渗入地下，也可被植物根系吸收并通过食物链进入人体内等。

（二）生物转化

污染物进入生物体后在相应酶系统催化作用下的代谢变化过程称为生物转化作用。生物转化作用可使大部分有机物质毒性降低，称为解毒；但也有一些毒性增加，如污染水体的汞可沉积在淤泥中，经甲烷菌作用后变成甲基汞，毒性更强，称为活化。

（三）生物富集作用

某些生物从环境中摄取污染物并在体内不断蓄积，使生物体内的污染物浓度超过环境，称为生物富集作用。例如，水稻对土壤中的镉具有富集作用。同时，有些污染物可沿着食物链逐级转移，且浓度逐级提高，称为生物放大作用。例如，湖水中滴滴涕（DDT）浓度为 0.000 05 mg/L，通过藻类进入鱼类，再通过鱼类进入水鸟，最终，水鸟体内的 DDT 浓度可达 77.5 mg/L，为水体浓度的 155 万倍；如果人捕食该鱼或水鸟就可摄入高浓度的 DDT，从而对机体产生危害。

（四）自净作用

少量的污染物一时性进入环境，通过物理、化学、生物学因素作用达到自然净化，使生态系统保持平衡，环境的这种功能称为自净作用。其中，物理作用是通过扩散、稀释、蒸发、沉降、吸附等使污染物浓度下降；化学作用是指通过氧化、中和、还原、分解和其他化学反应使有机物无机化，从而降低污染物的毒性作用；生物学作用是指环境中的细菌、真菌、藻类、水草、原生动物等通过新陈代谢作用分解环境中的污染物，使其数量减少，直至消失。

四、环境污染对健康影响的特点

环境污染对健康的影响复杂，特点鲜明：①环境污染物或环境中的有害因素可通过空气、水、食物等多种渠道进入人体。②对人体健康的危害往往是以慢性损伤为主，具有低剂量、长期反复作用的特点。③环境污染的范围大，受环境污染影响人群广泛且反应个体差异较大，包括老、弱、幼、病、残等易感人群，因此造成的健康危害表现出明显多样性。④环境污染物种类繁多，性质各异，多种污染物同时存在时引起的健康危害具有复杂性的特点。

五、环境污染对健康的损害

（一）急性危害

环境污染物在短期内一次大量进入人体所造成的损害表现为急性危害。发生急性损害的程度与环境化学物的毒性和剂量有关，有的在瞬间即产生，甚至死亡，有的可在接触后几日才出现明显的损害或死亡。发生急性中毒时往往因严重的污染或发生意外事故。例如，历史上伦敦烟雾事件即为急性危害。

（二）慢性危害

环境污染物低浓度长期反复作用人体所造成的损害表现为慢性危害，它是环境污染对人体健康危害的最主要形式。常见的慢性损害有：

1.慢性职业性损害　如长期吸入游离的二氧化硅粉尘引起的硅肺，长期接触铅、汞、苯等有害物质引起的职业中毒等。

2.公害病　绝大多数公害病都属于慢性危害。

（1）水俣病：水俣病也叫慢性甲基汞中毒，是世界上第一个报道的公害病。1953 年首次在日本九州南部熊本县的水俣镇发现了一种以神经系统症状为主的"奇病"。当时病因不明，故名水俣病。通过将近10年的环境流行病学调查，1962年才查明是由于无机汞污染水体后，沉积在水底淤泥中，经甲烷菌转化形成甲基汞，水中甲基汞经生物富集作用和生物放大作用，使鱼贝类体内浓度大增，人长期食用这种鱼贝后，甲基汞在体内蓄积，引起慢性中毒。从1953—1960年，水俣病造成111人严重残疾，其中43人死亡，当地实际受害人数有1万人。

（2）痛痛病：人们长期食用含镉的食物和饮水引起的，以全身疼痛为临床特点的一种公害病，称为痛痛病或骨痛病，也就是慢性镉中毒。它最早发生在日本富山县神通川两岸地区，是由于神通川上游某铅锌矿的含镉选矿废水和尾矿渣污染了河水，下游地区用河水灌溉稻田，土壤受到污染，该地区农民长期食用含镉的米与蔬菜而致病。痛痛病主要症状是腰痛、背痛、关节疼痛，疼痛程度可逐渐加剧，范围扩大遍及全身。患者开始走路步态蹒跚，以后随疼痛加剧而不能行走，长期卧床。严重者由于长期卧床可发生肌萎缩、病理性骨折、消耗衰竭或合并其他疾病而死亡。

（三）远期危害

环境污染除引起急、慢性危害外，还能对人体产生致癌、致畸和致突变作用，统称"三致"作用。

1. 致癌作用　一般认为，人类癌症80%～90%与环境因素有关，其中90%由化学因素引起，生物因素和物理因素各占5%。

2. 致畸作用　随着工业的发展，环境污染日益严重，各种化学物质进入环境，人类出现畸胎的问题开始引起人们注意。目前，已证实对人类有致畸作用的化学物质有甲基汞、沙利度胺（反应停）、滴滴涕；物理因素有电离辐射、超声波；生物因素有风疹病毒、梅毒、弓形体原虫等。

3. 致突变作用　突变是生物遗传物质在一定条件下发生的突然变异。环境因素可以影响生物体的遗传性质，使其遗传性状产生突变。突变可分为基因突变和染色体畸变两种。突变作用发生在体细胞，会使细胞发生异常分裂和增生，可发生癌变；突变作用发生在生殖细胞或胚胎细胞，则可引起不孕、不育或畸胎及遗传性疾病等。目前认为环境中的某些化学性物质、物理性因素、生物性因素均有致突变作用，其中化学致突变物占重要地位。

（四）间接效应

间接效应表现为不同程度、不同类型的免疫抑制作用，使人体免疫功能下降，一些多发病、常见病的发病率增加。空气污染物长期反复刺激呼吸道黏膜，血液中吞噬细胞的吞噬能力下降，抗体滴度降低及溶菌酶水平下降，使支气管炎、肺气肿、支气管哮喘等疾病发病率和病死率增高，心血管疾病的发病率也受到一定影响。此外，环境污染还可影响微小气候和太阳辐射，影响居住环境，如得不到应有的日照，机体抵抗力便会降低。大气污染严重的地方，儿童维生素D缺乏病（佝偻病）的发病率较高，呼吸道传染病易流行。但是，环境有害因素只是此类疾病的诱因和加重因素，而非直接的致病因素。

六、环境污染的防治措施

防止环境污染有赖于对环境的保护。只有全社会动员起来，合理利用和改造环境、保护环境，才能有效地防治环境污染，人类才能更好地生存和发展。

（一）加强环境立法与管理

要有效地遏制环境污染，必须健全法制、立法管理，依法干预，对环境保护行为作出规定，通过国家监督来强制实施。现如今环境保护已成为我国一项基本国策。我国环境保护工作的方针为全面规划、合理布局、综合利用、化害为利、依靠群众、大家动手、保护环境、造福人民。目前，我国已初步形成比较完整的环境保护法律框架，已批准了13个有关环境的国际公约，制定了20多部有关环境与资源保护的法律。依法保护环境和防治环境污染，规范执法行为和程序，严格执法，依法行政，建立健全的执法监督机制显得尤为重要。

（二）治理工业"三废"

工业"三废"是指废气、废水和废渣，是环境污染的主要来源，因此治理工业"三废"是防止环境污染的主要措施。

1. 全面规划，合理布局 可能产生"三废"的企业应设在生活区主导风向的下风侧和水源的下游，并与居民区保持一定的距离。一切新建、扩建、改建的工矿企业必须将防治"三废"污染的工程项目和主体工程同时设计、同时施工、同时投产，即坚持"三同时"原则。

2. 改革工艺，综合利用 这是治理工业"三废"的根本性措施。引进、应用和推广新工艺、新技术，科学治理工业"三废"，搞好综合利用，使工业"三废"得到有效治理和最大限度地利用。对无利用价值的工业"三废"应采取经济、有效的方法加以净化，达到国家排放标准后才可排放，以防污染环境。

（三）预防生活性污染

生活性污染主要是指生活中产生的垃圾、粪便、污水对环境的污染。垃圾是生活中经常性排放的固体废弃物，其中往往含有许多有机物质，是农业生产中的重要肥源；但垃圾、污水和粪便也含有多种寄生虫卵和病原微生物，尤其是医院的污水及垃圾，若处理不当直接排放，可造成环境污染并传播疾病。因此，医疗废物必须按照国家卫生健康委员会、环保部、国家发展改革委员会、公安部《关于进一步规范医疗废物管理工作的通知》（国卫办医发〔2017〕32号）要求，进行无害化处理。

目前，随着人们生活方式的改变，生活性污染物的成分已发生了很大变化。垃圾中难以降解的塑料等高分子聚合物所占的比重增加，使垃圾的无害化处理难度加大，因此提高对生活垃圾的处理能力也是预防生活性污染的重要措施。例如，城市在总体规划和环境保护规划指导下，制定与垃圾处理相关的专业规划，合理确定垃圾处理设施布局和规模；有条件的地区，可进行区划性设施规划和垃圾集中处理，以防治环境污染。

（四）控制农药污染，发展生态农业

发展生态农业，推广综合防治技术，合理使用农药，减少农药残留，避免农副产品和环境受到污染。加强农药管理，做到安全使用农药，推广高效低毒低残留的农药；提倡综合防治，推广生物治虫；将化学防治、生物防治和物理防治方法结合使用，既能减少农药用量，又能提高杀虫效果。

此外，加强农药生产、流通和使用等环节的管理与监测，制定农药在农副产品中的最高残留限量国家标准，大力开发绿色食品，都可有效预防农药污染，保护环境。

（五）防止噪声污染

凡是干扰人们正常休息、学习和工作的声音，即不需要的、使人厌烦的声音，都称噪声。噪声主要有工业噪声、交通噪声、社会生活噪声等。分贝作为噪声的单位，用 dB 表示，一般噪声级为 30～40 dB 是比较安静的正常环境，超过 40～50 dB 的噪声就会影响休息和睡眠，长期工作或生活在 85～90 dB 以上的噪声环境中，会造成听力损伤，严重时可引起噪声性耳聋。噪声还能导致其他疾病，如神经衰弱、高血压、消化性溃疡等。防止噪声污染的主要措施有贯彻执行环境噪声标准，控制噪声声源和防止噪声传播。

（六）加强环境保护教育，增强保护环境意识

充分利用各种宣传媒介和教育方式，开展环境保护教育，是防治环境污染、保护环境的一项基本措施。通过设立专门的环境教育管理机构，合理设计环境教育策略，使公民学习环境知识，了解人与环境统一关系及环境与发展的统一关系，维持生态平衡，对于促进循环经济和社会进步有着重要意义。提高全民族的环境保护意识和参与环境保护活动的自觉性，使人们的行为与环境相和谐，使环境保护成为一种社会公德，才能真正有效地保护环境，促进健康。

第三节 原生环境与健康

一、地方病的概念

由于在地球演变过程中使原生环境的土壤、饮水中某些元素过多或不足造成的人体摄入量与生理需要量的不相适应而引起的一类特异性地方病，称为地球化学性疾病。这类疾病中分布最广的是碘缺乏病和地方性氟中毒。

二、分类

1. 元素缺乏性地球化学性疾病　如碘缺乏病、大骨节病等。
2. 元素过多性地球化学性疾病　如地方性氟中毒、地方性砷中毒等。

三、碘缺乏病

碘缺乏病（IDD）是指机体在不同生长发育阶段受缺碘影响所导致的一系列病症，包括流产、早产、死胎、地方性克汀病、亚临床型克汀病和地方性甲状腺肿等。

（一）碘的功能与来源

碘以碘化物形式存在，其溶于水，随水迁移，因此海洋生物中含碘多，沿海高于内陆，山区、高原更少。碘是人体必需微量元素，其主要来自食物和水，是合成甲状腺激素的重要元素。碘的最低生理需要量为每人每日 75 μg，供给量为每人每日 150 μg。

（二）流行病学特征

碘缺乏病在世界上 110 个国家流行，受碘缺乏威胁的人口达 16 亿，占总人口的 28.9%。我国除上海市外，其他各省、市、自治区的碘缺乏病都有不同程度的流行，病区人口约 5 亿，主要分布在东北、华北、西北、西南和华南等地区。病区分布的特点是山区高于丘陵，丘陵高于平原，平原高于沿海，农村高于城市。在碘缺乏病流行区任何年龄的人都可发病，但表现不同。《食盐加碘消除碘缺乏危害管理条例》实施以来，发病率显著降低。

（三）病因

1. 土壤因素　土壤中含碘量低导致水、水产品、农作物等含碘量低是根本原因。

2. 膳食因素　人体的碘 60% 来自植物性食物，植物性食物含碘量低，使人体碘摄入不足。不合理的饮食也与碘缺乏病有密切关系，如低蛋白质与低热量饮食可影响甲状腺激素的合成，钙可妨碍碘的吸收，加速碘的排泄等。

3. 致甲状腺肿物质　食物中存在一些可致甲状腺肿物质：如玉米、高粱、黄豆、花生等含硫氰酸盐，可抑制甲状腺对碘的浓集能力，使甲状腺素合成不足，引起甲状腺肿大；芥菜、卷心菜等蔬菜中的硫代葡萄糖苷进入胃肠道，在酶的作用下可形成硫氰酸盐和异硫氰酸盐，引起甲状腺素合成障碍。

4. 饮水因素　人体从饮水中获得的碘占总摄入量的 10%~20%，水中碘含量低，甲状腺肿发病率高。

5. 药物因素　硫脲类抗甲状腺药物抑制碘的有机化合偶联过程；治疗精神病的碳酸锂抑制甲状腺激素的分泌；间苯二酚、洋地黄、四环素类药物均有一定的致甲状腺肿作用。

（四）临床表现

1. 地方性甲状腺肿　患这类病的患者早期常无自觉症状，仅甲状腺轻度肿大；晚期肿大的甲状腺会压迫气管和食管，引起呼吸困难、吞咽困难及声音嘶哑等症状。

临床可分三型：①弥漫型：甲状腺均匀增大，摸不到结节。②结节型：甲状腺可摸到一个或几个结节。③混合型：甲状腺均匀增大并可摸到一个或几个结节。

按甲状腺肿大程度，可分三度：①0度：甲状腺摸不到也看不到。②Ⅰ度：颈部端正时，甲状腺摸得到，但看不到，或摸不到甲状腺但能摸到结节者，也应判为Ⅰ度。

③Ⅱ度：颈部端正时，甲状腺摸得到，且看得到。

2. 地方性克汀病　由于胚胎期和婴儿出生后早期严重缺碘，造成甲状腺功能低下，引起大脑和中枢神经系统发育分化障碍而导致精神迟滞，体格矮小，听力障碍，运动功能障碍及性发育滞后等，临床表现可为呆、小、聋、哑、瘫，以及甲状腺肿大，通常称之为地方性克汀病，亦称为地方性呆小症，临床可分三型。①神经型：智力低下、聋哑、下肢痉挛、瘫痪和僵直，出现特征性步态。②黏液水肿型：甲状腺功能低下，生长迟缓、身材矮小、声音嘶哑、表情淡漠、智力缺陷。③混合型：兼有神经型和黏液水肿型的表现。

3. 亚临床克汀病　患这类病的患者以轻度智力低下为主，智商为50～69，缺乏典型地方性克汀病的临床表现，但发育和智力均不正常。除轻度智力低下外，还有轻度听力障碍、语言障碍、生长发育障碍和神经运动功能障碍。亚临床克汀病因其临床表现不明显，易被人们忽视，而实际上发病率远高于典型地方性克汀病。

（五）防治措施

碘缺乏病防治措施重点在一级预防，其内容如下。

1. 碘盐　是防治碘缺乏病的根本措施。食盐中加碘化钾或碘酸盐，碘化钾含量以$(0.2\sim0.5)\times10^{-4}$为宜或稍高一些。加入碘酸盐含量为出厂浓度不低于 30 mg/kg，销售点不低于 25 mg/kg，用户盐中碘含量不低于 20 mg/kg。由于碘易挥发，碘盐在包装、储存、运输及食用过程中，应包装严密、保持干燥、低温暗处存放，菜熟加盐，切忌爆火久煮，以免碘损失。

2. 碘油　是植物油皂化成脂肪酸再与碘结合而成，是一种长效、经济、方便、不良反应少的防治药物。偏僻、交通不便、不易供应碘盐的地区可选碘油。碘油注射时，其碘效能可达 3～5 年，口服时，可达 1.5 年左右。

3. 加强健康教育　在病区应积极普及预防知识，使群众自觉参与防治工作，并能坚持食用碘盐或碘油，改变不合理的饮食习惯，主动配合补碘工作。

碘缺乏病的二级预防主要是做到早发现、早诊断。应有组织、有重点地开展产前筛检与诊断，并进行有效的干预治疗。

四、地方性氟病

氟是地球上分布较广的微量元素。地方性氟病又称地方性氟中毒，它是由于长期摄入过量氟所引起的以氟斑牙、氟骨症为主要特征的一种慢性全身性疾病。

（一）流行病学特征

1. 病区的地质和气候条件　我国绝大多数饮水型病区的地质为富氟的岩石层，少数病区则邻近富氟矿区，地下水的氟含量高，一般为 2～5 mg/L，高者可达 19.2 mg/L。气候多为干旱少雨多风，蒸发作用强，有利于氟的浓缩和富集。

2. 性别和年龄与发病关系　氟斑牙乳齿患病较少，恒齿多见，以 7～15 岁发病率最高。氟骨症一般在 20～30 岁以后发病，并随年龄增加而加重，通常无性别差异，但有些病区，女性患者的病情较重，可能与妇女生育、授乳等有关。

3. 饮水含氟量与氟斑牙率的关系 在一定范围内，饮水含氟量越高，氟斑牙率也越高。一般认为，①水氟在 0.5～1.0 mg/L 时，氟斑牙率为 10%～20%。②水氟在 1.0～1.5 mg/L 时，氟斑牙率为 40%～50%。③水氟 >1.5 mg/L 时，氟斑牙率为 90%～100%。

（二）病因

1. 饮水型 即长期饮用含氟量高的水而引起的氟中毒。此型分布广，90% 的患者属此型。

2. 燃煤型 即由燃烧高氟劣质煤而污染空气、食物、饮水，使居民摄入大量氟而引起的氟中毒，多发生在寒冷、潮湿、室内燃煤时间长，且习惯烘烤粮食的地区。

3. 食物型 即食用含氟量高的砖茶、粮食和蔬菜等食物而引起的氟中毒。食物含氟量高对发病的影响仅限于喜食该食物的人群。

（三）临床表现

1. 氟斑牙 是氟中毒的早期临床表现，一般发生在恒牙形成期。临床上氟斑牙可分为三型。①白垩型：牙齿无光泽，粗糙，似粉笔状。②着色型：牙面呈微黄、黄褐或黑褐色。③缺损型：牙釉质受损脱落，呈点状、片状或地图形凹状，或呈广泛的黑褐色斑块，且有浅窝或花斑样缺损，深度仅限于牙釉质。

2. 氟骨症 主要表现为腰背和四肢大关节酸痛，关节僵硬，上下肢弯曲，驼背；一般晨起最剧烈，活动后减轻，但不伴体温升高和关节肿胀，不受气候改变的影响。重症患者终日卧床，不敢活动，惧怕他人触动。此外，肢体皮肤可有紧束感、知觉减退和四肢发麻。也可出现神经衰弱综合征及胃肠道功能紊乱等症状。

氟骨症的 X 线征象可出现骨质疏松、骨质硬化、骨质软化、骨周围软组织钙化、骨关节改变、骨骼变形等。

（四）地方性氟中毒的预防措施

减少氟的摄入量是预防地方性氟中毒的根本措施。饮水型氟中毒应以改水降氟为原则。改换水源可采用打低氟的深井取水；无低氟水源可采用理化方法除氟，如碱式氯化铝法、明矾法等。燃煤型氟中毒可改良炉灶，增设排烟设施，加强通风，以降低室内空气氟浓度；改变食物的干燥方法，以减少食物氟污染；还可通过健康教育来改变人们的不良生活习惯等方法预防氟中毒。减少氟的摄入量不仅能控制新发地方性氟病患者，而且可减轻原有氟骨症患者的症状。

▌ 学习检测

1. 原生环境是（   ）。

　　A. 天然形成的环境，基本未受人类活动的影响

　　B. 天然形成的环境，受到人类活动的严重影响

C. 天然形成的环境，受到动物活动的影响

D. 天然形成的环境，由人类改造形成的新环境

E. 天然形成的环境，但受到工业"三废"污染的环境

2. 对次生环境描述不正确的是（　　　）。

A. 是指人类活动影响下形成的环境

B. 与原生环境相比，次生环境更少见

C. 被污染后的环境属于次生环境的范畴

D. 人类活动时不重视物质、能量平衡，就会使次生环境恶化

E. 大量砍伐森林等人类活动将使次生环境日趋恶化

3. 哪种人为活动不会造成生态平衡破坏？（　　　）

A. 过度砍伐森林、破坏植被　　　　B. 过度开发水利资源

C. 对野生动物的滥捕、滥杀　　　　D. 适当海水淡化，解决缺水问题

E. 大量农药、化肥的使用

4. 对生态系统描述错误的是（　　　）。

A. 是由生物群落及其生存环境所构成的一个有物质、能量和信息流动的功能系统

B. 是一个复杂的系统，是生物之间、生物与环境之间一个相互依存的完整体系

C. 可大可小，大至整个生物圈，小至一个局部范围，甚至一座山、一个池塘

D. 是一个生物之间相互依存的完整体系，非生物环境的变化对整个系统影响不大

E. 一般由生产者、消费者、分解者和无机界四大要素所组成

5. 二次污染物是指（　　　）。

A. 直接从污染源排入环境中的污染物

B. 比一次污染物毒性变小的污染物

C. 空气中长期存在的难于降解的污染物

D. 一次污染物受某些因素作用后，转变成理化性状完全不同的新污染物

E. 一次污染物沉降后，再次造成环境污染的污染物

6. 一次污染物是指（　　　）。

A. 从污染源直接排入环境中的，其理化性状未发生变化的污染物

B. 污染源直接排入环境中的化学性污染物，发生了一些物理性变化

C. 污染源直接排出的化学污染物，进入环境后与其他物质发生了反应

D. 污染物不是直接从污染源排放到环境中的，而是原来就存在于环境中的化学物

E. 以上都不对

7. 目前我国预防地方性甲状腺肿最主要的措施是（　　）。

    A. 增加食物中蛋白质的比例　　　　　B. 提倡喝开水

    C. 多吃海带　　　　　　　　　　　　D. 使用碘盐

    E. 改善居住条件

8. 由于地球地质化学条件的区域性差异而使当地水、土壤或食物中某些元素含量过多或过少，从而影响当地居民摄入该元素的量，使居民体内该元素含量过多或过少，并引起疾病。该病被称为（　　）。

    A. 地方病　　　　　　　　　　　　　B. 传染病

    C. 职业病　　　　　　　　　　　　　D. 流行病

    E. 公害病

9. 地方性甲状腺肿的病因主要是（　　）。

    A. 环境中缺碘　　　　　　　　　　　B. 摄碘过量

    C. 促甲状腺物质增加　　　　　　　　D. 遗传缺陷

    E. 先天性甲状腺功能低下

第二章
生活环境与健康

学习目标

1. 掌握大气污染、室内空气污染的来源，对健康的影响及卫生防护措施。

2. 熟悉大气理化性质及卫生学意义；水源的种类及卫生学特征；生活饮用水的基本卫生要求；生活饮用水水质标准；住宅及住宅设计的卫生学要求。

3. 了解大气的特征，饮用水和住宅的卫生学意义；生活饮用水的净化和消毒。

学习导入

英国伦敦烟雾事件

1952 年 12 月 5 日至 8 日，素有"雾都"之称的英国伦敦上空出现逆温层，从家庭炉灶和工厂烟囱排放的烟尘、二氧化硫等废气难以扩散，积聚在城市上空，伦敦城被黑暗的迷雾笼罩。据英国官方统计，在发生烟雾时间的一周中，丧生者达 5 000 多人，48 岁以上人群病死率为平时的 3 倍，1 岁以下人群的病死率为平时的 2 倍，在大雾散去的 2 个月内又有 8 000 多人相继因呼吸系统疾病死亡。这就是骇人听闻的英国伦敦烟雾事件。

思考

1. 英国伦敦烟雾事件发生的原因是什么？

2. 伦敦烟雾的主要成分及其对人体的主要危害是什么？

3. 预防该类环境污染事件发生的措施有哪些？

生活环境是指人类生活活动所依存的各种外界要素的总和。它包括大气、水、土壤和住宅等。生活环境因素是人类赖以生活和生存的客观物质条件，它既可对人体产生有益的作用即保障健康的作用，又可在一定的条件下，对人类健康产生直接、间接或潜在的不良影响，即健康损害作用。

第一节 大气环境与健康

大气是人类及其他生物赖以生存的重要外界环境因素之一，它的物理性状与化学组成与人类健康有着十分密切的关系。

一、大气的理化性质与健康

（一）大气的物理性状及卫生学意义

在大气物理性状中，与人类健康关系最为密切的主要有太阳辐射、空气离子化和气温、气湿、气压、气流等气象因素。

1. 太阳辐射　　太阳辐射是指太阳向宇宙发射的电磁波和粒子流。太阳辐射是地球上光和热的源泉，也是产生各种天气现象的根本原因。太阳辐射根据其波长可分为紫外线、可见光和红外线，不同波长的太阳辐射有其不同的生物学作用。

（1）紫外线：是电磁波谱中波长为100～400 nm辐射的总称，紫外线分为三段。①UV-A段：波长320～400 nm，又称长波紫外线，可全部穿透大气层而抵达地表。UV-A可以使人皮肤细胞中的黑色素原转变成黑色素，具有色素沉着作用。②UV-B段：波长290～320 nm，又称中波紫外线，大部分被臭氧层吸收，大约10%抵达地面。UV-B具有较强的红斑作用，会使细胞释放组胺和类组胺，引起皮肤毛细血管扩张，造成局部皮肤潮红、水肿。此外，还能使皮肤中的7-脱氢胆固醇转化为维生素D_3，进而促进对钙的吸收，具有抗佝偻病作用。③UV-C段：波长100～290 nm，又称短波紫外线，几乎全部被臭氧层吸收。UV-C能使细菌蛋白质分解，具有较强的杀菌作用。

适量的紫外线照射对人体健康有促进作用，但长期或过量照射可使人体功能发生一系列的变化，尤其对皮肤、眼睛和免疫系统等会造成一定危害。如长期暴露在紫外线中，会加速皮肤的老化，使皮肤弹性减弱，严重者会出现白内障、恶性黑色素瘤和皮肤癌。

（2）可见光：可见光的波长为400～760 nm，是人的视觉器官可以感知到的光线，分别呈紫、蓝、青、绿、黄、橙、红等色。可见光通过视觉器官综合作用于机体的高级神经系统，提高情绪和工作效率，并具有平衡、兴奋与镇静作用，人体的许多生理功能，如脉搏、睡眠、代谢等，均随可见光线的变化发生节律性的变化。科学地利用可见光能有效地调节情绪和劳动效率，如红光能引起兴奋，蓝、橙光有镇静作用，黄、绿光具有舒适感。但光线微弱或过强可使视觉器官过度紧张而易引起疲劳。

（3）红外线：波长在760 nm～1 mm的电磁波为红外线。红外线的主要生物学效应是对机体产生热效应，故又称热射线。机体通过皮肤吸收红外线，使照射部位或全身血管扩张、血流速度加快，引起温度升高。适量的红外线产生的热效应可加速组织内各种物理和化学过程，促进新陈代谢和细胞增生，并有消炎和镇痛作用。因此，医学上常利用红外线治疗冻伤、某些慢性皮肤疾患和神经痛等疾病。适量的红外线照射对机体有益无害，但过量红外线辐射也可能导致严重的健康损害，如皮肤、角膜、视网膜灼伤，中暑与白内障等。

2. 气象因素　气象因素包括气温、气湿、气压、气流等。各种气象因素对机体的冷热感觉、体温调节、心脑血管功能、神经系统功能和免疫等多种生理活动起着综合性的调节作用。适宜的气象条件可使机体处于良好的舒适状态，不良的气象条件可引起机体不适或诱发疾病。例如，在冬春季节，心脏病、脑血管病、肺炎、支气管炎、流行性感冒等疾病的发生率和死亡率明显多于夏秋季节；风湿性关节炎、肌肉痛、偏头痛等遇到湿冷天气会加剧；潮湿的空气适合微生物的繁殖，干燥的空气又容易形成灰尘，均会促使上呼吸道疾病传播。

气象条件还与环境污染物的扩散、稀释等自净作用有关。地表空气自下而上的垂直气温递减，空气上下对流，可推动污染物迅速在空气中扩散。否则，逆温层出现，空气上下流动静止，不利于大气污染物的扩散。

3. 空气离子化　大气中带电荷的物质统称为空气离子。在一般情况下，空气中的气体分子呈中性，但在宇宙射线、雷电等某些外界因素作用下，空气中的中性气体分子形成带电荷的正负离子，这一过程称为空气离子化。通常认为，空气中负离子对人体的健康有益：可以调节中枢神经系统的功能，具有镇静、改善睡眠、降低血压、减慢呼吸、促进细胞代谢等作用，有利于疾病的康复。空气中负离子还具有清洁空气，改善微小环境的作用。在海滨、森林、瀑布、喷泉附近的风景区，以及夏季雷雨过后，大气中负离子的含量较多，人会感到空气新鲜，令人舒适。而在城市的闹市区或拥挤的公共场所，易感胸闷、头晕、头痛，则与空气中的正离子增多有关。

（二）大气的化学组成及其卫生学意义

自然状态下的大气是无色、无臭、无味的混合气体。在一般情况下，大气的化学组成几乎恒定，其主要化学组成及容积百分比如下：氮 78.09%、氧 20.95%、氩 0.93%、二氧化碳 0.03% 和微量的惰性气体。大气中还有一定量的水蒸气，正常含量在 4% 以下。

空气中正常含量的氧气是维持机体健康不可缺少的，当空气中的氧含量降低至 7%～8% 时，可引起窒息、体温下降、神志障碍、循环障碍等。当空气中的二氧化碳浓度增至或超过 8% 时，可引起呼吸抑制甚至因呼吸困难而死亡。空气中二氧化碳的含量增高还会导致温室效应发生。

总之，清洁、新鲜的空气有利于健康，但由于人为因素和自然因素的影响，种类繁多、形态多样的污染物排放到大气中，改变了大气正常的化学组成，对人类的健康产生不同程度的危害。

二、大气污染对健康的危害及其防护

大气污染是指由于自然或人为原因，使一种或多种污染物混入到大气中，并达到一定的浓度，超过大气的自净能力，对居民身体健康和生活条件产生直接或间接，甚至潜在的影响或危害的过程。

大气污染来源于自然因素和人类活动两个方面，前者由自然界自身原因所引起，如火山爆发、森林火灾等，后者是指人类从事生产活动、生活活动与交通运输污染等。其中，人类活动是大气污染的主要原因。

（一）大气污染对健康的危害

大气污染对人类健康可能造成多种危害，其危害的程度一方面取决于空气化学污染物的种类、性质、浓度、持续作用的时间，另一方面取决于个体生理功能状态和抵抗力。

1. 直接危害

（1）急性中毒：大气污染物的浓度在短期内急剧增高，使周围人群吸入大量污染物而造成急性中毒。世界上曾经发生过多起大气污染的急性中毒事件，危害极大。大气污染引起急性中毒常见于以下两种情况。

①因生产事故导致大量污染物进入大气环境：例如，1984 年 12 月 3 日，印度博帕尔市郊的美国联合碳化物公司印度分公司的一家农药厂的异氰酸甲酯泄漏，由于储有 45 吨异氰酸甲酯储存罐破裂，大量异氰酸甲酯气体逸出污染大气，造成 25 万人中毒，5 万人双目失明，2.5 万人死亡。

②因环境条件急剧恶化而不利于污染物扩散：例如，1952 年 12 月伦敦发生烟雾事件。由于伦敦地处盆地，当时大气层出现逆温，短时间内高浓度 SO_2 与煤烟粉尘集聚于底层大气中，1 周内死亡人数比往年同期多 4 000 多人，给居民健康造成严重危害。

（2）慢性中毒：大气污染对人体健康的急性危害较为少见，常见的主要表现为慢性危害，即污染物在较低浓度下，长期持续地作用于人体而导致的慢性中毒，如慢性咽炎、慢性支气管炎与慢性阻塞性肺部疾病。

（3）变态反应：空气中的某些污染物可使机体发生变态反应。如过敏性皮炎、荨麻疹、过敏性鼻炎等。

（4）"三致"作用，即致癌、致畸、致突变作用：流行病学研究或毒理学实验已证实，有些空气污染物有致癌、致畸、致突变作用。具有致癌作用的有苯、煤焦油、砷、甲醛、苯并 (a) 芘等。

2. 间接危害

（1）影响太阳辐射：大气中的烟尘可吸收太阳的直射光和散射光，影响太阳紫外线的强度和紫外线的生物学作用，具有抗佝偻病作用及杀菌作用的紫外线容易被吸收，促进儿童佝偻病和某些呼吸系统感染性疾病的发生。

（2）温室效应：大气中的某些气体能吸收地表的热辐射，从而使地球表面温度增加的现象，称为温室效应。这些气体统称为温室气体，主要包括二氧化碳和含氯氟烃等。由于人类大量砍伐树木，大量燃烧煤炭、石油等燃料，使大气中二氧化碳浓度逐年上升，这是造成全球变暖的主要原因。

（3）臭氧层破坏：大气平流层中的臭氧层几乎可全部吸收来自太阳的短波紫外线和宇宙射线，保护人类和其他生物不受宇宙射线的危害。人类大量使用氯氟烃类化合物，破坏臭氧层，甚至出现臭氧消失，形成空洞。过量紫外线和宇宙射线照射，增加了患皮肤癌、白内障的危险性。因此，限制或减少臭氧消耗物质的排放，保护臭氧层已成为全世界的共识。

（4）酸雨：通常是指 pH＜5.6 的酸性降水，包括雨、雪、雹、雾等所有降水。大气中的 CO_2、SO_2、NO_x 等酸性污染物在大气中被逐渐氧化成酸性氧化物后，再与大气中的水汽结合，形成酸雨，它是大气污染的重要标志。酸雨使土壤酸化，危害农作物，腐蚀建筑物、工程结构、文物古迹及其他建筑设施等。

（二）大气污染的卫生防护

1. 严格执行大气卫生标准　大气卫生标准是大气中有害物质的法定最高限值，它是防止大气污染，保护居民健康，评价大气污染程度，制订大气防护措施的法定依据。我国制定大气卫生标准的依据是《中华人民共和国环境保护法》和《中华人民共和国大气污染防治法》等法律法规。我国现行的大气卫生标准主要有

空气化学污染物及
其危害

《环境空气质量标准》（GB 3095—2012）和《工业企业设计卫生标准》中的"居住区大气中有害物质的最高容许浓度"。表 2–1 列出了《环境空气质量标准》（GB 3095—2012）中环境空气污染物基本项目和其他项目及浓度限值。可见 PM2.5 已列入其中，它能较长时间悬浮于空气中，被吸入人体后会直接进入支气管，干扰肺部的气体交换，引发包括哮喘、支气管炎和心血管病等方面的疾病。

2. 合理规划　合理安排工业布局和城镇功能分区。应结合城镇规划，全面考虑工业的合理布局。工业建设应设在小城镇和工业区，工业项目不宜过于集中，避免生产性废气过度集中扩散引发的急性危害。功能分区应根据国家关于发展经济建设的任务，在当地政府领导下统一规划，合理配置。工业区一般应配置在城市的边缘或郊区，居住区内不得修建有害工业企业。工业区的位置应配置在当地居民区最大频率风向的下风侧。此外，还应设置一定的卫生防护距离。

3. 改革工艺，加强环境科学技术研究　采用先进的空气污染综合防治技术，改革工艺，节能减排。以无毒或低毒原料代替毒性大的原料，采取闭路循环进行生产。改革燃料结构，逐步以无烟燃料取代有烟燃料、以液体或气体燃料取代固体燃料。实施集中供热，减少分散烟囱，充分利用工业余热资源。改造锅炉，提高燃烧效率。采取消烟除尘措施和废气净化措施，使净化后的废气符合国家排放标准。开展技术革新，进行综合利用。例如，电厂排出的大量煤灰可制成水泥、砖等建筑材料等。

4. 植树造林　绿色植物不仅能美化环境，调节微小气候，还能阻挡、滤除和吸附风沙、灰尘、大气颗粒物，并且还能吸收大气中的有害气体，净化周围空气，改善空气的质量。据研究，绿化区内空气中的 SO_2 含量比非绿化区少 10%～50%。因此，植树造林，扩大绿化面积，完善绿化系统，是防治大气污染行之有效的重要措施。

5. 加强大气卫生监测与监督管理　环境保护部门应依法加强管理和卫生监测监督工作，加大环保执法力度，采取有力措施，确保大气卫生。全面整治燃煤小锅炉，加快重点行业脱硫脱硝除尘改造；加大排污费征收力度，加大对大气污染防治的信贷政策；制定、修订重点行业污染物排放标准，加大违法行为处罚力度；对未通过能源技术评价和环境影响评价的项目，不得批准开工建设，不得提供土地，不得提供贷款支持；加强工矿企业的生产管理和限度，防止"跑、冒、滴、漏"和杜绝事故性排放；提高全民环境保护意识。

表 2-1　环境空气污染物及浓度限值 (GB 3095—2012)

序号	污染物项目	平均时间	浓度限值	
			一级	二级
基本项目				
1	二氧化硫 SO_2（μg/m³）	年平均	20	60
		24 小时平均	50	150
		1 小时平均	150	500
2	二氧化氮 NO_2（μg/m³）	年平均	40	40
		24 小时平均	80	80
		1 小时平均	200	200
3	一氧化碳 CO（mg/m³）	24 小时平均	4	4
		1 小时平均	10	10
4	臭氧 O_3（μg/m³）	日最大 8 小时平均	100	160
		1 小时平均	160	200
5	颗粒物 PM10（μg/m³）	年平均	40	70
		24 小时平均	50	150
6	颗粒物 PM2.5（μg/m³）	年平均	15	35
		24 小时平均	35	75
其他项目				
7	总悬浮颗粒物 TSP（μg/m³）	年平均	80	200
		24 小时平均	120	300
8	氮氧化物 NO_x（μg/m³）	年平均	50	50
		24 小时平均	100	100
		1 小时平均	250	250
9	铅 Pb（μg/m³）	年平均	0.5	0.5
		季平均	1	1
10	苯并 (a) 芘 BaP（μg/m³）	年平均	0.001	0.001
		24 小时平均	0.002 5	0.002 5

　　环境空气功能区分为两类：一类区为自然保护区、风景名胜区和其他需要特殊保护的区域；二类区为居住区、商业交通居民混合区、文化区、工业区和农村地区。一类区适用一级浓度限值，二类区适用二级浓度限值。

空气质量指数（AQI）

　　AQI 是空气质量指数（Air Quality Index）的缩写，是国家依据《环境空气质量标准》（GB 3095—2012）专门用于向公众发布的空气质量评价指标。AQI 计算是依据 SO_2、NO_2、PM10、PM2.5、CO、O_3 等六项常规的环境空气质量监测污染物用统一的评价标准呈现。空气质量按照 AQI 大小分为六级，对应空气质量的六个类别，不同的空气质量级别采用不同的标示颜色，AQI 越大，级别越高，说明污染的情况越严重，对人体的健康危害也就越大。公众可以通过 AQI 来判断空气质量等级：从一级优，二级良，三级轻度污染，四级中度污染，直至五级重度污染，六级严重污染。

▌第二节　生活饮用水与健康

　　水是人体重要的组织成分，人体内一切生理活动和生化过程，如体温调节、物质代谢、营养物质的运输、代谢产物的排泄等都需要在水的参与下完成。同时，水在保持个人卫生、改善生活居住环境、发展经济等方面都起到非常重要的作用。

一、水源的种类及其卫生学特征

　　天然水资源可分为降水、地面水和地下水三类。

（一）降水

　　降水是指雨、雪、雹等降落到地面的水。降水的水质主要受大气污染和降水来源地的影响，其特点为水量不稳定，水中含氧量高，硬度低。

　　雨、雪等在降落的过程中主要跟大气接触，大气中的物质可溶解在降水中。若大气受污染，降水也会受到相应的污染。降水的水源地环境对降水水质也有一定影响。例如，沿海地区的降水会有较多的盐分和碘，因此沿海地区居民很少发生碘缺乏病。

（二）地面水

　　降水经地面径流并汇集在江河、湖泊、池塘等低洼处形成的水体为地面水。地面水水质一般较软，矿物质含量不高。地面水水质主要受到地质环境和人类活动的影响较大：土壤中的各种物质会溶解在地面水中，从而影响水质；人类活动可能导致水污染，如大量含汞污水的排放会严重污染水体，引起汞中毒甚至发生公害病。由于地面水取用方便，水质经处理后可满足饮用要求，常作为生活饮用水水源。

（三）地下水

　　地下水是由降水和地面水经土壤层渗透到地下而形成的。地下水可分为浅层地下水、深层地下水和泉水。地下水的特点为感官性状较好，微生物含量少，硬度高，一般不易被污染，是水质最好的水源。但如果补给区的水土受污染，就会污染地下水，并且短时间内不易被消除。

二、生活饮用水的基本卫生要求

为保证饮水安全，生活饮用水水质应符合下列基本卫生要求。

（一）流行病学安全

生活饮用水不得含有病原微生物和寄生虫卵，以防止介水传染病的发生和流行。

（二）化学组成无害

生活饮用水中应含有适量的人体必需微量元素，有毒、有害化学物质及放射性物质的含量应控制在安全限值以内，以防止对人体造成急、慢性中毒和潜在性危害。

（三）感官性状良好

生活饮用水应透明、无色、无臭、适口而无异味，无任何肉眼可见物，为人们乐于饮用。

（四）水量充足、取用方便

生活饮用水应取用便利，水量应能满足居民饮用、食物加工、个人卫生、洗涤清扫等方面的需要。

选择饮用水的水源，一般按泉水、深层地下水、浅层地下水的顺序选这几类地下水；其次，按江河、水库、湖泊、池塘的顺序选择地面水；最后考虑雨、雪水。选择水源时，必须在兼顾技术、经济合理和方便群众取用的前提下，依照下列三项基本卫生要求进行：①水量充足，应能满足社区居民总用水量的需求。②水质良好，水源水经净化与消毒处理后全面符合饮用水卫生规范的要求。③便于卫生防护，应选择环境卫生状况较好、取水点易于防护的水源。

三、生活饮用水的水质规范与检验指标

生活饮用水水质卫生规范是根据生活饮用水基本卫生要求规定的水质检验与评价的总体要求，是评价水是否可以安全饮用的主要依据。

生活饮用水一般化学指标

2007 年 7 月 1 日，由国家标准化委员会和原卫生部联合发布《生活饮用水卫生标准》（GB 5749—2006）。该标准属于强制性国家标准，适用于城乡各类集中式和分散式供水的生活饮用水。为保证标准实施，标准将106 项指标分为常规指标和非常规指标，其中常规指标 42 项，非常规指标 64 项。常规指标为能反映生活饮用水水质基本状况的水质指标，非常规指标是根据地区、时间或特殊情况需要实施的生活饮用水水质指标。

（一）感官性状和一般化学指标

1. 色、浑浊度、臭和味　经过常规净化处理后的水，一般色度不超过 15 度，此时

视觉为无色。浑浊度超过 10 度时，可出现肉眼可辨别的浑浊。水的浑浊度高，还将影响消毒效果。水中出现异臭、异味，表明水已被污染。生活饮用水色度不超过 15 度，并不得呈现异色；浑浊度应低于 1 度；水不得有异臭或异味。

2. pH 值　酸性水会腐蚀输水管道影响水质，碱性水会降低加氯消毒的效果，水的 pH 在 6.5～8.5 范围内不致影响人的饮用和健康。生活饮用水的 pH 为 6.5～8.5。

3. 总硬度　总硬度是指水中钙、镁盐的总量。水的硬度过高促使水垢形成，对皮肤有刺激性，会引起胃肠暂时性功能紊乱。硬度的突然变动往往提示水受污染。生活饮用水硬度不超过 450 mg/L。

4. 铝、铁、锰、铜、锌、挥发性酚类，阴离子洗涤剂、硫酸盐、氯化物、溶解性总固体及耗氧量　这些物质在水中超过一定限量时，会使水呈异色，有异味而影响饮用价值。为防止产生此类不良作用，标准分别规定了上限值。此外，规定耗氧量限值目的在于限制水中有机物含量，以减少饮水氯化副产物。一般地面水净化处理后含氧量不超过 3 mg/L，特殊情况下不超过 5 mg/L。

（二）毒理指标

1. 氟化物　适量的氟可预防龋齿发生，水中氟过低会导致龋齿发病增加，而长期饮用高氟水会引起氟斑牙与氟骨症。标准规定，氟化物含量不超过 1.0 mg/L。

2. 氰化物、砷、硒、汞、镉、铬、铅、硝酸盐等　此类物质多具有明显毒性，水中含量高且长期饮用会造成明显健康损害。标准分别规定了最高容许限量值。

3. 氯仿、四氯化碳　这两种化合物在生物实验中均具诱发动物肿瘤的致癌性。其中，氯仿是饮水加氯消毒后形成三卤甲烷类副产物的代表物。参照 WHO 推荐的限量值，标准分别确定了其上限值。

（三）细菌学指标

1. 细菌总数　细菌总数是指 1 mL 水样在普通琼脂培养基上，于 37℃ 培养 24 小时所生长的细菌菌落总数，主要用以评价水质清洁程度和考核净化效果，细菌总数越多说明水污染越严重。但它实际说明的是在实验条件下，在人工培养基上适宜生长的细菌数，并非真正的水中所有细菌数；它能表示水被有机物生物性污染的程度，但不能说明污染的来源和有无病原菌的存在。标准规定，以菌落形成单位（CFU）表示细菌总数，规定 1 mL 水不超过 100 CFU。

2. 总大肠菌群和粪大肠菌群　总大肠菌群是指一群在 37℃ 培养 24～48 小时能发酵乳糖产酸产气的革兰阴性无芽孢杆菌。总大肠菌群可作为粪便污染的指示菌。但是，水中总大肠菌群不只来自人和温血动物的粪便污染，还有可能来自植物和土壤的天然存在。仅来源于人和温血动物粪便的大肠菌群，称为粪大肠菌群，是可在 44.5℃ 培养温度下生长的耐热大肠菌群。检出类大肠菌群，表明饮水已被粪便污染，其意义是有存在肠道致病菌和寄生虫等病原体的危险。标准规定，在任意的 100 mL 水样中不得检出总大肠菌群或粪大肠菌群。

3. 游离性余氯　为使饮水具有持续消毒能力以确保其饮用安全性，饮水消毒所加入的含氯消毒剂，在发挥杀菌作用而消耗之后，应有一定量的剩余，称为游离性余氯。标准规定，加氯消毒持续接触 30 分钟以上，出厂水中游离性余氯不低于 0.3 mg/L，管网末梢水中不低于 0.05 mg/L。

（四）放射性指标

水源中可存在微量的天然本底放射性物质，也可能遭受放射性废水、废渣的污染。标准规定，总 α 放射性不超过 0.5 Bq/L，总 β 放射性不超过 1 Bq/L。

四、生活饮用水的净化和消毒

水源水不同程度地含有杂质，一般情况下，水源水水质往往不能达到生活饮用水水质标准的要求。因此，需要对水质进行净化和消毒处理以改善水源水水质，常规处理过程包括混凝沉淀、过滤和消毒。地下水水质好，可直接进行消毒。

（一）生活饮用水的净化

饮水净化的目的是除去水中的各种悬浮物质、胶体物质和部分微生物，改善水的感官性状。常用的净化处理方法包括混凝沉淀和过滤。

1. 混凝沉淀 水中的悬浮物质凭借本身的重力作用逐步下沉而使水澄清，叫作自然沉淀。当自然沉淀不彻底，需向水中投加混凝剂，投加的混凝剂经水解形成带有正电荷的胶状物，与水中带有负电荷的悬浮微粒发生电中和而凝聚成絮状，此絮状物表面积很大，还能吸附水中悬浮物质、细菌及其他溶解物，因而体积与重量逐渐增大，从而加速重力沉降过程，此过程称为混凝沉淀。常用的混凝剂有硫酸铝、硫酸铝钾、三氯化铁和聚合氯化铝。混凝沉淀能降低浑浊度 98%，去除细菌 80% 左右，且有部分除色效果。

2. 过滤 过滤是使水通过石英砂等多孔滤料层截除悬浮物的净水过程。过滤净水的原理：①筛除作用，即水中大于滤料间空隙的悬浮颗粒不能通过而被机械阻留在滤料表面。②接触凝聚作用，即细小的胶体微粒、絮状物因与滤料碰撞接触而被吸附。集中式给水系统可使用各种形式的沙滤池。分散式给水可在地面水岸边修建沙滤井进行过滤取水。小规模时可采用沙滤缸法。

（二）饮用水的消毒

水源水经混凝沉淀和过滤处理后，虽能除去大部分微生物，但大都难以达到水质标准中的微生物要求，故水经净化处理后还必须消毒。某些地下水可不经净化处理，但仍需消毒。消毒的目的是杀灭水中的病原体，保证流行病学上的安全。

饮水消毒方法有很多，物理方法主要有煮沸、紫外线消毒、超声波消毒等；化学方法有加氯、二氧化氯、臭氧、过氧化物等。我国普遍采用的是氯化消毒法。氯化消毒的优点是消毒效果可靠，成本低，操作简单，易于控制，消毒后还具有剩余消毒剂，缺点是水源水有机物含量高时，会产生大量氯化副产物。

1. 氯化消毒的原理 各种氯化消毒剂在水中均可水解成次氯酸（HClO）。HClO 是电中性的小分子，易于扩散到带负电的细菌表面并穿透细胞壁进入菌体。HClO 可影响细菌的多种酶体系，造成代谢障碍。同时 HClO 是强氧化剂，能损害细菌的细胞膜，改变其通透性，而致细菌死亡。次氯酸根（ClO⁻）也具有杀菌能力，但因带负电难以接近细菌，其杀菌力仅为 HClO 的 1/80。

2. 氯化消毒的方法　集中式给水多用液氯，一般用真空加氯机或转子加氯机投氯，分散式给水可用漂白粉或漂白粉精。氯化消毒剂的分子中都有化合价大于 –1 的氯原子，为具有杀菌作用的部分，称为有效氯。一般漂白粉含有效氯 25%～30%，漂白粉精含有效氯 60%～70%。加氯量为需氯量和余氯量之和。需氯量是指水中细菌、氧化水中有机物和还原无机物所消耗的氯量。需氯量的多少取决于水源水水质状况，常量氯化消毒法的加氯量一般为 1～2 mg/L，水质稍差者可达 5 mg/L。

3. 影响氧化消毒效果的因素

（1）水的 pH 值：次氯酸是弱电解质，当水 pH<5.0 时，主要以次氯酸形式存在，随着 pH 的增高，次氯酸离子逐渐增多；当 pH>7 时，次氯酸含量急剧下降。实验证明，次氯酸的杀菌效率比次氯酸离子约高 80 倍。因此，水的 pH 宜低不宜高。

（2）水温：水温高可提高杀菌效果，水温每提高 10℃，病菌杀灭率提高 2～3 倍，故水温低时要适当延长消毒时间。

（3）水的浑浊度：水浑浊时，水中所含的有机物、无机物可消耗一定的氯量，而且，悬浮物内包裹的细菌不易被杀灭，影响消毒效果，同时还会形成较多的氯化副产物，故浑浊度高的水消毒前，必须强化混凝沉淀和过滤处理。

（4）加氯量和接触时间：适当增加加氯量和接触时间可提高消毒效果，水质恶劣、污染严重的水可采用超量加氯消毒法，其加氯量可达常规量的 10 倍。

（5）水中微生物的种类和数量：不同微生物对氯的耐受性不同，一般来说，大肠埃希菌抵抗力较低，病毒次之，原虫包囊抵抗力最高。水中微生物数量过多时，消毒后水质较难达到卫生标准的要求。

第三节　居住环境与健康

一、住宅的卫生学意义

居住环境主要指居室，广义上讲，也包括办公室、会议室、教室、医院等室内环境，以及旅馆、图书馆、商店、体育馆、健身房等各种公共场所的室内环境。居室是供家庭成员生活、学习、休息和娱乐的场所，人的一生有 2/3 以上的时间是在室内度过，尤其是婴幼儿、少年儿童和老弱病残者在居室内度过的时间更长。

居住环境卫生质量如微小气候、日照、采光、噪声、绿化和空气清洁状况与人类健康息息相关。安静、整洁、光线充足、空气清新、小气候适宜的住宅可提供良好的居住环境，从而发挥机体的良性调节作用，提高机体各系统的生理功能和抗病力；拥挤、阴暗、潮湿、寒冷或炎热、空气污浊、嘈杂喧嚣的不良居住环境，则会使机体生理调节处于紧张状态，导致器官功能紊乱，降低疾病抵抗力，对居民健康产生不良影响。调查表明，居住面积及其卫生条件与居民人群的发病率和病死率密切相关。

二、住宅的基本卫生要求

我国幅员辽阔，南北地理气候相差悬殊，各地的生活习惯、经济与文化发展水平各异，而建筑类型与结构本身也有很大差别。对住宅难以统一，但都应满足下列最基本的卫生要求。

(1) 具有良好的地段，环境安静，空气清新，生活便利。

(2) 朝向和间距得当，平面配置合理，组成适当，有足够的人均居住面积。

(3) 日照良好，光线充足，冬暖夏凉，利于通风，适宜的微小气候。

(4) 能防止病媒虫害的侵袭和疾病的传播。

(5) 能满足人们对隐私性的社会心理需求。

三、住宅设计的卫生要求

（一）住宅的平面配置

住宅的平面配置主要包括住宅的朝向、住宅群中相邻住宅之间的距离、住宅内部各户之间的关系及住宅中各个房间的配置等。

1. 住宅的朝向　住宅朝向是指住宅建筑物主室窗户所面对的方向，它对室内的日照、通风、自然采光、住宅小气候等有很大影响。住宅朝向选择原则：使居室在冬季能得到尽量多的日照，夏季能避免过多的日照，并有利于自然通风。

我国绝大部分地区处在北纬 45° 以南，从日照角度考虑，住宅楼的长轴采用东西走向，使建筑物的主要房间朝南，而将辅助房间放在北面。

2. 住宅的间距　住宅间距是指相邻的两排建筑物之间应保持的最小间隔距离。这个间距应保证前排建筑物对后排建筑物的日照、采光和通风不产生不良影响。

一般可根据使室内在冬季中午前后能有 2 小时左右的日照时间这一要求来进行计算。环境卫生学要求，行列式建筑的住宅正面间距最少应为前排住宅高度的 1.5～2 倍，侧面间距应不小于较高住宅高度的 1～1.5 倍。

3. 住宅内房间的配置　住宅内部各户之间分隔和一户之中各个房间的相互配置应合理。住宅每户应设有主室和辅室。卧室应配置在最好的朝向，有直接采光，与其他房间特别是厨房充分隔离。客厅设住宅入口和通往各室的通道，既连接各室又保证各室互不干扰。厨房应单独设间，需有充足光线、良好通风。卫生间包括厕所和浴室，应通风良好。

（二）居室的卫生规模

1. 居室容积　居室容积是指每个居住者所占有的居室空间容积。居室容积与居住生活的方便程度、舒适感及室内的小气候有关。在我国，城镇住宅居室容积的卫生标准为 20 m^3/人。

2. 居室净高　居室的净高是指室内地板到天花板的高度。如果房间面积相同，居室净高越高则居室容积越大，采光和通风就越好，更有利于改善室内小气候。一般来说，在炎热地区净高应高些，在寒冷地区居室净高可以低些。在我国，规定居室净高为 2.4 m～2.8 m。

3. 居住面积　居住面积是衡量一个家庭居住条件的重要指标之一。为了保证居室空气清新，有足够的活动范围，能放置家具，避免拥挤和减少传染病传播的机会，每人在居室中应有一定的居住面积。随着国民经济的发展和社会的进步，我国城镇居民人均居住面积将得到增加。

4. 居室进深 居室进深是指开设窗户的外墙内表面至对面墙壁内表面的距离。居室进深与室内采光、日照和通风换气有关。居室进深大，远离外墙处的空气滞留、换气困难。一般来说，一侧采光的房间，居室进深以不超过地板至窗上缘的2～5倍为宜。

5. 居室隔声 居室隔声是指利用隔声材料和隔音结构阻挡声音的传播，用实体墙板、密封门窗等将居室相对封闭起来，以减少噪声污染。

（三）住宅的采光和照明

住宅的光线来自太阳光谱和人工光源中的可视光，是维持人体正常视觉功能的基本条件。合理采光照明可保持大脑兴奋和觉醒状态的周期变化，对机体生理状态发挥良好作用。光线不足会导致视功能过度紧张，促成近视以及全身疲乏和降低工作效率，且易造成意外事故的发生。

住宅以太阳为光源称为自然采光。室内采光状况可采用采光系数和自然照度系数来评价。采光系数是指窗户玻璃面积与室内地面面积之比，一般居室应在1/10～1/8之间。自然照度系数是指室内与室外水平面上散射光照度的百分比，室外应取空阔无遮光物处为准。通常规定主室最暗处自然照度系数不应低于1%。

在自然光线不足时应采用人工光源照明。人工照明的卫生要求是照度足够、分布均匀、光谱接近日光、避免炫目和使用安全。照度以勒克司（lx）为单位。室内工作面照度应不低于100 lx，厨房、卧室等应处于25～50 lx。

四、室内空气污染与健康

室内环境是人们接触最密切的环境，关系着人们的健康，室内空气质量问题已日益受到重视与关注。

（一）室内空气污染的来源

1. 烹调油烟和燃料燃烧 各种炉灶、火坑、火盆被用来做饭取暖，所用的各种燃料特别是固体燃料如煤、木柴及稻草等，在燃烧过程中均会产生有害物质如 CO、CO_2、SO_2、NO_x、烃类和颗粒物。使用煤炉时，厨房空气中 NO_x 与 CO 的浓度比用煤气灶高6～7倍。北方煤炉取暖，室内悬浮颗粒物较室外高12～17倍。此外，还有烹调油烟的污染，如煎炸等高温烹调则更易形成污染。

2. 室内的生活活动 居室内人的呼气过程会向空气中排放 CO_2、氨、水蒸气等污染物；吸烟时产生的烟雾会向空气中散发 CO、尼古丁、丙烯醛、煤焦油和多环芳烃等污染物；人们在谈话、咳嗽、打喷嚏时，随着飞沫可排出呼吸道黏膜表面的病原微生物；人的排汗、皮肤脱落碎屑，亦可散发出气味；人的行走及进行其他活动可使地面灰尘、微生物等有害物质散播达到空气中。

3. 建筑及装饰材料 随着经济社会的发展，大量的新的化学物质被引入建筑材料以及室内装饰和家具制品中，若处理不当则会污染居室。例如，泡沫塑料、刨花板、胶合板、塑料贴面、化纤地毯、树脂黏合剂、油漆涂料等，均可释放出残留的甲醛。除外，可能同时还有苯及苯系物、多种卤代烃等，它们多来自溶剂、助剂的挥发，合称挥发性有机物。用工业废渣、矿渣或天然石材等制成的建筑材料可能释放出氡等有害的放射性物质。

4. 来自室外的污染 包括室外大气中的 SO_2、NO_x、CO、Pb 及颗粒物等污染物和住宅周围植物花粉、孢子等生物性污染物。

5. 其他 室内喷洒的各种杀虫剂、清洁剂、除臭剂、化妆品等家用化学品，会造成挥发性有机物污染。微波炉、电热器等家用电器，会增加人们接触电磁辐射的机会。空调使用不当亦会造成室内空气质量下降。狗、猫、鸟类等家养宠物可传播支原体病、狂犬病、鹦鹉热等传染病。

（二）室内空气污染的危害

1. 诱发癌症 吸烟者自身肺癌高发是已公认的事实，吸烟还通过污染室内空气形成环境烟草烟雾，造成被动吸烟而影响非吸烟者。据调查，丈夫每天吸烟20支，妻子患肺癌的危险性增加2.1倍。室内氡的放射性污染对人体健康的危害主要是诱发肺癌。一般认为，全世界非吸烟肺癌患者中的20%是氡辐射引起的。

2. 引起中毒性疾病 由于排烟不畅或燃料燃烧不全，室内出现高浓度CO而引起急性中毒是常见的事故。而CO的低浓度污染与动脉粥样硬化、心肌梗死、心绞痛发病有密切关系。近来发现香烟烟草烟雾还会引起男性精子异常、阳痿、早泄、性功能减退及女性月经异常等生殖系统的毒性作用。

3. 引起不良建筑物综合征 不良建筑物综合征发生于办公室工作人员，表现为一系列非特异性的症状，一般症状有眼、鼻、喉刺激，头痛，疲劳，胸闷，憋气，注意力不集中等。当发病者离开该环境一段时间后，症状会缓解。该综合征多发生在新建的或重新装修的办公楼。目前认为这是一种非特异性建筑物相关疾病，显然与空调系统通风不良形成的室内空气污染有关。

4. 传播传染病及诱发呼吸道感染 室内空气中的致病微生物通常附着在尘埃上、人的口腔或鼻腔喷出的飞沫小滴上、飞沫表面蒸发后所形成的飞沫核内，从而传播疾病，如流行性感冒、麻疹、流行性脑脊髓膜炎、白喉及肺结核等。已证实生物燃料烟雾会诱发急性下呼吸道感染。据报道，负责烹饪的家庭妇女急性下呼吸道感染发生率是男性的2倍。

5. 引起变态反应 植物花粉、尘螨、动物皮毛等多种室内变应原，会引起哮喘、过敏性鼻炎、荨麻疹等变态反应症状。室内常见的空气污染物的来源及主要危害见表2-2。

表2-2 室内常见的空气污染物的来源及其主要危害

种类	主要来源	主要危害
二氧化硫	含硫燃料的燃烧、吸烟等	黏膜刺激、呼吸道影响；致敏、促癌等
可吸入颗粒	木材和煤球燃烧、吸烟以及室外空气污染物的渗入等	黏膜刺激、呼吸道影响等
甲醛	室内家具及装饰材料	皮肤黏膜刺激作用，致敏及致癌作用
氡	建筑物及建筑材料	辐射损害，诱发肿瘤

种类	主要来源	主要危害
挥发性有机物（VOCs）	室内油漆、涂料、杀虫剂、去污剂等家用化学品	导致头晕、头痛、嗜睡、无力、胸闷、食欲不振、恶心等
苯系物	室内油漆、涂料、胶水、黏合剂	造血系统损伤
微生物	气悬灰尘中的尘螨、真菌以及人和动物的皮、毛、屑等	过敏、呼吸道症状等

（三）室内空气污染的预防措施

室内空气污染的来源较多，保证居室空气清洁的措施应从多方面进行考虑。政府各部门、立法机构、企业和每个家庭均须共同努力来创造良好的居室环境。

1. 执行有关室内空气污染的法规 我国自 2003 年 3 月 1 日实施的《室内空气质量卫生规范》（GB/T 18883—2002）提出了室内空气质量的卫生要求，其中污染物控制指标有 12 项。常用的单项指标如下：

（1）二氧化碳：二氧化碳达 0.07% 时，少数敏感个体开始有不适感觉。标准规定，居室空气中 CO_2 含量日平均值应小于 0.07%，最高不超过 0.1%。

（2）甲醛：具有强烈的刺激作用，可引起变态反应，是挥发性有机物的代表物之一，具有致癌作用。规定居室内甲醛 1 小时均值不超过 0.10 mg/m³。

（3）细菌总数：通常以空气中细菌菌落总数作为居室空气细菌学病原菌的评价指标，标准规定，居室内细菌总数≤2 500 CFU/m³。

2. 住宅的地段选择 按照住宅的基本卫生要求，住宅区应选择在大气清洁，日照通风良好，周围环境无环境污染源，与闹市、工业区和交通要道隔离的地段内，在间隔的防护距离内进行绿化。同时，必须加强大气卫生防护，若没有洁净卫生的室外空气环境，要单独保持室内空气卫生是不可能的。

3. 选择安全的建筑材料和装修材料 不散发有害物质、不易沾上尘埃和易于清洁的材料；选择低挥发性的建筑装饰材料，或者选择已在空旷处释放了甲醛后的出厂产品；避免在室内使用毛质的地毯或挂毯，以减少室内积尘和螨虫；为防止建筑材料氡的逸出，除注意选材外，还可在建筑材料表面刷上涂料，以减少室内氡的浓度。

4. 居室内应有不同的功能分隔区 合理的住宅平面配置房屋内应有不同的功能分隔区，应防止厨房产生煤烟和烹调油烟及卫生间的不良气味进入起居室，避免各室互相干扰。

5. 改善炉灶和采暖设备保证烟道畅通 注意改进燃烧方式，提高燃烧效率，以降低室内污染物的浓度；改进燃料结构，如逐步推广煤气化；电力供应充足地区推广电热烹调；以集中式采暖取代分散式采暖。

6. 经常开窗，通风换气 尤其是刚装修的房间或新家具放置后，需经一定时间充分通风后再居住。厨房可安装除油烟机和排风扇，以降低局部污染物浓度。坚持合理清扫制度，必要时进行空气消毒以杀灭病原菌。在空调开启时，应保持房间进入一定量的新空气。

学习检测

1. 有抗维生素 D 缺乏病（佝偻病）作用的紫外线是（　　）。

　　A. UV-A　　　　　　　　B. UV-B　　　　　　　C. UV-C

　　D. UV-D　　　　　　　　E. UV-E

2. 酸雨是指降水的（　　）。

　　A. $pH < 4.5$　　　　　　B. $pH < 5.6$　　　　　C. $pH > 4.5$

　　D. $pH > 5.6$　　　　　　E. $pH < 7.0$

3. 造成臭氧层破坏的物质是（　　）。

　　A. CFC_S　　　　　　　B. CO　　　　　　　　C. CO_2

　　D. NO_2　　　　　　　　E. SO_3

4. 产生温室效应的气体主要是指（　　）。

　　A. NO_x　　　　　　　　B. CO　　　　　　　　C. N_2O_3

　　D. CO_2　　　　　　　　E. SO_3

5. 总大肠菌群指标反映水体（　　）。

　　A. 有无病原体存在　　　B. 自净效果　　　　　C. 水质的清洁程度

　　D. 受粪便污染的程度　　E. 浊度大小

6. 生活饮用水水质标准规定经消毒的管网末梢水游离性余氯应不低于（　　）。

　　A. 0.05 mg/L　　　　　　B. 0.5 mg/L　　　　　C. 0.1 mg/L

　　D. 0.3 mg/L　　　　　　E. 0.2 mg/L

7. 我国目前饮用水最常见的消毒方法为（　　）。

　　A. 臭氧消毒法　　　　　B. 氯化消毒法　　　　C. 紫外线消毒法

　　D. 超声波消毒法　　　　E. 以上都不是

8. 农村生活饮用水水源应首选（　　）。

　　A. 降水　　　　　　　　B. 江河水　　　　　　C. 沟塘水

　　D. 地下水　　　　　　　E. 湖水

9. 有效氯指的是（　　）。

　　A. 氯的价数 > -1　　　B. 氯的价数 > 0　　　C. 氯的价数 ≥ -1

　　D. 氯的价数 $= -1$　　　E. 氯的价数 $= 0$

10. 卫生学要求，行列式建筑的住宅正面间距最少应为前排住宅高度的（　　）。

　　A. 1.0～1.5 倍　　　　　B. 1.5～2.0 倍　　　　C. 2.0～2.5 倍

　　D. 2.5～3 倍　　　　　　E. 3.0～3.5 倍

第三章
食品与健康

学习目标

　　1. 掌握食品污染对健康的影响、食物中毒的概念及常见细菌性食物中毒的防治要点。

　　2. 熟悉食品污染的概念及分类、常见的食品污染类型、食物中毒的调查与处理，以及食品添加剂的概念与分类。

　　3. 了解几种非细菌性食物中毒的防治要点，以及食品添加剂的使用原则与卫生问题。

学习导入

"地沟油"事件

　　2010年3月19日，"地沟油"事件调查负责人武汉工业学院何东平教授召开新闻发布会，建议政府相关部门加紧规范废弃油脂收集工作，再次引起了人们对食品安全的担忧。

　　由于地沟油是从排污水道里收集并提炼的，因此，易被多种有害物质所污染，并有潜在的危害。例如，砷会导致消化系统功能紊乱，并有头痛、头晕、乏力、腹泻等症状；铅可引起中毒，可有腹部绞痛及贫血的表现；黄曲霉毒素和苯并(a)芘是公认致癌物。

　　思考

　　1. 地沟油对人群健康有何影响？

　　2. 这属于什么性质的事件？

　　3. 应该如何避免该事件发生？

食品是指供人食用或饮用的成品和原料，以及按传统既有食用又有药用价值的物品，但不包括以治疗为目的的物品。食品的营养与卫生和健康有着密切的关系，但随着社会经济的发展和居民生活水平的提高，食品质量及安全受到了高度重视。

 # 第一节　食品污染及预防

食品污染可发生在食品生产、运输、包装、储存、销售、烹调等各个环节。防止食品污染，对于保障居民健康具有重要意义。

一、概述

（一）食品污染的概念及分类

食品污染是指在各种条件下，由于外源性的有毒有害物质进入食品，或者由于食物成分本身发生化学变化而产生有毒有害物质，从而导致食品在安全性、营养性和感官性状方面发生改变的过程。

食品污染按污染物属性可分为生物性污染、化学性污染及物理性污染三类。

1. 生物性污染　包括微生物、寄生虫、昆虫、病毒等生物因素的污染。其中以微生物污染最为广泛。

（1）微生物污染：污染物主要有细菌、真菌及其毒素。出现在食品中的细菌除可引起食物中毒、人畜共患传染病的致病菌外，还包括能引起食品腐败变质并可作为食品受到污染标志的非致病菌。病毒污染主要包括肝炎病毒、脊髓灰质炎病毒和口蹄疫病毒，其他病毒不易在食品上繁殖。

（2）寄生虫污染：主要通过患者、病畜的粪便，水体或土壤间接污染食品或直接污染食品。

（3）昆虫污染：主要包括粮食中的甲虫、螨类、蛾类以及动物食品和发酵食品中的蝇、蛆等。

2. 化学性污染　化学性污染涉及范围较广，种类繁多，情况复杂。主要包括以下几个方面。

（1）来自生产、生活环境中的污染物：主要是通过施用农药的直接污染，还可通过空气、水体、土壤的间接污染，以及运输、储藏、销售等环节使食品受到污染。工业"三废"污染环境，可通过食物链逐级转移并造成多种食物的污染。

（2）滥用食品添加剂和非食用物质：一些食品生产经营者为了满足消费者对食品的需求或是追求更高的经济利益，滥用食品添加剂或在食品中违法添加非食用物质，如曾经发生的"苏丹红事件""三聚氰胺事件"等，都对居民的健康造成了危害。

（3）食品加工、储存、运输过程中的污染：食品容器和包装材料因为和食品直接接触，其中含有的有害物质可迁移到食品中，造成食品污染。食品加工、储存过程中产生的物质，如酒中有害的醇类、醛类等也会造成食品污染。

3. 物理性污染 主要来源于复杂的多种非化学性的杂物，虽然有的污染物可能并不威胁消费者的健康，但是严重影响了食品的感官性状或营养价值，食品质量难以保证。主要包括以下几个方面。

（1）来自食品生产、储存、运输、销售环节中的污染物：如粮食收割时混入的草籽，液体食品容器池中的杂物，食品运输、销售过程中的灰尘及苍蝇污染等。

（2）食品的掺假使假：如粮食中掺入沙石、肉中注水、奶粉中掺糖等。

（3）食品的放射性污染：主要来自放射性物质的开采、冶炼、生产、应用及意外事故造成的污染等。

（二）食品污染对人体健康的影响

1. 急性中毒 污染物随食物进入人体在短时间内造成机体损害，出现临床症状与体征，称为急性中毒。常见的引起急性中毒的污染物有生物致菌及其毒素和化学毒物。

2. 慢性中毒 食物被某些有害物质污染较轻，含量较少，但由于长期持续不断地摄入体内并且在体内蓄积，达到一定的剂量，则发生慢性中毒，如慢性铅中毒、慢性镉中毒等。

3. 致突变、致畸与致癌作用 污染物或其他环境因素引起生物细胞遗传信息发生突然改变的作用即致突变作用。当突变发生在生殖细胞可能会影响妊娠过程，导致不孕、胚胎早期死亡或胎儿畸形；当发生在体细胞则可能导致癌症。因此，某些污染物具有致突变作用，即对人体有害。黄曲霉毒素 B_1 与滴滴涕、五氯酚钠、西维因等农药均有致畸作用。导致肿瘤的有化学因素、物理因素及生物因素三类，可能导致肿瘤的物质有数百种，其中 90% 以上是化学物质，如亚硝胺、黄曲霉毒素、多环芳烃，以及砷、镉等，而与饮食有关的占 35%。

二、常见的食品污染

（一）黄曲霉毒素

黄曲霉毒素（AFT）主要是黄曲霉菌和寄生曲霉菌等产生的有毒代谢产物。而黄曲霉菌是曲霉菌属中最常见的一类真菌。黄曲霉菌广泛存在于自然界中，污染谷类作物，遇到合适的条件大量繁殖，产生黄曲霉毒素。目前已发现黄曲霉毒素及其衍生物有 20

黄曲霉素对食品的污染

余种，其中除黄曲霉毒素 B_1、B_2 和 G_1、G_2 为天然产生的以外，其余的均为它们的衍生物。以黄曲霉毒素 B_1 在污染的食品中最为常见，且毒性及致癌性最强。因此，对食品中黄曲霉毒素的检测以黄曲霉毒素 B_1 作为检测指标。

黄曲霉毒素是目前已发现的各种霉菌毒素中最稳定的一种，在通常的加热条件下不易破坏，可耐 200℃ 高温，加热到 268～269℃ 才开始分解。它在中性和酸性溶液中很稳定，强酸亦不能破坏之，但遇碱能迅速分解，而遇酸又可复原。很多氧化剂如次氯酸钠、过氧化氢等均可使之破坏。黄曲霉毒素不溶于水，但可溶于氯仿、甲醇等有机溶剂，因此，在高温偏碱性环境中易被破坏。

黄曲霉菌和寄生曲霉菌等广泛存在于自然界中，菌株的产毒最适条件是基质水分在 16% 以上，相对湿度在 80% 以上，温度在 24～30℃ 之间。我国长江沿岸及其以南地区，由于环境潮湿，气温较高，黄曲霉毒素污染严重。而北方较为干燥，气温较低，污染较轻。主要污染玉米、花生、豆类、棉籽、麦类、大米、秸秆及其副产品——酒糟、油粕、酱油渣等。畜禽黄曲霉毒素中毒的原因多与产毒霉菌污染的花生、玉米、豆类、麦类及其副产品有关。

> 【知识拓展】◆
>
> ### 黄曲霉毒素的发现
>
> 　　1960 年，英国曾出现 10 万只火鸡突发性死于一种以前没见过的疾病。追根溯源，发现火鸡是以花生饼为饲料进行喂养，而花生饼被黄曲霉菌污染产生了黄曲霉毒素。至目前为止，人类发现的黄曲霉毒素有十几种，其中 B_1、B_2 和 G_1、G_2 就是经常出现在农产品中的黄曲霉毒素。
>
> 　　花生和玉米极易被黄曲霉菌所污染并产生黄曲霉毒素，而黄曲霉毒素对火鸡具有急性毒作用，严重的急性毒作用易导致火鸡死亡。

1. 急性毒作用　黄曲霉毒素危害肝脏，对兔子的半数致死量为 0.3～0.5 mg/kg 体重，其毒性为氰化钾的 10 倍，比砒霜大 68 倍，属剧毒物质。动物实验表明：一次大量经口摄入后，可见肝实质性坏死、胆管上皮增生、肝脂肪浸润及肝出血等急性病变，人类急性中毒则主要以肝炎症状为主。主要临床表现有胃部不适，食欲减退，恶心呕吐，腹胀及肝区触痛等；严重者出现水肿昏迷，以致抽搐而死。

2. 慢性毒作用　可通过动物实验展现出来，少量持续摄入则引起肝脏纤维细胞增生，甚至肝硬化等慢性损伤。

3. 致癌性　黄曲霉毒素是目前发现的最强的致癌物质，长时间食用含低浓度黄曲霉毒素的食物被认为是导致肝癌、胃癌和肠癌等疾病的主要原因。除此以外，黄曲霉毒素与肝炎病毒等其他致病因素有叠加效应。

（二）N-亚硝基化合物

N-亚硝基化合物包括 N-亚硝胺和 N-亚硝酸胺两大类。是由在环境中广泛存在的硝酸盐、亚硝酸盐与胺类，在一定的条件下，于人体内外环境中形成的。它主要来源于不新鲜的蔬菜，腌制、烟熏、烘烤、晒干和罐装的鱼及肉食品，还有使用亚硝酸盐作为食品添加剂的肉制品。

来自于食物中的 N-亚硝基化合物经消化道进入体内。不同种类的亚硝基化合物，其毒性大小差别很大，大多数亚硝基化合物属于低毒和中等毒性，个别属于高毒甚至剧毒。类别不同，其毒性作用机理也不尽相同，其中肝损伤较多见，也有肾损伤、血管损伤等。

1. 致癌性　许多动物试验证明，N-亚硝基化合物具有致癌作用。N-亚硝胺类相对稳定，需要在体内代谢成为活性物质才具备致癌性，也被称为前致癌物。N-亚硝酸胺类不稳定，能够在作用部位直接降解成重氮化合物，并与 DNA 结合发挥直接致癌性、致突变性，因此，也将 N-亚硝酸胺称为终末致癌物。迄今为止，尚未发现一种动物对

N-亚硝基化合物的致癌作用有抵抗力。人类流行病学资料证明，N-亚硝胺类化合物具有强致癌作用，属于一类致癌物。

2. 致畸与致突变性　在遗传毒性研究中发现，许多 N-亚硝基化合物可以通过机体代谢或直接作用诱发基因突变、染色体异常和 DNA 修复障碍。N-亚硝酸胺能引起子鼠产生脑、眼、肋骨和脊柱的畸形，而 N-亚硝胺致畸作用很弱。二甲基亚硝胺具有致突变作用，常用作致突变试验的阳性对照。

（三）多环芳烃类

多环芳烃类化合物（PAH）是一类含有多个苯环的芳香族化合物，在自然界广泛存在，以苯并（a）芘较为常见，煤、油、木材等有机化合物不完全燃烧均可产生，是最早被认识的化学致癌物，可致皮肤癌、肺癌、胃癌等。它主要来源于环境和食品加工过程的污染。其中，加工过程又被认为是最主要的方式，包括食品的烟熏、烘干和炒、煎、炸等烹饪手法。国际食品法典规定，它在烟熏鱼和肉制品中的限值为 200 μg/kg。

（四）农药残留

农药残留是指农药使用后一段时期内没有被分解而残留于生物体、收获物、土壤、水体、大气中的微量农药原体、有毒代谢物、降解物和杂质的总称。

农药残留问题随着农药大量生产和广泛使用而产生，受到 WHO 的高度关注。目前，我国使用较多的是杀虫剂、杀菌剂和除草剂三类。蔬菜上常有有机磷、有机氯与拟除虫菊酯类 3 类农药残留。①有机磷农药作为神经毒物，会引起神经功能紊乱、震颤、精神错乱和语言失常等症状。②拟除虫菊酯类农药毒性一般较大，有蓄积性，中毒表现症状为神经系统症状和皮肤刺激症状。③六六六、DDT 等有机氯农药随食物等途径进入人体后，主要蓄积于脂肪组织中，其次为肝、肾、脾、脑中，血液中最低，母体中的有机氯农药通过胎盘与乳汁危害下一代。

农药污染食品的途径主要有以下三种。①直接污染：农药喷洒造成农作物表面污染，程度与农药的性质、施用方法、浓度和时间有关。②间接污染：由于农药大量施用及工业"三废"的污染，大量农药进入空气、水体和土壤，成为环境污染物。③生物富集作用和食物链：农药的生物富集并沿着食物链转移，危害人体健康。

农药尤其是有机农药的大量施用，会造成严重的农药污染问题，对人体健康将构成严重威胁。由于农药残留对人和生物危害很大，各国对农药的施用都进行严格的管理，并对食品中农药残留容许量作了规定。虽然 1983 年我国禁止生产和使用有机氯农药，但由于有机氯农药的残留与食物链累积传递，有机氯农药的污染至今还影响着居民的健康。

■ 第二节　食物中毒

食物中毒是食源性疾病中最为常见的疾病，它既不包括因暴饮暴食而引起的急性胃肠炎、食源性肠道传染病和寄生虫病，也不包括有毒食物引起的以慢性损害为主要特征的疾病。

一、食物中毒概述

（一）食物中毒的概念及原因

食物中毒是指摄入了含有生物性、化学性有毒有害物质的食品或把有毒有害物质当作食品摄入后所出现的非传染性的急性、亚急性疾病。引起食物中毒的原因有：①因食品被某些病原微生物污染，并在适宜条件下急剧繁殖或产生毒素；②食品被已达中毒剂量的有毒化学物质污染；③外形与食物相似、本身含有有毒成分的物质被误食；④食品本身含有有毒物质，在加工、烹调中未能除去；⑤因食物发生了生物性或物理化学变化而产生或增加了有毒物质。

（二）食物中毒的特点

食物中毒发生的原因各不相同，但发病具有如下共同特点：①潜伏期短，来势凶猛，呈暴发性，时间短，患者多；②发病与食物有关，患者有食用同一有毒食物史，流行波及范围与有毒食物供应范围相一致，停止该食物供应后，流行即告终止；③中毒患者临床表现基本相似，摄入同一食物而中毒的患者其症状极其相似，多数患者呈现急性胃肠炎症状，即腹痛、腹泻、恶心和呕吐等；④一般人与人之间无直接传染，发病曲线呈单峰型，无传染病流行时的余波，这是食物中毒与消化道传染病的重要区别。

（三）食物中毒的分类

一般按病原物分类，可将食物中毒分为以下 5 类。

1. *细菌性食物中毒*　指摄入含有细菌或细菌毒素的食品而引起的食物中毒。细菌性食物中毒是食物中毒中最常见的一类，发病率高，但病死率较低。发病有明显的季节性，每年 5～10 月份多见。

2. *真菌及其毒素性食物中毒*　指食用被真菌及其毒素污染的食物而引起的食物中毒。中毒主要由被真菌污染的食品引起，用一般烹调方法加热处理不能破坏食品中的真菌毒素，发病率较高，病死率也较高，发病的季节性及地区性均较明显，如霉变甘蔗中毒常见于初春的北方。

3. *动物性食物中毒*　指食用本身含有有毒成分的动物食品而引起的食物中毒，其发病率及病死率较高。引起动物性食物中毒的食品主要有两种：①将天然含有有毒成分的动物当作食品，如河豚中毒；②在一定条件下产生大量有毒成分的动物性食品，如鱼类储存不当，导致组胺中毒。

4. *植物性食物中毒*　指食用本身含有有毒成分或由于储存不当产生了有毒成分的植物食品引起的食物中毒，如含氰苷果仁、木薯、菜豆、毒蕈等引起的食物中毒。其发病特点因引起中毒的食品种类而异，如毒蕈中毒多见于暖湿季节及丘陵地区，病死率较高。

5. *化学性食物中毒*　指食用含有化学性有毒物质的食品引起的食物中毒。其发病的季节性地区性均不明显，但发病率和病死率均较高，如有机磷农药、鼠药、某些金属或类金属化合物、亚硝酸盐等引起的食物中毒。

二、细菌性食物中毒

细菌性食物中毒是指因摄入被致病菌或其毒素污染的食品引起的食物中毒，可分为感染型、毒素型和混合型三类。感染型细菌性食物中毒是指食用含大量病原菌的食物引起的中毒；毒素型细菌性食物中毒是指食用由于细菌大量繁殖产生毒素的食物而引起的中毒。

细菌性食物中毒的特点：有明显的季节性，尤以夏秋季发病率最高。动物性食品是引起细菌性食物中毒的主要中毒食品。发病率高，病死率因中毒病原而异。近几年来我国发生的细菌性食物中毒多以沙门菌、变形杆菌和金黄色葡萄球菌食物中毒为主，其次为副溶血性弧菌、蜡样芽孢杆菌食物中毒。

（一）沙门菌食物中毒

1. 病原 引起沙门菌食物中毒的病原菌是沙门菌属，它是肠杆菌科的一个重要菌属。它的种类繁多，在自然环境中分布很广，人和动物均可带菌。目前，该菌属国际上有 2 500 多种血清型，我国已发现 200 多种。

沙门菌最适合生长繁殖的温度是 20～37℃，在普通水中可生存 2～3 周，在粪便和冰水中可生存 1～2 个月。沙门菌属不耐热，55℃ 1 小时或 100℃数分钟即被杀死。沙门菌食物中毒全年均可发生，但以夏秋季节多见。人和动物的粪便直接污染食品是中毒的最主要原因。

2. 引起中毒的食物 主要是肉类，其次是奶、蛋类以及其他动物性食品。禽畜肉类中毒来自禽畜宰杀前感染或宰杀后的污染。由植物性食品引起的较少。

3. 临床表现 沙门菌食物中毒有多种临床表现，可分为胃肠炎型、类霍乱型、类伤寒型、类感冒型、败血症型，其中以胃肠炎型最为常见，开始表现为头疼、恶心、食欲减退。随后出现呕吐、腹泻、腹痛，腹泻一日可达数次至十余次，主要为黄绿色水样便，少数带有黏液或血。体温升高，可达 38～40℃，轻者 3～4 天症状消失。潜伏期短，一般为 4～48 小时，长者可达 72 小时。潜伏期越短，病情越重。

4. 治疗原则 轻症者以补充水分和电解质等对症处理为主，对重症、患菌血症和有并发症的患者，需用抗生素治疗。

5. 预防措施

（1）防止沙门菌污染食品：加强卫生监督和检验，防止肉类、禽蛋类食品在储藏、运输、加工、烹调或销售等各个环节被沙门菌污染，特别要防止生熟交叉污染问题。

（2）控制沙门菌在食品中的繁殖：沙门菌食物中毒发生的原因多是食品被沙门菌污染并在适宜条件下大量繁殖。影响沙门菌繁殖的主要因素是温度和时间。低温储存食品是控制沙门菌繁殖的重要措施。各生产、销售环节均应配置冷藏设备。此外，加工后的熟肉制品应尽快食用或低温储存。

（3）彻底加热以杀灭沙门菌：高温加热杀灭病原菌是防止食物中毒的关键措施。

肉块的深部温度至少达到80℃，并持续12分钟，从而使肉中心部位变为灰色，以便彻底杀灭可能存在的沙门菌。禽蛋类则需将蛋洗净后，带壳蒸煮，煮沸8～10分钟以上。加工后的熟肉制品长时间放置后应再次加热后食用。食物被沙门菌污染后无感官性状的变化，故对贮存较久的肉类，即使没有腐败变质，也应彻底加热灭菌，以防引起食物中毒。

（二）副溶血性弧菌食物中毒

1. 病原　副溶血性弧菌也被称为致病性嗜盐菌，呈弧状、杆状、丝状等多种形态，无芽孢，在30～37℃、pH7.4～8.2、含盐3%～4%的培养基上和食物中生长良好，而在无盐的条件下不生长。该菌对热敏感，56℃加热5分钟，或90℃加热1分钟，或用含醋酸1%的食醋处理5分钟，均可将其杀灭。它在淡水中的生存期短，在海水中可生存47天以上。此菌引起的食物中毒季节性很强，大多发生于夏秋季节。副溶血性弧菌食物中毒是我国沿海地区最为常见的一种食物中毒。

副溶血性弧菌食物中毒属于混合型细菌性食物中毒。摄入一定数量的致病性副溶血性弧菌数小时后，引起肠黏膜细胞及黏膜下炎症反应等病理病变，并可产生肠毒素及耐热性溶血毒素。大量的活菌及耐热性溶血毒素共同作用于肠道，引起急性胃肠道症状。

2. 引起中毒的食物　副溶血性弧菌广泛存在于温热带地区的近海海水、海底沉积物和鱼贝类等海产品中，其中以墨鱼、带鱼、黄花鱼、虾、蟹、贝、海蜇最为多见，其次是盐渍食品，如咸菜、腌渍的肉禽类食品等。海产鱼虾的平均带菌率为45%～49%，夏季高达90%以上。

沿海地区为我国副溶血性弧菌食物中毒的高发区。海水及沉积物中含有副溶血性弧菌，海产品甚至该区域的淡水产品均会受到污染；沿海地区的渔民、饮食从业人员及健康人群带菌率约为11.7%，有肠道病史者带菌率可达31.6%～88.8%，带菌人群可污染各类食品。受副溶血性弧菌污染的食物，在较高温度下存放，食用前不加热或加热不充分，副溶血性弧菌则随食物进入人体肠道并繁殖，继而引发食物中毒。近年来海产品大量流向内地，内地此类食物中毒也时常发生。

3. 临床表现　副溶血性弧菌食物中毒可呈胃肠炎型、菌痢型、中毒性休克型或少见的慢性肠炎型，临床表现不一。发病初期主要为腹部不适，尤其是上腹部疼痛，继之恶心、呕吐、腹泻，体温一般为37.7～39.5℃。发病5～6小时后，腹痛加剧，以脐部阵发性绞痛为特点。粪便多为水样、血水样、黏液或脓血便，里急后重不明显。重症患者可出现脱水、意识障碍、血压下降等。病程3～4天，预后良好。潜伏期为2～40小时，多为14～20小时。

4. 治疗原则　以补充水分和纠正电解质紊乱等对症支持疗法为主，可口服诺氟沙星治疗。

5. 预防措施　要抓住防止污染、控制繁殖和杀灭细菌三个主要环节，其中后两个环节尤为重要。具体做法为：低温储藏海产食品及各种熟制品；鱼、虾、蟹、贝类等海产品在烹调加工时，须保证新鲜、洁净并要烧熟煮透；凉拌食物清洗干净后在食醋中浸泡

10 分钟或在 100℃沸水中漂烫数分钟即可灭活；生食品与熟食品加工与存放器具要分开，并注意消毒，以防止交叉污染。

（三）葡萄球菌肠毒素食物中毒

1. 病原 葡萄球菌广泛分布于人及动物的皮肤、鼻咽腔、指甲下和自然界中，主要有金黄色葡萄球菌、表皮葡萄球菌等。其中以金黄色葡萄球菌的致病作用最强，在适宜的条件下迅速繁殖，能引起化脓性病灶及败血症，可污染食物并产生大量肠毒素而引起食物中毒。其生长繁殖的最适 pH 为 7.4，最适温度为 30～37℃。

健康人的带菌率达 20%～30%，上呼吸道被金黄色葡萄球菌感染者，鼻腔的带菌率更高。人和动物的化脓性感染部位常成为污染源。该菌对外界环境抵抗力较强，在干燥状态下可生存数日，加热 70℃ 1 小时才能将其杀灭。

葡萄球菌污染食品后，在常温下即可繁殖及产生肠毒素。肠毒素耐热，煮沸 120 分钟才能被破坏，所以在一般的烹调加热中不能被完全破坏。一旦食物中有葡萄球菌肠毒素存在，就容易发生食物中毒。

2. 引起中毒的食品 引起中毒的食品种类很多，主要是含蛋白质等营养丰富且含水分较多的食品，如乳类及乳制品、肉类、剩饭等，其次为熟肉类，偶见鱼类及其制品、蛋制品等。近年来，由熟鸡、鸭制品引起的食物中毒事件增多。葡萄球菌食物中毒常年可发生，但以夏秋季多见。

3. 临床表现 肠毒素作用于胃肠黏膜，引起充血、水肿、甚至糜烂等炎症变化及水与电解质代谢紊乱，同时刺激迷走神经的内脏分支而引起反射性呕吐。主要表现为明显的胃肠道症状，如恶心、呕吐、中上腹部疼痛、腹泻等，以呕吐最为显著。呕吐物常含胆汁，或含血及黏液。剧烈吐泻可导致虚脱、肌痉挛及严重失水。体温大多正常或略高。

发病急骤，潜伏期短，一般为 2～5 小时，极少超过 6 小时。病程较短，一般在数小时至 1～2 天内迅速恢复，很少死亡。儿童对肠毒素比成人更为敏感，故其发病率较高，病情也较重。

4. 治疗原则 治疗按照一般急救处理的原则，以补水和维持电解质平衡等对症治疗为主，由于属于毒素中毒型食物中毒，因此一般不需用抗生素治疗。

5. 预防措施

（1）防止葡萄球菌污染食物

①预防带菌人群对各种食物的污染：应当定期对食品加工人员、餐饮从业人员、保育员进行健康检查，如患有化脓性皮肤病、化脓性咽炎、上呼吸道感染者应暂时调换工作。

②避免葡萄球菌对禽畜产品的污染：加强畜禽蛋奶等的食品卫生质量管理。应经常对奶牛进行卫生检查，挤乳过程要严格按照卫生要求操作，避免污染。对患有乳腺炎、皮肤化脓性感染的奶牛，其乳禁用。牛奶挤出后，应迅速冷却至 10℃以下，防止该菌在较高的温度下繁殖和产毒。此外，乳制品应以消毒乳为原料。

（2）防止肠毒素形成：食物应置于阴凉通风的地方，应在低温、通风良好条件下储藏食物，放置的时间不应超过 6 小时，在气温较高的夏秋季节，食用前还应彻底加热。这样既能杀菌，还能抑制细菌生长繁殖，防止产生肠毒素。

（四）肉毒毒素中毒

1. 病原　肉毒梭菌产生的毒素即肉毒毒素会引起食物中毒。肉毒梭菌广泛分布于土壤、江河湖海淤泥沉积物、尘土及动物粪便中，尤其以土壤对各类食品原料污染为主，并可借助食品、农作物、水果、海产品、昆虫、家禽、鸟类等传播到各处。芽孢的抵抗力强，100℃湿热加热 5 小时方可致死。其生长繁殖及产毒的最适温度为 18～30℃。

食盐能抑制毒素的产生，但不能破坏已形成的毒素。当 pH 低于 4.5 或大于 9.0 时，或当环境温度低于 15℃或高于 55℃时，毒素不能产生。提高食品的酸度也能抑制肉毒梭菌的生长和毒素的形成。

肉毒毒素毒性很强，是一种神经毒素，经消化道吸收进入血液后，主要作用于中枢神经系统的脑神经核、神经 – 肌肉的连接部和自主神经末梢，抑制神经末梢乙酰胆碱的释放，导致肌肉麻痹和神经功能障碍。

肉毒毒素对消化酶、酸和低温稳定，但对碱和热敏感。在正常的胃液中，24 小时不能将其破坏，故可被胃肠道吸收。由一些被肉毒梭菌污染的原料制成的食品若食用时不经加热，其毒素随食物进入机体会引起中毒的发生。肉毒毒素中毒一年四季均可发生，尤以冬春季节最多。

2. 引起中毒的食品　引起中毒的食品种类因地区和饮食习惯的不同而存在差异。国内以家庭自制谷类或豆类发酵品为多见，如臭豆腐、豆酱、面酱、豆豉等。罐头类瓶装食品、腊肉、酱菜等密封类食品也比较常见。

3. 临床表现　临床特征表现为对称性脑神经受损的症状，如眼症状、延髓麻痹和分泌障碍等。以运动神经麻痹的症状为主，而胃肠道症状少见。早期表现为头痛、头晕、乏力、走路不稳，以后逐渐出现视力模糊、眼睑下垂、瞳孔散大等神经麻痹症状。重症患者则首先表现为对光反射迟钝，逐渐发展为语言不清、吞咽困难、声音嘶哑等，严重时出现呼吸困难，常因呼吸衰竭而死亡。潜伏期数小时至数天，一般为 12～48 小时，短者 6 小时，长者 8～10 天，潜伏期越短，病死率越高。病死率为 30%～70%，多发生在中毒后 4～8 天。

4. 治疗原则　治疗早期使用多价抗肉毒毒素血清，病死率可有效下降，并及时采用支持疗法及进行有效的护理，以预防呼吸肌麻痹和窒息。患者经治疗可于 4～10 天恢复，一般无后遗症。

5. 预防措施　加强健康教育，建议牧民改变肉类的储藏方式；重点对食品原料进行彻底的清洁处理，以除去泥土和粪便，家庭制作发酵食品时应彻底蒸煮加热原料，以杀灭肉毒梭菌；加工后的食品应迅速冷却并在低温环境储藏，避免再次污染和在较高温度或缺氧条件下存放，以防止毒素产生；食用前对可疑食物进行彻底加热是破坏毒素、预防中毒发生的可靠措施。

（五）变形杆菌食物中毒

1. 病原　变形杆菌属肠杆菌科，为革兰阴性杆菌，在自然界分布广泛，在土壤、污水和垃圾中均可检测出该菌。变形杆菌食物中毒是我国常见的食物中毒之一，引起食物中毒的变形杆菌主要是普通变形杆菌、奇异变形杆菌。其生长繁殖对营养的要求不高，可以在低温储存的食品中繁殖。变形杆菌对热的抵抗力不强，加热 55℃持续 1 小时即可将其杀灭。据报道，健康人肠道的带菌率为 1.3%～10.4%，其中以奇异变形杆菌为最高，可达半数以上。腹泻患者肠道的带菌率可达 13.3%～52.0%。带菌率的高低因季节而异，夏秋季较高，冬春季下降。

2. 引起中毒的食品　主要是动物性食品，特别是熟肉以及内脏的熟制品。变形杆菌常与其他腐败菌同时污染生食品，使生食品发生感官上的改变，但熟食品被变形杆菌污染后通常无感官性状的变化，极易被忽视而引起中毒。主要是大量活菌侵入肠道引起的感染型食物中毒。全年均可发生，大多数发生在 5～10 月份，8 月份最多。变形杆菌广泛分布于自然界，也可寄生于人和动物的肠道，食品受其污染的机会很多。生的肉类食品，尤其是动物内脏，变形杆菌的带菌率较高。在食品的烹调加工过程中，由于处理生、熟食品的工具、容器未严格分开，被污染的食品工具、容器可污染熟制品。受污染的食品在较高温度下存放较长时间，变形杆菌便会在其中大量繁殖，食用前未加热或加热不彻底，食后即可引起食物中毒。

3. 临床表现　除具有一般食物中毒的流行病学特点外，变形杆菌食物中毒的来势比沙门菌食物中毒更迅猛，患者更集中，但病程短，恢复快。变形杆菌食物中毒的临床表现，以上腹部似刀绞样疼痛和急性腹泻为主。

潜伏期一般为 12～16 小时，短者 1～3 小时，长者 60 小时。主要表现为恶心、呕吐、发冷、发热、头晕、头痛、乏力、脐周阵发性剧烈绞痛。腹泻物为水样便，常伴有黏液，恶臭，一日数次。体温一般在 37.8～40℃，但多在 39℃以下。发病率较高，一般为 50%～80%。病程较短，为 1～3 天，多数在 24 小时内恢复，一般预后良好。

4. 治疗原则　可给予诺氟沙星、庆大霉素等抗菌药物以及补液等对症处理。

5. 预防措施　重点预防带菌者对熟食品的污染和生熟食品的交叉污染，与沙门菌食物中毒的预防措施相同。

三、非细菌性食物中毒

（一）河豚中毒

河豚又名河鲀，出产于我国沿海各地及长江下游，在淡水、海水中均能生活。河豚味道鲜美，但含毒素。河豚中毒是世界上最严重的食物中毒。

1. 毒性　河豚毒素存在于除了鱼肉之外的所有组织中，是一种非蛋白质神经毒素，可分为河豚卵巢毒素及河豚肝脏毒素等。其中以河豚卵巢毒素毒性最强，毒性比氰化钠强 1 000 倍，0.5 mg 可致人死亡。引起中毒的河豚有鲜鱼、内脏以及冷冻的河豚和河豚干。河豚毒素为无色针状结晶、微溶于水，易溶于稀醋酸，理化性质稳定，煮沸、盐腌、日晒均不能将其破坏，一般的加热烹调或加工方法都很难将毒素清除干净，是毒性极强的非蛋白类毒素。因此，预防至关重要。

河豚毒素主要作用于神经系统，阻断神经肌肉的传导，可引起呼吸中枢和血管运动中枢麻痹而死亡，还可直接作用于胃肠道，引起局部刺激作用。

每年春季为河豚产卵期，毒性最强，以春季发生中毒的次数、中毒人数和死亡人数为最多。通常情况下，河豚的肌肉大多不含毒素或仅含少量毒素，但产于南海的河豚不同于其他海区，肌肉中也含有毒素。人工养殖的河豚不含河豚毒素。鱼死后毒素渗入肌肉也使其含有毒素。

2. 临床表现　河豚中毒特点是发病急速而剧烈，起初感觉手指、口唇和舌有刺痛，然后出现恶心、呕吐、腹泻等胃肠症状。同时伴有四肢无力、发冷、口唇、指尖和肢端知觉麻痹，并有眩晕。重者瞳孔及角膜反射消失，四肢肌肉麻痹，以致身体摇摆、共济失调，甚至全身麻痹、瘫痪，最后出现语言不清、血压和体温下降。一般预后较差。常因呼吸麻痹、循环衰竭而死亡。首先感觉神经麻痹，随后运动神经麻痹，严重者脑干麻痹，引起外周血管扩张，血压下降，最后出现呼吸中枢和血管运动中枢麻痹，导致急性呼吸衰竭，危及生命。一般情况下，患者直到临死前意识仍然清楚。

潜伏期一般在 10 分钟至 3 小时，通常在发病后 4～6 小时以内死亡，最快 1.5 小时，最迟不超过 8 小时。病死率一般为 20%，严重时可达到 40%～60%。河豚毒素在体内排泄较快，中毒后若超过 8 小时仍存活者，一般能康复。

3. 防治措施　河豚毒素中毒尚无特效解毒药，且病死率高，应以预防为主。

（1）加强健康教育：让居民了解河豚中毒的危害性；引起中毒的河豚主要来源于市售、捡拾、渔民自己捕获等，应引导居民提高识别河豚的能力，以防误食。

（2）水产品收购、加工、供销等部门应严格把关：防止鲜野生河豚进入市场或混进其他水产品中。捕到河豚要集中妥善处理，严禁河豚流入市场而误食，严禁餐饮店将河豚作为菜肴经营。

（3）采用河豚去毒工艺：河豚中毒原因是误食或加工时未将毒素去除干净而引起。活河豚加工时先断头、放血、去内脏、去鱼头、扒皮，肌肉经反复冲洗，直至完全洗去血污为止，经专职人员检验，确认无内脏、无血残留，做好记录后方可食用。将所有的废弃物投入专用处理池处理。

（二）毒蕈中毒

1. 毒性　蕈类又称蘑菇，属于真菌植物。毒蕈指含毒素的蕈类。在我国，蕈类资源很丰富，自古被视为珍贵食品。可食蕈约 300 余种。毒蕈类约 100 余种，其中含剧毒可致死的约有 10 种左右。

不同地区的毒蕈由于生长条件不同，种类不同，所含毒素不同，成分较复杂，有的毒蕈可以含几种毒素，而一种毒素又可以存在于几种毒蕈之中。毒蕈与可食用蕈形态上不易区别，常因误食而中毒。

2. 临床表现　毒蕈中毒的临床表现各不相同，一般分为以下几类。

（1）胃肠毒型：主要刺激胃肠道，引起胃肠道炎症反应。一般潜伏期较短，多为

0.5～6 小时，患者有剧烈恶心、呕吐、阵发性腹痛，以上腹部疼痛为主，体温不高。经过对症处理可迅速恢复，一般病程 2～3 天，很少死亡。

（2）神经精神型：潜伏期约为 1～6 小时，临床症状除有轻度的胃肠反应外，主要有明显的副交感神经兴奋症状，如流涎、流泪、大量出汗、瞳孔缩小、脉缓等。少数病情严重者可有精神兴奋或抑制、精神错乱、谵妄、幻觉、呼吸抑制等表现。

误食牛肝蕈者，除胃肠炎症状外，多有幻觉、谵妄等症状，部分病例有迫害妄想，类似精神分裂症。

（3）溶血型：中毒潜伏期多为 6～12 小时，红细胞被大量破坏，引起急性溶血。主要表现为恶心、呕吐、腹泻、腹痛。发病 3～4 天后出现溶血性黄疸、肝脾肿大，少数患者出现血红蛋白尿。病程一般 2～6 天，病死率低。

（4）肝肾损害型：此型中毒最严重，可损害人体的肝、肾、心脏和神经系统，其中对肝脏损害最大，可导致中毒性肝炎。病情凶险而复杂，病死率高。

（5）类光过敏型：误食后可出现类似日光性皮炎的症状。在身体暴露部位出现明显的肿胀、疼痛，特别是嘴唇肿胀外翻，另外还有指尖疼痛、指甲根部出血等。

3. 防治措施　由于毒蕈与可食用蕈很难鉴别，毒蕈中毒多由误食野生鲜菇引起。尤其以云南、广西、四川三省区发生的起数较多，多发生于春季和夏季的雨后，气温开始上升，毒蕈迅速生长之时。虽然民间百姓有一定的辨识经验，如在阴暗肮脏处生长的、颜色鲜艳的、形状怪异的、分泌物浓稠易变色的、有辛辣酸涩等怪异气味的蕈类一般为毒蕈，但以上经验不够完善与可靠。预防毒蕈中毒最根本的方法是切勿采摘自己不认识的蘑菇，绝不吃未吃过的野生蘑菇。

（三）亚硝酸盐中毒

1. 中毒原因

（1）意外事故：亚硝酸盐为工业用盐，外观上与食盐相似，容易被误当作食盐食用。

亚硝酸盐中毒及预防

（2）滥用中毒：作为一种食用色素，适量加入可使肉类色泽鲜艳，具有较强的抑菌作用，因此在食品加工厂中广泛使用，但过量使用可导致中毒。

（3）食用含有大量硝酸盐、亚硝酸盐的蔬菜：施用氮肥使蔬菜中硝酸盐、亚硝酸盐含量增高。蔬菜储存时间过长，腐烂或煮熟后放置过久，以及腌制不久都会含有大量亚硝酸盐。胃肠功能紊乱者过量摄入含硝酸盐多的蔬菜，可使肠道内亚硝酸盐形成速度过快或数量过多从而导致中毒。

（4）饮用含硝酸盐较多的井水中毒：一些地区井水中含硝酸盐过多，一般称为"苦井"水，这种水如果存放过久，硝酸盐会在细菌作用下被还原为亚硝酸盐。

2. 中毒机制　亚硝酸盐毒性很强，其生物半衰期为 24 小时，摄入 0.3～0.5 g 就可以中毒，1～3 g 可致人死亡。过量亚硝酸盐进入血液，会使血红蛋白中的二价铁（Fe^{2+}）氧化为 Fe^{3+}，使正常血红蛋白转化为高铁血红蛋白，失去带氧能力导致组织缺氧。另外，亚硝酸盐对周围血管有麻痹作用。

3. 临床表现　亚硝酸盐食物中毒全年均有发生，一般发病急速，中毒的主要症状为口唇、指甲以及全身皮肤出现青紫等组织缺氧表现，也称为"肠源性青紫症"。患者自觉症状有头晕、头痛、无力、乏力、胸闷、心率快、嗜睡或烦躁不安、呼吸急促，并有恶心、呕吐、腹痛、腹泻，严重者昏迷、惊厥、大小便失禁，可因呼吸衰竭致死。潜伏期一般为1～3小时，短者10分钟，大量食用蔬菜引起的中毒可长达20小时。

4.急救治疗　一般轻症中毒不需治疗，而重症中毒要及时抢救和治疗。

（1）尽快排出毒物：及时采用催吐、洗胃和导泻等方法，尽快将胃肠道没有吸收的亚硝酸盐排出体外。

（2）及时应用特效解毒剂：主要应用亚甲蓝，又称美蓝，以葡萄糖溶液稀释后，缓慢静脉注射，可小量多次使用。亚甲蓝的用量要准确，也可口服，同时补充大剂量维生素C，有助于高铁血红蛋白还原成亚铁血红蛋白，起到辅助解毒作用。

（3）对症治疗。

5.预防措施

（1）加强管理：加强对集体食堂的管理，应将亚硝酸盐和食盐分开贮存，避免误食。

（2）严格控制：肉类食品企业要严格按《食品安全国家标准食品添加剂使用标准》（GB 2760—2011）规定添加硝酸盐和亚硝酸盐，要控制氮肥使用量和最终残留量。

（3）确保新鲜：切勿过久存放蔬菜，以保持蔬菜的新鲜，变质的不可食用，熟菜不可在高温下存放过久；腌菜时所加盐的含量应达到12%以上，至少需腌渍2周以上再食用。

（4）避免食用"苦井"水：尽量不用"苦井"水煮饭，如不得不用时，应避免长时间保温后再用来煮饭菜。

四、食物中毒的调查与处理

（一）明确诊断和抢救患者

发生食物中毒后，应立即指派两名以上食品卫生专业人员第一时间赶赴现场，以流行病学调查资料及患者的潜伏期和中毒的特有表现为依据做出诊断。对涉及面广、事故等级较高的食物中毒，应成立由三名以上调查员组成的流行病学调查组，同时通过实验室诊断针对中毒的病因进行深入研究，必要时可由三名副主任医师以上的食品卫生专家进行评定。

病例的确定主要根据患者发病的潜伏期和各种症状与体征的发生特点，并同时确定患者病情的轻重分级及诊断，确定流行病学相关因素；提出中毒病例的共同性，确定相应的诊断或鉴定标准，对已发现或报告的可疑中毒病例进行鉴别。

1.食物中毒诊断标准总则　以符合食物中毒的特点为基础，应尽可能有实验室诊断资料，但由于采样不及时或已用药或其他技术、学术上的原因而未能取得实验室诊断资料时，可判定为原因不明食物中毒。食物中毒诊断由食品卫生医师及以上人员诊断确定。食物中毒事件的确定由食品卫生监督机构根据食物中毒诊断标准及技术处理总则确定。

2.食物中毒技术标准总则　停止食用中毒食品；采集患者标本，以备送检；对患者进行急救、迅速排毒处理，以及对症治疗和特殊治疗。例如，纠正水和电解质失衡，使用特效解毒药，防止心、脑、肝、肾等脏器的损伤。

（二）食物中毒的调查

通过开展现场流行病学调查、实验室检验和食品卫生学调查，对有关人群的健康损害情况、流行病学特征以及影响因素进行调查，对事故有关的食品及致病因子、污染原因进行调查，从而做出事故调查结论，提出预防和控制事故的建议。

1. 现场流行病学调查　对患者和同餐进食者进行调查，以了解发病情况：内容包括各种临床症状、体征及诊治情况，应按统一制订的"食物中毒患者进餐情况调查表"调查患者发病前24~48小时进餐食谱，进行逐项询问和填写，以便确定可疑中毒食物，中毒餐次不清时，需对发病前72小时内的进餐情况进行调查，调查结果亦须经调查对象签字认可；详细记录其主诉症状、发病经过、呕吐和排泄物的性状、可疑餐次的时间和食用量等信息。通过对患者的调查，应确定患者数、共同进食的食品、可疑食物的进食者人数范围及其去向、临床表现及其共同点，掌握用药情况和治疗效果，并提出进一步的救治和控制措施建议。

应重视首发病例，详细记录第一例发病的症状和发病时间，尽可能调查到所发生的全部病例的发病情况。

2. 对可疑食品加工现场的卫生学调查

（1）可疑中毒食物及其加工过程调查：在上述调查的基础上追踪可疑中毒食物的来源、食物制作单位或个人。对可疑中毒食物的原料及其质量、加工烹调方法、加热温度和时间、用具和容器的清洁度、食品储存条件和时间、加工过程是否存在直接或间接的交叉污染、进食前是否再加热等进行详细调查。在现场调查过程中发现的食品污染或违反食品安全法规的情况，应进行详细记录，必要时进行照相、录像、录音等取证。

（2）食品从业人员健康状况调查：疑为细菌性食物中毒时，应对可疑中毒食物的制作人员进行健康状况调查，了解近期有无感染性疾病或化脓性炎症等，并进行采便及咽部、皮肤涂抹采样等。应尽可能采样进行现场快速检验，根据初步调查结果提出可能的发病原因、防控及救治措施。

3. 实验室检验　应结合患者的临床表现和流行病学特征，推断导致食物中毒发生的可能原因和致病因子的性质，从而选择针对性的检验项目。采集食物样品，可疑中毒食品生产过程中所用的容器工具，患者呕吐物和粪便、血尿样，从业人员可能带菌样品。对发病规模较大的中毒事件，一般至少应采集10~20名具有典型症状患者的相关样品，同时采集部分具有相同进食史但未发病者的同类样品作为对照。采集样品后尽快送检，以避免污染，否则应进行冷藏保存。对疑似化学性食物中毒，应将所采集的样品尽可能地用快速检验方法进行定性检验，以协助诊断和指导救治。实验室在收到有关样品后应在最短的时间内开始检验，若实验室检验条件不足，应请求上级机构或其他有条件的部门予以协助。

（三）食物中毒的处理

1. 现场处理

（1）对患者采取紧急处理：积极组织抢救患者，切忌不顾患者病情而只顾向患者询问，并及时报告当地食品卫生监督检验所。

（2）对中毒食品控制处理：在经过初步调查，确认为疑似食物中毒后，调查人员应依法及时采取控制措施，以防止食物中毒蔓延、扩大。主要措施包括：

①保护现场：封存中毒食品或疑似中毒食品及可能被污染的容器、餐具等。

②追回、销毁导致中毒的食物：根据现场调查与检验结果，对已确认的中毒食品，卫生行政部门可直接予以销毁，也可在卫生行政部门的监督下，由肇事单位自行销毁。对已售出或发出、送出的中毒食品要责令肇事者追回销毁。

③对中毒食品进行无害化处理或销毁。

（3）对中毒场所采取消毒处理：根据不同性质的食物中毒，应对中毒场所采取相应的消毒处理措施，以消除污染。

2. 对病例进行初步的流行病学分析　绘制发病时间分布图，可有助于确定中毒餐次；绘制发病的地点分布地图，可有助于确定中毒食物被污染的原因。

3. 分析病例发生的可能病因　根据确定的病例和流行病学资料，提出是否属于食物中毒的意见，并根据病例的时间和地点分布特征、可疑中毒食品、可能的传播途径等，形成初步的病因假设，以采取进一步的救治和控制措施。

4. 对食物中毒的性质作出综合判断　根据现场流行病学调查、实验室检验、临床症状和体征、可疑食品的加工工艺和储存情况等进行综合分析，按各类食物中毒的判定标准、依据和原则作出综合分析和判断。

5. 对救治方案进行必要的纠正和补充　通过以上调查结果和对中毒性质的判断，对原急治方案提出必要的纠正和补充，尤其应注意对有毒动、植物中毒和化学性食物中毒是否采取针对性的特效治疗方案提出建议。

6. 处罚　根据现场调查和实验室检验结果，卫生行政部门在充分掌握违法事实和证据的基础上，依据食品安全法和其他有关法律法规，制作执法文书，按程序追究违法行为责任人的法律责任。

7. 信息发布　依法对食物中毒事件及其处理情况进行发布，并对可能产生的危害加以解释和说明。

8. 撰写调查报告　调查工作结束后，应及时撰写食物中毒调查总结报告，按规定上报有关部门，同时作为档案留存和备查。调查报告的内容应包括发病经过、临床和流行病学特点、患者救治和预后情况、控制和预防措施、处理结果和效果评估等。

▌第三节　食品添加剂

近年来，各种化学物质对食品的污染已成为社会性问题，人们对在食品中使用食品添加剂开始关注和担忧。然而并非所有食品添加剂都会对人体的健康造成危害，因此，正确认识和合理使用食品添加剂具有重要的意义。

一、概念与分类

（一）食品添加剂的概念

国际上，把在食品制造、加工、调整、处理、包装、运输、保管中，为其技术目的添加的物质称为食品添加剂；在我国，一般认为，食品添加剂是为改善食品品质和色、香、味，以及防腐和加工工艺需要而加入食品中的化学合成或天然物质。添加剂作为辅助成分直接或间接成为食品成分，不能影响食品的特性，不含污染物，不以改善食品营养为目的。

（二）食品添加剂的分类

1. 按来源分类　分为天然食品添加剂和人工合成食品添加剂。前者品种少、价格高；后者品种多、价格低，但毒性大，容易对机体造成损害。

2. 按生产方法分类　应用生物技术获得的如枸橼酸、红曲色素等；利用物理方法提取的如辣椒红素、甜菜红等；利用化学合成的如胭脂红、苯甲酸钠等。

3. 按功能分类　按功能将食品添加剂分为防腐剂、漂白剂、抗氧剂、色素、酸度调节剂、护色剂、增味剂、甜味剂、面粉增白剂、乳化剂、膨松剂和增稠剂等23类，并对每种食品添加剂的使用范围和使用限量都做了具体详细的说明。

4. 按安全评价分类　按安全评价等级进行了如下分类：(1) 一般认为属于安全的添加剂；(2) A类，相对安全的添加剂，又分可以使用的及暂时许可用于食品的添加剂；(3) B类，原则上禁止使用的食品添加剂。

随着食品工业的发展，食品添加剂的种类和数量越来越多，广义的包括营养强化剂、食品用香料、胶基糖果中基础剂物质、食品工业用加工助剂等。国际上种类已达25 000余种，我国可使用的也有2 400多种，其中有1 000多种是香料。

【知识拓展】◆

食品中常见的防腐剂

面包和豆制品中常常添加丙酸钙或丙酸钠，可以使面包在一周之内不滋生真菌。酱菜、果酱、调味品和饮料中往往加入山梨酸钾，这种防腐剂无毒无害，也可以作为营养物质参与人体代谢。酱油中经常添加的防腐剂是苯甲酸钠，毒性较低，规定数量下使用尚未发现对人体有害。葡萄酒等果酒类通常会使用亚硫酸盐，但使用数量微小，不会对人体产生危害。

二、使用原则

目前，食品添加剂的安全性问题日益受到人们的重视。在我国，食品添加剂的使用需符合《食品添加剂使用标准》《食品安全法》或卫生部公告的品种及其使用范围和用量。

（一）使用食品添加剂的几种情况

(1) 保持或提高食品本身的营养价值。

(2) 作为某些特殊膳食使用的必要配料或成分。

(3) 提高食品的质量和稳定性，改进其感观特色。

(4) 便于食品的生产、加工、包装、运输或者贮藏。

（二）添加剂的使用原则

(1) 不能对人体产生健康危害。

(2) 不能掩盖食品的腐败变质。

(3) 不能掺杂、掺假和伪造，以掩盖食品本身及加工过程中的质量缺陷。

(4) 不能降低食品本身的营养价值。

(5) 尽可能降低使用量而不影响达到预期的目的。

(6) 不能在婴幼儿食品中添加。

三、食品添加剂的卫生问题

合理使用食品添加剂可以改善食品的感官性状及品质，但生活中我们时常看到因食品添加剂使用不当而引发的卫生问题，从而导致对人体健康的损害，具体表现为以下几个方面。

（一）食品添加剂本身对人体健康有害

例如，亚硫酸盐作为漂白剂和防腐剂，广泛应用于蜜饯和干果的制作中，但它对肾脏有一定损害，且有致突变性，甚至引发中毒。

（二）过量使用添加剂

例如，为了延长食品保质期而过量使用防腐剂，或使食品看起来分量更足而过量使用膨松剂等，都会对机体造成损害。

（三）使用劣质添加剂或非食品添加剂

例如，一些含有汞、铅、砷等有害物质的食品添加剂对人体的损害不言而喻，而有些不法商贩将香兰素等违禁添加剂加入食品中更是对食品安全造成极大威胁。

（四）超范围和重复使用添加剂

例如，甜蜜素等在膨化食品中的使用，以及在肉制品中添加亚硝酸盐的同时又加入灌肠乳化剂等，这些不合理的食品添加剂的使用都会对健康造成危害。

食品添加剂是把"双刃剑"，合理科学地添加，会改善食品风味、调节营养成分、防止食品变质、提高质量，对消费者的身体有益无害；但如果超量或是非法添加，比如部分企业违法使用非食品添加剂，甚至使用一些含汞、铅、砷等有毒有害物质的伪劣添加剂，将会严重影响产品质量，出现食品安全问题，对消费者的身心造成伤害。

学习检测

1. 下列不属于食品污染对人体健康危害形式的是（　　）。

　A. 急性毒作用　　B. 慢性毒作用　　C. 化学性作用

　D. 致畸和致癌作用　E. 致突变作用

2. 黄曲霉毒素（　　）在污染的食品中最为常见，且毒性及致癌性最强。因此，对食品中黄曲霉毒素的检测以它作为检测指标。

　A. G_1　　　　B. G_2　　　　C. M_1

　D. M_2　　　　E. B_1

3. N-亚硝基化合物最主要的危害是（　　）。

　A. 肝毒性　　　B. 致癌性　　　C. 致畸性

　D. 致突变性　　E. 胃肠毒性

4. 下列有关苯并(a)芘的描述不正确的是（　　）。

　A. 一种常见的多环芳烃　　　　　B. 一种新发现的致癌物

　C. 可通过母体使胎儿致畸　　　　D. 烧烤类食品比蒸煮类食品含量较多

　E. 从煤矿焦油和矿物油中被分离出来

5. 农药污染农作物而致残留最常见的途径是（　　）。

　A. 直接污染　　　B. 间接污染　　　C. 生物富集作用

　D. 生物放大作用　E. 食物链

6. 下列不属于食物中毒特点的是（　　）。

　A. 发病潜伏期短　　　　　　　　B. 来势凶猛

　C. 呈暴发性　　　　　　　　　　D. 短时间内可能有多数人发病

　E. 停止该食物供应后，流行仍然延续

7. 下列相对最为常见的食物中毒是（　　）。

　A. 细菌性食物中毒　　　　　　　B. 病原性食物中毒

　C. 化学性食物中毒　　　　　　　D. 动物性食物中毒

　E. 植物性食物中毒

8. 常可出现神经麻痹症状的食物中毒是（　　）。

　A. 沙门菌属食物中毒　　　　　　B. 金黄色葡萄球菌食物中毒

　C. 副溶血性弧菌食物中毒　　　　D. 肉毒毒素中毒

　E. 蜡样芽孢杆菌食物中毒

9. 关于沙门菌属表述正确的是（　　）。

    A. 主要来自人和动物粪便　　　　　　B. 革兰阳性菌

    C. 最适生长温度为 10～15℃　　　　　D. 中毒多发生在冬季

    E. 耐高温

10. 诊断亚硝酸盐食物中毒的重要指标是（　　）。

    A. 血液呈紫色　　　　　　　　　　　B. 血液呈蓝色

    C. 血中蛋白量明显高于正常　　　　　D. 血中铁含量明显高于正常

    E. 高铁血红蛋白量明显高于正常

11. 毒蕈中毒病死率相对最高的是下列哪一型？（　　）

    A. 胃肠毒型　　　　B. 神经精神型　　　　C. 溶血型

    D. 肝肾损害型　　　E. 类光过敏型

12. 引起变形杆菌食物中毒的食物以（　　）为主。

    A. 水果　　　　　　B. 咸菜　　　　　　C. 蔬菜

    D. 熟内脏制品　　　E. 海产品

13. 河豚毒素主要作用于（　　）。

    A. 神经系统　　　　B. 消化系统　　　　C. 血液系统

    D. 呼吸系统　　　　E. 泌尿系统

第四章
职业环境与健康

学习目标

　　1.掌握职业性有害因素、职业病、职业中毒概念，以及职业性有害因素对健康的损害。

　　2.熟悉职业中毒、矽肺等常见职业病及护士职业暴露的防护，并应用于实践。

　　3.了解矽肺的发病机制、诊断和治疗及职业病防治的一般原则。

学习导入

　　张×，河南省新密市农民。2004年6月，他到新密市曲梁乡郑州振东耐磨材料有限公司打工，该厂以生产硅砖、耐火材料为主。他先后从事过杂工、破碎等粉尘作业。直到2007年8月发病，他一直上班。曾先后被多家医院诊断为"尘肺"，但一直没有得到法定机构正式鉴定与认可。

　　2009年6月，28岁的张×不顾医生劝阻，坚持"开胸验肺"。该事件经河南当地媒体与中央电视台等媒体报道，受到广泛关注。最终，在社会各方的共同努力下，该事件得到了较为妥善的解决。

　　思考

　　1.尘肺的概念、病因及危害分别是什么？

　　2.如何诊断与预防职业病？

　　3.如何保障职业病患者的合法权益？

生产劳动条件与劳动者健康密切相关，不良的生产劳动条件会对劳动者健康造成职业性损害甚至危及生命。我国职业病具有职业性有害因素分布广泛、职业病发病形势严峻、经济损失严重等特点。因此，职业病防治任务十分艰巨。

第一节 职业性有害因素与职业性损害

生产过程、劳动过程和生产环境作为生产劳动的基本条件，与劳动者的健康密切相关，不良的生产劳动条件会损害劳动者健康甚至导致死亡。伴随着工业化的进展，职业性有害因素对劳动者健康的损害问题日益突出。

一、职业性有害因素的来源和分类

在生产过程、劳动过程和生产环境中存在或产生的可直接危害劳动者健康的一切因素统称为职业性有害因素。常见的职业性有害因素可分为以下三类。

（一）生产过程中的有害因素

1. 化学因素包括生产性毒物和生产性粉尘

（1）生产性毒物：如苯、铅、汞、一氧化碳、有机磷农药等。

（2）生产性粉尘：如石英粉尘、石棉尘、水泥尘、煤尘、各种有机粉尘等。

2. 物理因素

（1）异常的气象条件：如高温、高湿作业环境。

（2）异常气压：如潜水作业的高气压与高原环境的低气压等。

（3）噪声与振动：发声体做无规则振动时发出的声音，如交通运输、车辆鸣笛、工业噪声等。

（4）非电离辐射：如紫外线、红外线、射频、微波、激光等。

（5）电离辐射：如 X 射线、γ 射线等。

3. 生物因素

（1）细菌：屠宰及皮毛加工作业可接触到布氏杆菌、炭疽杆菌等。

（2）霉菌：农业上可接触黄曲霉菌等。

（3）病毒：森林作业可接触到的森林脑炎病毒等。

（二）劳动过程中的有害因素

劳动过程中存在或产生的职业性有害因素，主要有劳动组织和劳动制度不合理，劳动强度过大，长时间处于某种不良体位或使用不合理工具，个别系统和器官过度疲劳或紧张等。

（三）生产环境中的有害因素

生产环境中的有害因素对劳动者健康可造成直接的损害。如厂房建筑不符合卫生要求或车间布局不合理，或缺乏必要的防尘、防毒、防暑降温设备等均可影响劳动者健康。

二、职业性损害

职业性有害因素在一定的条件下对劳动者的健康与劳动能力等产生不同程度的损害称为职业性损害，包括职业病、工作有关疾病与工伤。

（一）职业病

1. 职业病的定义和种类　职业病是指企业、事业单位和个体经济组织等用人单位的劳动者在职业活动中，因接触粉尘、放射性物质和其他有毒、有害物质等职业性有害因素后引起的疾病。职业病有广义职业病与法定职业病之分，而后者特指国家法律明文规定的职业病。凡属法定职业病的患者，在治疗和休息期间及在确定为伤残或治疗无效而死亡时，均应按劳动保险条例有关规定给予劳保待遇。我国卫生部于1957年首次公布了《职业病范围和职业病患者处理办法的规定》，将危害职工健康比较明显的14种职业病，列为国家法定的职业病。随着国民经济的不断发展和医学科学的不断进步，我国对职业病名单已进行了多次的修订和调整。根据2013年12月30日修订的《职业病分类和目录》，职业病可分为10类132种，包括职业性尘肺病及其他呼吸系统疾病、职业性放射性疾病、职业性化学中毒、物理因素所致职业病、职业性传染病、职业性皮肤病、职业性眼病、职业性耳鼻喉口腔疾病、职业性肿瘤、其他职业病。

2. 职业病的特点　相对于其他疾病，职业病有其自身的特点。

（1）病因明确：职业病都有明确的危害因素，在停止接触特定的有害因素后，可以消除或减少发病。

（2）存在剂量—效应关系：职业病的病因大多可检测，个体接触职业性有害因素，需达到一定的程度才能致病，即存在剂量—效应关系。短时间接触高浓度的有害物质可导致急性中毒；长期接触低浓度的有害物质，体内积累量达一定水平时可发生慢性中毒。

（3）群发性：在接触同样的职业性有害因素的人群中常有一定的发病率。

（4）发病可以预防：由于职业病的病因明确，因此只要有效地控制和消除病因，就可预防职业病的发生。

3. 职业病的诊断　职业病的诊断是一项政策性和科学性很强的工作，需具有职业病诊断权力的机构诊断。诊断必须准确、及时，必须实行以当地为主和以专门的职业病诊断机构集体诊断为准的原则，同时应当综合分析下列因素。

（1）职业接触史：职业接触史是职业病诊断的先决条件。应全面、系统地了解患者从事职业的全过程，如过去和现在所从事的职业、工种、工作的时间、劳动强度、生产环境、生产条件、防护设备等情况。此外，还应了解同工种工人的发病情况。

（2）生产环境调查：通过调查，分析存在哪些职业性有害因素，有害因素的种类和特点，包括生产过程、原料、中间产品和成品，接触方式、浓度、时间、毒物进入机体的途径及防护措施等。

（3）临床表现以及辅助检查结果：包括询问病史、体格检查与实验室检查三方面的资料。

职业接触史是诊断职业病的先决条件，临床表现及辅助检查和现场劳动卫生调查是诊断职业病的重要依据，三者相互联系，互为印证。

职业病的诊断应以 2013 年 4 月 10 日施行的《职业病诊断与鉴定管理办法》（卫生部令第 91 号）为依据。职业病一经确诊后，诊断机构要出具诊断证明书，《中华人民共和国职业病防治法》中指出："没有证据否定职业病危害因素与患者临床表现之间的必然联系的，应当诊断为职业病。职业病诊断证明书应当由参与诊断的取得职业病诊断资格的执业医师签署，并经承担职业病诊断的医疗卫生机构审核盖章"。确诊为职业病的应做好逐级上报工作。

4. 职业病的处理　根据《中华人民共和国职业病防治法》的相关规定，对职业病的处理包含以下几个方面内容。

（1）医疗卫生机构发现疑似职业病患者时，应当告知劳动者本人并及时通知用人单位。用人单位应当及时安排对疑似职业病患者进行诊断；在疑似职业病患者诊断或者医学观察期间，不得解除或者终止与其订立的劳动合同。疑似职业病患者在诊断、医学观察期间的费用，由用人单位承担。

（2）用人单位应当保障职业病患者依法享受国家规定的职业病待遇。用人单位应当按照国家有关规定，安排职业病患者进行治疗、康复和定期检查。用人单位对不适宜继续从事原工作的职业病患者，应当调离原岗位，并妥善安置。用人单位对从事接触职业病危害作业的劳动者，应当给予适当岗位津贴。

（3）职业病患者的诊疗、康复费用，伤残以及丧失劳动能力的职业病患者的社会保障，按照国家有关工伤保险的规定执行。

（4）职业病患者除依法享有工伤保险外，依照有关民事法律，有获得赔偿权利的，有权向用人单位提出赔偿要求。

（5）劳动者被诊断患有职业病，但用人单位没有依法参加工伤保险的，其医疗和生活保障由该用人单位承担。

（6）职业病患者变动工作单位，其依法享有的待遇不变。用人单位在发生分立、合并、解散、破产等情形时，应当对从事接触职业病危害的作业的劳动者进行健康检查，并按照国家有关规定妥善安置职业病患者。

（7）用人单位已经不存在或者无法确认劳动关系的职业病患者，可以向地方人民政府民政部门申请医疗救助和生活等方面的救助。地方各级人民政府应当根据本地区的实际情况，采取其他措施，使前款规定的职业病患者获得医疗救治。

5. 职业病的护理原则　职业病的护理是职业防治的重要组成部分，对职业病患者进行康复护理应遵循以下原则。

（1）以人为本：在护理职业病患者过程中，应全面了解患者病情，理解患者，热情关心患者，做到正确护理。

（2）创建良好的医疗环境：良好的护患关系、友善的病友关系以及和谐的医院环境，不仅有利于治疗和护理工作的开展，还能够有效缓解患者的紧张情绪并促进患者康复。

（3）及时提供治疗信息：护理人员应该及时主动地向患者提供医院规章制度、病情诊断与治疗方案、健康教育等方面的信息，这样可增强患者对医院及医护人员的信任。

（4）适当的心理干预：护理人员要关注患者情绪的变化并进行适当的心理干预。

（5）要因人施护：要区别对待每一个患者，根据他们的年龄、性别、病种、病程等实际情况来制订护理方案，使护理工作更具针对性，切实增强护理效果。

（二）工作有关疾病

生产者由于受生产环境及劳动过程中的某些不良因素的影响，导致机体抵抗力下降，使得职业人群常见病发病率升高，或促使潜在的疾病发作，或使现患疾病病情加重、病程延长等，这类与职业有关的非特异性疾病统称为工作有关疾病，也叫职业性多发病。例如，从事紧张作业的司机、接线员、银行出纳员的高血压发病率明显高于一般人群等。

工作有关疾病一般具有以下特点。①与职业性有害因素有关但两者之间不存在直接因果关系。它是由职业因素、生活因素、社会因素以及心理行为因素等综合作用的结果。②职业性有害因素的作用往往在于促使潜在的疾病暴露或加重。③通过控制或改善工作条件及生产环境，可使这类疾病得到预防或缓解。因此，工作有关疾病不属于我国规定的职业病范围。

（三）工伤

工伤是指劳动者在从事职业活动或生产劳动过程中所遭受的意外性伤害，亦称为职业性伤害或工作伤害。常见的原因有生产设备差或维修不善，缺乏必要的安全防护设施，劳动组织不合理和生产管理不善，劳动者违反操作规程或过于疲劳等。工伤可分为机械伤、烧伤、化学伤及电击伤等。轻度损伤可影响伤者的健康或暂时不能从事生产活动，严重损伤可致残疾，甚至死亡。

第二节 常见的职业病

一、职业中毒

（一）基本概念

1. 生产性毒物　跟生产有关的，较小剂量就可以损害劳动者健康，甚至危及劳动者生命的化学物质。生产性毒物主要来自于原料、中间产物、辅助材料、成品、夹杂物、副产品或工业"三废"等。生产性毒物可以固体、液体和气体形态存在于生产环境中，但主要以气体、蒸气、烟、雾和粉尘等形态悬浮于空气中而造成空气污染。

2. 职业中毒　职业中毒是指劳动者在职业活动中或劳动过程中因接触生产毒物而引起的疾病。

（二）职业中毒的临床类型

职业中毒是最常见的一类职业病，共 60 种。由于生产性毒物的毒性、接触时间和接触浓度、个体差异等因素的不同，职业中毒可分为三种类型。

1. 急性中毒　急性中毒是指毒物一次或短时间内大量进入人体后所引起的中毒，如急性苯中毒等。

2. 慢性中毒　慢性中毒是指毒物少量长期进入人体后所引起的中毒，如慢性铅中毒等。

3. 亚急性中毒　亚急性中毒是指发病情况介于急性中毒和慢性中毒之间，如亚急性铅中毒等。

（三）生产性毒物进入机体的途径和体内过程

1. 进入途径

（1）呼吸道：是生产性毒物进入人体的主要途径。生产性毒物存在于空气中，易于通过呼吸道进入机体，而呼吸道吸收毒物进入肺泡并透过细胞壁进入血液循环，不经过肝脏解毒即可遍布于全身各处。

（2）皮肤：在生产过程中，毒物经皮肤吸收引起中毒者也较常见。生产性毒物经皮肤吸收的数量除与毒物的脂溶性、水溶性有关外，还与皮肤的污染面积、皮肤的完整性、生产环境的气温、气湿和劳动强度等因素有关。经皮肤吸收的毒物也不经肝脏解毒而直接进入血液循环。

（3）消化道：生产性毒物经消化道进入人体的机会较少，常见因不遵守操作规程和不良卫生习惯所致，如在车间内进食、饮水、吸烟等。

2. 体内主要过程

（1）分布与蓄积：分布是指毒物进入血液循环进而到全身各组织器官的过程。毒物在体内的分布取决于毒物通过生物膜的能力以及体内各组织对其的选择性亲和力。蓄积是指毒物与机体反复接触并在体内的某些组织和器官中逐渐积累并储存的现象。毒物的蓄积是慢性中毒发生的基础。

（2）转化：进入机体的毒物参与体内生化代谢过程，使其化学结构发生变化，称为转化。毒物的转化过程包括氧化、还原、水解和结合等方式，大多数毒物经转化后可使其毒性降低或消失，这种现象称为解毒。也有些毒物经转化后使其毒性增强，这种现象称为活化。

（3）排泄：体内毒物以原形或以其代谢产物的形式排出体外。毒物排泄的途径主要是经肾脏随尿排出和经肝脏随胆汁由肠道排出，但乳汁、毛发、唾液、月经、皮脂腺和汗腺等也可成为毒物的排泄途径。某些毒物在排出过程中可引起排泄器官的损害，经乳汁排出毒物可使哺乳期婴儿中毒。

（四）职业中毒的诊断

职业中毒属于职业病的范畴，其诊断原则同职业病，但在诊断时要注意以下几点。

1. 首先判断是否是职业中毒　职业中毒的临床表现往往与非职业性中毒的临床表现相类似。因此，诊断时要根据毒物接触史，并注意从症状出现和接触毒物之间的先后关系来分析判断。

2. 识别典型症状　有的职业中毒具有典型症状，因此较容易被认识和诊断，如铅中毒可表现出贫血、腹绞痛和周围神经炎等典型症状，并不是所有的铅中毒患者都会有典型症状，诊断时要注意识别。

3. 注意群发性和个案　职业中毒通常具有群发性，但由于存在个体差异和防护不同，职业中毒有时也会表现为个案现象，所以要注意首例慢性中毒的早期诊断。

4. 注意迟发性反应　有些毒物在机体与其接触过程中无明显症状，但在脱离接触后却会出现中毒表现。例如，光气、氮氧化物中毒在经过 4～12 小时潜伏期后出现肺水肿等。

（五）职业中毒的治疗

职业病的治疗可分为病因治疗、对症治疗和支持疗法。

1. 急性中毒的治疗

（1）急救及终止毒物吸收：根据毒物进入人体的途径不同，可采取对应的措施。例如，经呼吸道引起急性中毒，应迅速将患者从中毒现场转移至空气新鲜处并保持呼吸通畅；经皮肤引起的急性中毒或化学灼伤，应尽快去除患者衣物并立即用大量清水全面冲洗皮肤 5～10 分钟，或有针对性地使用中和解毒剂进行清洗，然后再用大量清水彻底冲洗干净；经口引起的中毒应立即采取催吐洗胃等措施使毒物排出体外。

（2）解毒和排毒：应用特效解毒药，某些职业中毒可使用特效解毒剂以促使毒物的排出和减轻毒物对机体的损害。目前常用的特效解毒剂有两类：一类为金属络合剂，如依地酸二钠钙、二巯丙醇等，主要用于金属类毒物中毒治疗；另一类是针对毒物作用机制的，如阿托品、解磷定主要用于治疗有机磷农药中毒等。

（3）对症治疗：对症治疗对于紧急抢救具有重要作用，主要目的是保护重要器官和系统功能，促进受损器官功能的恢复，改善和减轻临床症状。对于尚无特效解毒药的中毒患者，对症治疗则显得更为重要。急、慢性中毒的对症治疗原则与内科相应疾病相同。

（4）支持疗法：主要是提高中毒患者的抗病能力，促使其早日康复。

2. 慢性中毒的治疗　早诊断、早处理，脱离接触，及早应用特效解毒剂，及时进行合理对症治疗，适当营养和休息，促进患者康复等。

（六）职业中毒的预防

职业中毒的预防应采取综合治理的措施，从根本上消除、控制或减少毒物对作业人员的侵害。根据"三级预防"的原则，要求如下：

1. 根除毒物或降低毒物浓度　采用无毒或低毒物质代替有毒物质。

2. 工艺、建筑布局合理　改革生产工艺流程，实现机械化、自动化和密闭化；合理布局厂房建筑和合理安排劳动过程；加强车间内和作业点的通风排毒等。

3. 做好环境监测和健康监护　环境监测和健康监护在预防职业中毒中非常重要，应定期或不定期监测作业场所空气中毒物浓度，对接触有毒物质的职工和技术人员实施上岗前和定期体格检查，排除职业禁忌证，发现早期健康损害，及时处理。此外，对接触毒物的人员，实施有毒作业保健待遇制度，并开展体育锻炼以增强体质，提高机体抵抗力。

4. 做好个人防护　个人防护用品包括防护帽、防护眼镜、防护面罩、防护服、呼吸防护器、皮肤防护用品等。选择个人防护用品应注意其防护特性和效能，应对使用者进行操作培训，并经常保持良好的维护，以发挥其效用。在有毒物质作业场所，还应设置必要的卫生设施，如盥洗设备、淋浴室及更衣室和个人专用衣箱等。

5. 加强安全卫生管理　应做好管理部门和职工的职业卫生知识教育，提高双方对防毒工作的认识和重视，共同自觉执行有关的职业安全卫生法规。

二、常见的职业中毒

（一）铅中毒

1. 铅　铅是一种质地较软的灰白色重金属，受高温易熔化并形成多种氧化物及盐类，在工业上被广泛应用。

铅中毒

2. 职业接触　劳动者接触铅的主要途径为铅矿开采、冶炼、熔铅及铅制品的加工生产过程。在生产过程中，铅及其化合物主要以铅烟、铅尘或铅蒸气的形式存在，所以呼吸道是含铅毒物进入人体的主要途径，其次为消化道，四乙基铅则可通过皮肤和黏膜吸收。

3. 毒作用机制　铅是多亲和性毒物，可作用于全身各系统和器官，主要累及血液系统、神经系统、消化系统等。因铅致卟啉代谢紊乱和影响血红素的合成，是铅中毒重要和较早的变化；铅使红细胞脆性增加，导致溶血；铅作用于神经系统，发生中毒性脑病和周围神经炎，使患者出现意识、行为改变及感觉障碍；铅可致肠壁和小动脉平滑肌痉挛，肠道缺血可见典型的腹绞痛症状等。

4. 临床表现及诊断　在工业生产中，急性中毒已极为罕见。职业性铅中毒多为慢性中毒，早期表现为乏力、关节肌肉酸痛、胃肠道症状等。随着病情的进展，患者可出现类神经症、周围神经炎、中毒性脑病、胃肠道症状加重、腹绞痛、贫血、齿龈铅线、男性生育能力下降及女性月经失调、不孕不育等。职业性慢性铅中毒诊断参见《职业性慢性铅中毒的诊断（GBZ 37—2015）》。

5. 铅中毒的治疗与处理

（1）驱铅治疗：常用金属络合剂，用药3～4日为1个疗程，疗程间隔3～4日，一般治疗3～5个疗程。首选依地酸二钠钙（CaNa$_2$–EDTA），每日1 g，静脉注射或加入25％葡萄糖溶液静脉滴注。亦可用二巯基丁二酸钠（NA–DMS）静脉注射或口服二巯基丁二酸胶囊（DMSA）。

（2）对症治疗与支持疗法：同内科治疗。

（3）处理原则：轻度中毒者经驱铅治疗后可恢复工作，一般不必调离岗位。中度中毒者驱铅治疗后，原则上调离铅作业。重度中毒者必须调离铅作业，并给予积极治疗和休息。

6. 铅中毒的预防

（1）改进生产工艺：通过使用无毒或低毒物及改革工艺流程等措施，降低生产环境中空气铅的浓度，使之达到《工作场所有害因素职业接触限值第1部分：化学有害因素（GBZ 2.1—2007）》的标准。

（2）加强个人防护：铅作业工人应穿工作服、带过滤式防烟尘口罩，严禁在劳动过程中进食，餐前洗手，下班淋浴，养成习惯。加强对工作环境的监测，上岗前体检筛选就业禁忌证的个体。

（二）汞中毒

1. 汞 俗称水银，为银白色的液态金属，常温下即可蒸发，加热时可氧化，不溶于水，易溶于硝酸和热浓硫酸。

2. 职业接触 汞及其化合物在生产活动中应用非常广泛，许多行业都有接触汞及其化合物的机会，如汞矿开采与冶炼、金银提取、仪表、温度计、补牙、雷汞、颜料、制药、核反应堆冷却剂和防原子辐射材料生产。呼吸道是金属汞进入人体的主要途径，汞及其化合物也可以通过消化道和皮肤被人体吸收。

3. 毒作用机制 一般认为，汞以二价汞离子的形式与人体内蛋白质巯基结合从而干扰细胞代谢过程中酶的活性；汞还可与人体内蛋白质结合使半抗原成为抗原，引起变态反应而导致肾病综合征或直接引起肾小球免疫损伤。汞还可以通过血脑屏障进入脑组织或通过胎盘进入胎儿体内导致损伤。

4. 临床表现及诊断 汞中毒临床表现与进入体内汞的形态、途径、剂量、时间密切相关。

（1）急性汞中毒：患者可出现头痛、头晕、恶心、呕吐、腹痛、腹泻、乏力、全身酸痛、寒战、发热等全身症状；咳嗽、咳痰、胸痛、呼吸困难、发绀等呼吸道症状；口腔黏膜溃烂、牙齿松动、流涎、肝功能异常及肝脏肿大等消化道症状；以蛋白尿为特征的肾病及皮肤症状等。

（2）亚急性汞中毒：常见于口服及涂抹含汞偏方及吸入一定浓度汞蒸气的病例，常于接触汞1～4周后发病。临床表现与急性汞中毒相似，程度较轻，但可见脱发、失眠、多梦、手指震颤等表现。一般脱离接触及治疗数周后可治愈。

（3）慢性汞中毒：①神经精神症状：如头晕、失眠、多梦、健忘等精神衰弱表现，进而出现情绪与性格改变，表现为易激动、烦躁、胆怯、羞涩、抑郁、孤僻、猜疑、甚至出现幻觉、妄想等精神症状。②口腔炎：早期齿龈肿胀、酸痛、易出血、口腔黏膜溃疡、唾液腺肿大、继而齿龈萎缩、牙齿松动、脱落，口腔卫生不良者可有"汞线"。③震颤：起初穿针、书写、持筷时手颤，意向性增强，并逐渐向四肢发展，影响日常生活。④其他症状：如不同程度的肝肾损伤等。

汞中毒的诊断及分级标准参见《职业性汞中毒诊断标准（GBZ 89—2007）》

5. 临床治疗

（1）急救处理：经口摄入汞及其化合物中毒者，应立即用碳酸氢钠或温水洗胃催吐，然后口服生蛋清、牛奶或豆浆吸附毒物，再用硫酸镁导泻。吸入汞蒸气中毒者，应立即撤离现场，更换衣物。

（2）驱汞治疗：急性汞中毒可用5%二巯基丙磺酸钠溶液，肌内注射；以后每4～6小时1次，1～2天后，每日1次，一般治疗1周左右。也可选用二巯基丁二酸钠或二巯丙醇。治疗过程中若患者出现急性肾衰竭，则驱汞应暂缓，而以肾衰抢救为主，或在血液透析配合下小剂量驱汞治疗。慢性汞中毒驱汞治疗常用药物为5%二巯基丙磺酸钠溶液，肌内注射，每日1次，连用3天，停药4天为一疗程。根据病情及驱汞情况决定疗程数。

（3）对症疗法：补液，纠正水、电解质紊乱，口腔护理，并可应用糖皮质激素，改善病情。发生接触性皮炎时，可用 3% 硼酸湿敷。

（4）支持疗法：一旦确定金属汞接触史，则无论有无症状皆应进行驱汞治疗。方法同慢性汞中毒，但第一周应按急性汞中毒处理；口服中毒者则应及时洗胃。对症支持疗法主要用以保护各重要器官特别是神经系统的功能，因单纯驱汞并不能阻止神经精神症状的发展。

6. 汞中毒的预防

（1）用无毒或低毒原料代替汞，如用电子仪表代替汞仪表，用乙醇温度计代替金属汞温度计。

（2）冶炼或灌注汞时应设有排气罩或密闭装置以免汞蒸气逸出，定期测定车间空气中汞浓度。汞作业车间的墙壁、地面和操作台的表面应光滑无裂隙，便于清扫除毒。车间温度不宜超过 $15\sim16℃$。车间空气中汞最高容许浓度为 $0.001\ mg/m^3$。

（3）汞作业工人应每年体格检查一次，及时发现汞吸收和早期汞中毒患者，以便及早治疗，含汞废气、废水、废渣要处理后排放。

（4）家庭汞泄漏时的处理办法是：将硫粉撒在汞泄露处，让其反应；如果已经挥发，注意室内通风，不能用手直接接触汞，以免发生皮肤过敏。

（三）苯中毒

1. 苯　苯在常温下为带特殊芳香味的无色液体，沸点 80.1℃，极易挥发，蒸气比重为 2.77，多沉积于车间空气的下方。微溶于水，易溶于乙醇、氯仿、乙醚、汽油、二硫化碳等有机溶剂。

2. 职业接触　工农业生产中接触苯的机会很多，常见有：苯的制造，如煤焦油的分馏、石油的裂化；以苯作为有机化学合成中的常用原料，如制造苯酚、药物、农药、合成橡胶、塑料、染料、洗涤剂、炸药等；以苯作为溶剂、稀释剂，用于生药的浸渍、提取，以及油漆、油墨、人造革、树脂和喷漆制造等。苯主要通过呼吸道进入人体，主要分布于含类脂质较多的组织和器官中，之后约 50% 以原形由呼吸道排出，10% 以原形储存于体内，40% 在体内代谢，其产物随尿液排出。

3. 毒作用机制　苯代谢产物可能表现为骨髓造血功能的毒性和致白血病作用，其主要机制有：干扰细胞因子对骨髓造血干细胞生长分化的调节作用，生成氢醌与纺锤体纤维蛋白共价结合抑制细胞增殖，其代谢物可与 DNA 结合形成加合物以及产生活性氧，损伤 DNA，诱发急性髓性白血病以及激活癌基因。

4. 临床表现与诊断

（1）急性苯中毒：由于短时间内大量吸入苯蒸气而引起，以中枢神经系统的麻醉作用表现为主。轻者呈现酒醉状态，表现出兴奋、面色潮红、眩晕、恶心、呕吐，可伴有流泪、咳嗽等黏膜刺激症状。严重者可出现昏迷、谵妄、抽搐、瞳孔放大、对光反射消失、血压下降等症状，如抢救不及时可因呼吸中枢麻痹而死亡。

（2）慢性苯中毒：是职业性苯中毒的主要类型，除头晕、乏力、失眠、多梦、记忆力减退等症状外，还可损害造血系统。早期以白细胞总数和中性粒细胞减少为主，进而出现血小板减少和出血倾向，轻度中毒患者白细胞计数<$4.0×10^9$/L或中性粒细胞<$2.0×10^9$/L；中度中毒患者白细胞计数<$3.0×10^9$/L或中性粒细胞数<$1.5×10^9$/L，血小板计数<$60×10^9$/L，并有明显出血倾向和易感染。严重者则会发生全血细胞减少、再生障碍性贫血、骨髓增生异常综合征、白血病等病症。苯中毒诊断及分组标准参见《职业性苯中毒的诊断（GBZ 68—2008）》。

5.治疗和预防

（1）治疗与处理：急性苯中毒时应迅速将中毒患者搬离现场，在空气新鲜处用肥皂水清洗皮肤，并注意保暖，同时静脉给予大剂量维生素 C 和葡萄糖醛酸，加速苯代谢产物的结合和排泄。慢性苯中毒应调离苯作业并给予积极治疗，重点是恢复已受损的造血功能和调节中枢神经系统功能，可采用中西医结合疗法，给予有助于恢复造血功能的药物。

（2）预防：主要以无毒或低毒的物质取代苯；降低空气中苯浓度，生产过程密闭化、自动化；加强卫生保健和个人防护，做好环境苯的监测；做好就业前体检和在岗工人的定期体检，防止有职业禁忌证人员从事苯作业，如血象指标低于或接近正常值下限者，各种血液病、严重的全身性皮肤病、月经过多或功能性子宫出血者。

三、矽肺

尘肺是指在工农业生产过程中长期吸入生产性粉尘而引起的以肺组织纤维化为主的全身性疾病。按病因可分为以下几种。①矽肺：是长期吸入含有较高浓度游离二氧化硅粉尘而引起的尘肺。②硅酸盐肺：长期吸入含有结合状态的二氧化硅的粉尘所引起的尘肺，如石棉肺、滑石尘肺、云母尘肺等。③炭尘肺：长期吸入煤、石墨、碳黑、活性炭等粉尘引起的尘肺，如煤肺、碳黑尘肺等。④混合性尘肺：长期吸入含有游离二氧化硅和其他物质的混合性粉尘所致的尘肺，如煤矽肺、铁矽肺等。⑤其他尘肺：如长期吸入电焊烟尘所引起的电焊工尘肺，长期吸入铝及其氧化物所引起的铝尘肺等。上述各类尘肺中，以矽肺、石棉肺、煤矽肺较常见，危害性则以矽肺最为严重。

矽肺

（一）病因

接触矽尘作业是矽肺发病的最主要原因。通常把接触含 10% 以上游离二氧化硅的粉尘作业，称为矽尘作业。常见的矽尘作业有矿山的掘进、采矿、筛选、拌料等，修建水利工程和开山筑路，铸造车间的原料粉碎、配料、铸型、清砂、喷砂等。

（二）影响发病因素

矽肺发病与矽尘作业的工龄、防护措施、粉尘中游离二氧化硅的含量、生产场所粉尘浓度和分散度等因素密切相关。此外，个体健康和营养状况等也有一定的影响。呼吸道疾病特别是肺结核能加速矽肺的发生发展过程和加重病情。

矽肺发病一般较慢，多在持续吸入矽尘 5～10 年发病，有的长达 15～20 年以上。但持续吸入高浓度的矽尘，有的 1～2 年内即可发病，称为速发型矽肺。有的矽尘作业工人在接尘期间未见发病，但在脱离矽尘作业若干年后却发现矽肺，称为晚发型矽肺。

（三）发病机制与病理改变

进入肺内的矽尘被巨噬细胞吞噬，吞噬了粉尘的巨噬细胞称为尘细胞。尘细胞受矽尘作用而自溶、崩解死亡。崩解释放的游离粉尘再次被另一个巨噬细胞吞噬、破裂、游离，如此循环往复，引起肺组织破坏、修复，导致矽肺越来越重。崩解产物中的致纤维化因子能刺激导致成纤维细胞增生，并刺激成纤维细胞产生胶原纤维，使肺部呈现出结节性纤维化及弥漫性肺间质纤维化，相邻的结节性纤维化可融合成大结节性纤维化，并逐步发展成大的纤维团块。故矽肺的基本病理变化是肺部进行性、结节性纤维化及弥漫性肺间质纤维化。其中，矽结节是矽肺的特征性改变。典型的矽结节为圆形或椭圆形，纤维组织呈同心圆状排列类似洋葱头切面。若吸入的矽尘量少或粉尘中游离二氧化硅含量低时，主要以弥漫性肺间质纤维化为主，其病理特点是肺泡和肺小叶间隔以及小血管和呼吸性支气管周围纤维组织呈弥漫性增生。

（四）临床表现

1. 症状和体征　矽肺患者早期无明显症状和体征，随着病程进展，尤其在出现并发症后症状、体征才渐趋明显。最常见的症状是气短、胸痛、咳嗽、心悸，并逐渐加重和增多。体征可有干湿啰音、哮鸣音等。

2. X 线表现　比较典型的有圆形小阴影、不规则形小阴影及大阴影，是矽肺诊断的重要依据。其他表现如肺纹理、肺门、胸膜等改变对矽肺诊断有重要的参考价值。直径或宽度小于 10 mm 的称为小阴影，为早期矽肺的重要 X 线表现；长径超过 20 mm、宽径超过 10 mm 的阴影称为大阴影，为晚期矽肺的重要 X 线表现，其形态为长条形、椭圆形和圆形，多出现在双肺中、上肺区，多对称呈"八字"型。另外，为胸膜、肺门、肺气肿、肺纹理等的变化，表现为胸膜粘连增厚，以肋膈角变钝或消失最常见，肺门阴影可扩大，密度增高，边缘模糊不清，甚至有增大的淋巴结阴影。

3. 并发症　矽肺患者最常见的并发症是肺结核、肺及支气管感染、自发性气胸、肺心病等，其中以肺结核最常见。并发症的出现会促进病情进展，甚至导致死亡。矽肺合并肺结核是矽肺患者死亡的最常见原因。

（五）诊断

矽肺的诊断以接触粉尘的职业史为前提，技术质量合格的 X 线后前位胸片改变为依据，结合现场劳动条件资料，参考临床症状、体征等，连续观察，综合分析，按国家《职业性尘肺病的诊断（GBZ 70—2015）》进行诊断。国家颁布的《尘肺 X 线诊断标准及处理原则》适用于国家现行法定《职业病分类和目录》中的各种尘肺。

矽肺依据纤维化的有无及轻重程度，分为无尘肺、一期尘肺、二期尘肺、三期尘肺。

（六）治疗

临床上基本的治疗原则是积极预防并发症和对症治疗，以延缓病情进展，增强抵抗力，减轻痛苦，延长寿命为主。一般采用综合疗法。

1.支持疗法　主要采取加强营养，坚持体育运动和呼吸锻炼，特别注意预防呼吸道感染等疗法。适当安排劳动和休息，保持生活规律化。同时还应帮助患者树立战胜疾病的信心。

2.对症疗法　按一般内科治疗方法对气短、胸痛、咳嗽及并发症进行治疗。

3.药物疗　克矽平（P204）、抗矽14号（磷酸喹哌）、磷酸羟基喹哌、汉防己甲素等认为对矽肺患者有一定效果。

4.处理原则　凡确诊为矽肺的患者均应调离粉尘作业；劳动能力在正常范围或只有轻度减退者，应安排一般工作；劳动能力中等减退者，应从事轻工作；劳动能力显著减退者应在劳动条件良好的环境中，从事力所能及的工作；劳动能力丧失者，不担负任何生产劳动，并给予积极的医疗照顾。

（七）预防

矽肺是我国最主要的职业病，防治形势比较严峻，其预防应该采取多种措施。

1.法律措施　2002年5月1日开始实施的《中华人民共和国职业病防治法》是职业病防治的主要法律依据，2007年4月12日卫生部分布的中华人民共和国职业卫生标准《工作场所有害因素职业接触限值　化学有害因素》（GBZ 2.1—2007）是矽肺预防的重要依据。

2.技术措施

（1）改革工艺流程和技术革新是消除粉尘危害的主要途径，既能够减少粉尘外逸，又可避免工人与粉尘接触。

（2）湿式作业是经济实用的防尘措施，可有效防止粉尘飞扬而达到降低作业场所粉尘浓度的效果。

（3）密封抽风除尘是将密闭尘源与局部抽风结合达到防止粉尘外逸的目的，但不适用于湿式作业的作业场所。

3.卫生保健措施

（1）就业前体检：严格进行接尘作业就业前检查，有活动性肺结核、严重慢性呼吸道疾病、严重心血管系统疾病的患者不能从事接尘作业；

（2）定期健康检查：必须对从事接尘的劳动者定期进行健康检查，及时发现可疑尘肺、有效监测观察对象病情并将不宜从事接尘作业者及时调离；

（3）做好个人防护：要求劳动者佩戴防尘口罩等防尘用品，做好个人防护措施；加强劳动者个人卫生；加强体育锻炼、加强营养，提高机体防病能力。

第三节　护士的职业防护

一、护士常见的职业暴露

医院是患者集中、病原体聚集的特殊工作场所，各种对人体有潜在危害的暴露因素随处可见。护士在履行救死扶伤的职责时，经常暴露于感染患者血液、体液及排泄物污染的环境中，还有各种理化因素。护士面临着严峻的职业暴露的危险，职业暴露与工作环境、劳动强度及工作压力等因素联合作用，对护士的身心健康造成不同程度的直接或间接的影响。

（一）基本概念

1. 护士职业暴露　是指护士在为患者提供护理服务过程中，对存在的各种生物、物理、化学及社会心理因素的职业接触，如接触污染的注射器、针头、各种导管、器械等，还有光、噪声、辐射等各种理化因子。

2. 护士职业防护　是指在护理工作中采取多种有效措施，保护护士免受职业损伤因素的侵袭，或将其危害降到最低程度。

3. 标准防护　是指假定所有人的血液、体液、分泌物等体内物质都有潜在的传染性，接触时均应采取防护措施，防止因职业感染传播疾病的策略。

（二）护理职业暴露

1. 生物性因素　护士职业损伤的生物性因素主要是指细菌、病毒、支原体等微生物对人体的伤害。护士在护理工作中，每天与感染这些微生物的各种分泌物、排泄物，及患者用过的各种器具、衣物等密切接触，因而容易受到病原微生物的侵袭。常见的是细菌和病毒。具体为：

（1）细菌：常见的致病菌为葡萄球菌、链球菌、肺炎球菌和大肠埃希菌等，主要通过呼吸道、消化道、血液、皮肤等途径感染护士。

（2）病毒：常见的为肝炎病毒、艾滋病病毒、冠状病毒等，主要通过呼吸道和血液感染护士。其中最危险的、最常见的是艾滋病病毒、乙型肝炎病毒和丙型肝炎病毒。

2. 化学性因素

（1）消毒剂：如甲醛、含氯消毒剂、过氧乙酸、戊二醛等护士在日常护理工作中经常接触的各种消毒剂，可通过皮肤、眼及呼吸道等途径对护士造成损伤。轻者可引起皮肤过敏、流泪、恶心、呕吐、气喘等症状，严重的可引起眼结膜灼伤、上呼吸道炎症、喉头水肿、肺炎等，甚至造成肝脏和中枢神经系统的损害。

（2）化疗药物：化疗药物具有较强的细胞毒性，不仅会使患者出现毒性反应，也会给护理人员造成潜在危害。护士在进行药物的准备、注射及废弃物丢弃过程中，化疗药物均有可能通过皮肤、呼吸道、消化道等途径入侵护士体内。长期接触化疗药物的护士更有可能受到伤害，常表现为：白细胞数量减少、流产率增高，甚至导致畸形、肿瘤及脏器损伤等。

3. 物理性因素

（1）机械性损伤：常见的有跌倒、扭伤、撞伤、负重伤等，特别是负重伤对护士造成的危害不容忽视。护士由于职业关系，在护理工作中常常会搬动患者或较重物品，如身体负重过大或用力不合理，易导致不同程度的身体损伤。负重伤比较常见的是腰椎间盘突出症。引发的主要原因包括以下方面。①工作强度大：临床护士长期处于工作压力大、工作强度高、工作节奏快、精神高度紧张的状态中，身体承受力下降；在搬运患者、协助患者翻身时，腰部负荷过大，如用力不均衡或弯腰姿势不当，很容易造成腰部损伤。②温差刺激：较大的温差刺激可阻碍腰部的血液循环，减少营养的供给，加快腰椎间盘的退行性改变，引发腰肌劳损，使腰椎间盘突出症发生的危险大大增加。③长期的积累损伤：临床护士在执行护理操作过程中，弯腰、扭转的动作较多，长期积累可使腰部负荷过重，更易发生腰部损伤。

(2) 锐器伤：锐器伤是最常见的职业损伤因素之一。它是一种由医疗锐器，如注射器针头、各种穿刺针、缝针、手术刀、剪刀、安瓿等造成的意外伤害，引起皮肤深部足以使受伤者出血的皮肤损伤。锐器伤是导致血源性传播疾病的最主要因素。常见原因包括：①准备物品时被误伤；②掰安瓿、抽吸药物时被划伤；③双手回套针帽时被刺伤；④注射、拔针时患者不配合被误伤；⑤注射器、输液器毁形时被刺伤；⑥分离、浸泡、清洗用过的锐器被误伤；⑦整理治疗盘、治疗室台面时被裸露的针头或碎玻璃刺伤；⑧处理医疗污物时导致误伤；⑨手术中传递锐器时被误伤。

(3) 放射性损伤：护士在为患者进行放射性诊断和治疗的过程中，如果防护不当或发生泄漏，也会导致放射性损伤，引发皮肤、眼部，甚至血液系统的功能障碍，如皮肤的炎症、溃疡、癌症，晶状体混浊等。

(4) 温度性损伤：包括热水瓶、热水袋所致烫伤；氧气、乙醇等易燃易爆物品所致烧伤；烤灯、高频电刀所致灼伤等。

(5) 噪声：长期处于声音强度超过 35 dB 的环境中，可引起听力和神经系统的损害。医院噪声的主要来源包括：监护仪、呼吸机的机械声、报警声，患者的呻吟声、小孩的哭闹声，电话铃声等。

4. 社会心理因素　护理工作导致护士出现心理卫生问题的主要原因包括：人力资源不足、危重患者增加使临床护理工作更加繁忙；非常态的人际环境、护患纠纷时面临的潜在暴力损害；面对患者痛苦、死亡等的负性刺激；担心发生差错事故所致的压力；频繁的倒班所致身心疲惫等。这些因素不仅影响护士身体、心理的健康，也影响社会群体对护士职业的选择，是不容忽视的。

二、护士的职业防护措施

(一)生物性因素的防护

1. 洗手　护士在接触血液、体液、分泌物、排泄物及污染物品后，无论是否戴手套，必须洗手；摘手套及接触另一名患者前，必须洗手，以避免微生物转移给其他患者或地方。常规洗手应使用肥皂或洗手液。在某种特殊情况下，如感染或传染病流行期间，应使用消毒液洗手。

2. 防护用物的使用　防护用物包括帽子、口罩、防护镜或面罩、隔离衣、鞋套、手套等。用于防止血液或其他传染性物质接触医务人员的身体和衣物。防护用物种类和数量的选择取决于微生物的特点、所做的操作和接触的类型。

(1) 护理可能发生血液、体液、分泌物及排泄物飞溅或有飞沫的患者时，应戴上口罩、防护镜或面罩，以保护眼、鼻及口部的黏膜。

（2）隔离衣污染后，应尽快脱下，立即洗手，避免把微生物带给其他患者或其他地方。

（3）戴手套：①有伤口时应戴手套操作，加强防护。②虽然戴手套不能防止针刺伤，但可以减少血液进入人体的量从而减少感染的机会。③操作中，手套破损后应立即更换，脱手套后仍需立即彻底洗手。接触黏膜或未污染的皮肤时，应更换清洁的手套。④接触血液、体液、分泌物、排泄物及污染物品时，必须戴上清洁手套。⑤手套使用后，应注意脱掉并洗手，特别是接触非污染的物体或表面前，以及诊治其他患者前，以避免把微生物转移给其他患者或地方。

（二）锐器伤的防护

1. 防护措施　锐器伤防护的关键是建立锐器伤防护制度，提高自我防护意识，规范操作行为。

（1）进行侵袭性操作过程中，光线要充足；严格按规程操作，防止被各种针具、刀片、破裂安瓿等医用锐器刺伤或划伤。

（2）使用安瓿制剂时，先用砂轮划痕再掰安瓿，并垫棉球或纱布以防损伤皮肤。

（3）抽吸药液时严格使用无菌针头，抽吸后立即单手操作套上针帽；经三通装置静脉加药时须去除针头。

（4）制定完善的手术器械如刀、剪等摆放及传递的规定，规范器械护士的基本操作。

（5）手持针头或锐器时勿将针尖或锐器面对他人，以免刺伤他人。

（6）禁止用手直接接触使用后的针头、刀片等锐器；禁止直接用手传递锐器，可以使用小托盘传递锐器。

（7）禁止将使用后的针头重新套上针帽；禁止用双手分离污染的针头和注射器，禁止用手折弯或弄直针头。

（8）严格执行医疗废物分类标准。使用后的锐器不应与其他医疗垃圾混放，须及时并直接放入耐刺、防渗漏的锐器盒内，以防被刺伤。锐器盒要有明显标志。

（9）为不合作的患者做治疗、护理时，须有他人的协助。

（10）选用有安全装置、性能好的护理器材，如采用真空采血用品采集血液标本；使用自动毁形的安全注射器、带保护性针头护套的注射器及安全型静脉留置针等。

（11）加强护士职业安全教育与健康管理。护士在工作中发生锐器伤后，应立即做好局部的处理。建立护士健康档案，定期为护士进行体检，并接种相应疫苗。建立损伤后登记上报制度；建立锐器伤处理流程；建立受伤护士的监控系统，追踪伤者的健康状况；做好心理疏导，有效采取预防补救措施。

2. 紧急处理方法

（1）发生针刺伤时，受伤护士要保持镇静，立即用手从伤口的近心端向远心端挤压，挤出伤口的血液，禁止进行伤口局部挤压或按压，以免产生虹吸现象，将污染血液吸入血管，增加感染机会。

（2）用肥皂水彻底清洗伤口，并在流动水下反复冲洗；用等渗盐水冲洗黏膜。

（3）用 0.5% 聚维酮碘（碘附）或 75% 乙醇消毒伤口，并包扎。

（4）向主管部门报告并及时填写锐器伤登记表。

（5）根据患者血液中含病毒、细菌的多少和伤口的深度、暴露时间、范围等进行评估，做相应处理。

（三）化疗药物损害的防护

1. 配制化疗药物的环境要求　应设专门化疗药物配药间，配备空气净化装置，在专用层流柜内配药，以防止药物对配制人员产生危害。操作台面应覆以一次性防渗透性防护垫，以吸附溅出的药液，减少药液污染台面。有条件的医院应设置化疗药物配制中心。

2. 配制化疗药物的准备要求

（1）配制前用流动水洗手并戴帽子、口罩、护目镜，穿防渗透隔离衣，戴聚氯乙烯手套；若需戴双层手套，则在外面再戴一副乳胶手套。

（2）割锯安瓿前轻弹其颈部，使附着的药粉降落至瓶底。掰安瓿时应垫纱布，避免药粉、药液外溅，避免玻璃碎片飞溅，划破手套。

3. 执行化疗药物操作的要求

（1）溶解药物时，溶媒应沿瓶壁缓慢注入瓶底，待药粉浸透后再晃动，防止药粉溢出。

（2）瓶装药液稀释后抽出瓶内气体，以防瓶内压力过高，药液从针眼处溢出。

（3）抽取药液后，不要将药液排于空气中。

（4）抽取的药液以不超过注射器的容量为宜。

（5）操作结束后擦洗操作台，脱去手套后彻底冲洗双手并进行沐浴，以减轻药物的毒副作用。

（6）静脉给药时戴手套；确保注射器及输液管接头连接紧密，以防药液外漏；加药速度不宜过快，以防药液从管口溢出。

4. 化疗药物外漏和人员暴露时的处理要求

（1）若化疗药物外漏，应立即标明污染范围，避免他人接触。药液溢洒在桌面或地面，应用吸水毛巾或纱布吸附，若是药粉，则用湿纱布轻轻抹擦，以防药粉飞扬污染空气，再用肥皂水擦拭污染表面。

（2）在配制、使用化疗药物和处理污染物的过程中，药液溅到工作服或口罩上，应立即更换；药液溅到皮肤上，应立即用肥皂水和清水清洗污染部位的皮肤；眼睛被污染时，应立即用清水或生理盐水反复冲洗。

（3）记录接触情况，必要时就医治疗。

5. 污染废弃物的处置要求

（1）凡与化疗药物接触过的废安瓿及药瓶、一次性注射器、输液器、棉球、棉签等，须放置在专用的密闭垃圾桶及有特别标记的防刺破、防漏的专用容器中，由专人封闭处理，避免污染空气。

（2）所有污染物和一次性防护衣、帽等须焚烧处理；非一次性物品如隔离衣等，应与其他物品分开放置、标记，高温处理。

（3）处理48小时内接受过化疗的患者的分泌物、排泄物、血液等时，须穿隔离衣、戴手套；被化疗药物或患者体液污染的床单等应单独洗涤。

（4）患者使用过的洗手池、马桶用清洁剂清洗。

（5）混有化疗药物的污水，应在医院污水处理系统中专门处理后再排入城市污水系统。

（四）负重伤的防护

1. 加强身体锻炼　健美操、广播体操、太极拳、瑜伽等，可以提高肌肉的柔韧性和关节的灵活性，并能够预防下肢静脉曲张；护士应加强腰部锻炼，尤其是腰背肌、腰椎活动度的锻炼，改善局部血液循环，延缓腰椎间盘退变。

2. 保持正确的工作姿势

（1）工作间歇适当变换体位或姿势，缓解肌肉、关节疲劳，减轻脊柱负荷；尽可能抬高下肢或锻炼下肢，促进血液回流。

（2）站立时，双下肢轮流支撑身体重量，适当做踮脚动作，促进小腿肌肉的收缩及静脉血回流。

（3）站立或坐位时，保持腰椎伸直，使脊柱支撑力增大，避免过度弯曲造成腰部韧带劳损。

（4）弯腰搬重物时，伸直腰部，双脚分开，屈髋下蹲，后髋及膝关节用力，挺身搬起重物。

3. 使用劳动保护用品

（1）工作期间，护士可以佩戴腰围以加强腰部的稳定性，休息时解下，以免长时间使用造成腰肌萎缩。

（2）协助重病患者翻身时采用合适的辅助器材。

（3）穿弹力袜或绑弹力绷带，减轻肢体沉重感或疲劳感，促进下肢血液回流。穿软底鞋。

4. 养成良好生活习惯

（1）选用硬板床或硬度、厚度适宜的床垫。

（2）从事家务劳动或活动时，避免长时间弯腰，或尽量减少弯腰次数。

（3）减少持重物的时间和重量。

（4）合理膳食，均衡营养，适当增加蛋白质的摄入，多食富含 B 族维生素、维生素 E 的食物，以营养神经，促进血流、改善血液循环。

5. 避免过重工作负荷　合理排班，避免护士工作强度过大，或一次性工作时间过长，以减轻身体负荷和职业压力。

■ 学习检测

1. 铅烟、铅尘进入人体的主要途径是（　　　）。

    A. 消化道　　　　B. 呼吸道　　　　C. 皮肤

    D. 眼睛　　　　　E. 其他

2. 长期吸入生产性粉尘引起的以肺组织纤维化为主的全身性疾病是（　　　）。

 A. 硅肺   B. 尘肺   C. 硅酸盐肺

 D. 煤硅肺   E. 石棉肺

3. 硅肺最常见的并发症是（　　　）。

 A. 肺气肿   B. 肺源性心脏病 C. 自发性气胸

 D. 肺部感染   E. 肺结核

4. 生产性粉尘在人体内阻留比例主要取决于（　　　）。

 A. 溶解性   B. 分散度   C. 比重

 D. 浓度   E. 时间

5. 治疗慢性铅中毒的首选药物是（　　　）。

 A. 二巯基丙磺酸钠 B. 依地酸二钠钙 C. 青霉素

 D. 链霉素   E. 红霉素

6. 对慢性铅中毒患者的处理原则是（　　　）。

 A. 排毒治疗   B. 对症治疗

 C. 排毒、对症治疗、不调离原工作岗位 D. 排毒、对症治疗、应调离原工作岗位

 E. 排毒、对症治疗、必须调离原工作岗位

7. 金属汞进入人体的主要形式是（　　　）。

 A. 烟   B. 尘   C. 雾

 D. 气体   E. 蒸气

8. 治疗慢性汞中毒的首选药物是（　　　）。

 A. 二巯基丙磺酸钠 B. 依地酸二钠钙 C. 硫代硫酸钠

 D. 亚甲基蓝   E. 维生素C

9. 生产性中毒的诊断除症状外，还要了解（　　　）。

 A. 生活环境中毒物的浓度   B. 生产劳动环境中毒物的浓度

 C. 个体的营养状况   D. 劳动者的性别

 E. 劳动者的婚姻状况

10. 护士在工作过程中被锐器刺伤紧急处理的首要措施是（　　　）。

 A. 用 0.5% 聚维酮碘（碘附）或 75% 乙醇消毒伤口，并包扎

 B. 用肥皂水彻底清洗伤口，并在流动水下反复冲洗

 C. 立即用手从伤口的近心端向远心端挤压，挤出伤口的血液

 D. 向主管部门报告并及时填写锐器伤登记表

 E. 其他相应处理措施

第五章
社会环境与健康

1. 掌握不良的行为生活方式对健康的影响。

2. 熟悉社会因素与健康的关系。

3. 了解社会心理因素与健康的关系。

学习导入

高×，女，29岁，未婚，大学文化水平，工程技术人员，性格活泼，爱好广泛，业务能力较强，好学上进，事业心很强。家境好，自幼受父母宠爱，在单位受领导重视。

大学毕业后即分配到某公司开发部工作，跟随主管领导两年多，因工作关系，经常与主管一起出差，日常生活中接触也较多。后来，主管的妻子怀疑她与主管关系不正常，并找到单位领导吵闹，在群众中散布各种对她有损人格的言论。主管本人由于惧内，不敢站出来替她辩解，一直保持沉默。为此，领导便调她到其他部门工作，似乎相信了主管的妻子的说法。她的父母得知这一消息后，不但不予同情，反而施加压力，要与其断绝关系。她在内外交困的情况下感到世界上没人理解她，开始感到头晕、头痛、失眠、胸闷、记忆力下降，随后出现不自主地痛哭，常常出现自杀念头。

思考

1. 该案例反映的问题是什么？

2. 这些问题的产生跟哪些因素有关？

3. 应该如何避免这些问题的发生？

社会环境是指人类在长期的生活和生产活动中所形成的生产关系、阶级关系和社会关系的总和。人类生活在社会中，社会经济、政治、文化教育、人口、就业、家庭、行为习惯、道德观念等，都与人类生活和健康有直接关系。社会经济政治及文化传统直接影响人们的心理、价值观念、文化教育水平、行为习惯和卫生服务质量，也决定了对自然环境的保护、利用、改造的政策和措施。从病因观来看，疾病不存在单一的致病因素，而是生物因素、心理因素与社会因素综合作用的结果，尤其是社会因素的作用越来越受到人们的重视。社会环境可直接或间接地影响人的生理、心理以及社会适应能力，从而影响疾病的发生、转归和防制。

第一节　社会因素与健康

一、社会制度与健康

社会制度是指在一定历史条件下形成的社会关系和社会活动的规范体系，包括社会政治制度、经济制度、法律制度、文化教育制度、家庭婚姻制度及医疗制度等。社会制度是居民健康的根本保证，对健康起决定性的作用。

（一）通过资源分配和人的行为影响人群健康

社会制度决定分配制度，物质财富及卫生资源的分配取决于社会制度，合理的分配制度有利于人群健康。我国是社会主义国家，国家保证人民享受必需的生活资料和基本医疗卫生服务，生活水平和健康水平不断提高，实现了"人人享有卫生保健"的目标，一些主要的健康指标已接近发达国家的水平，是社会主义制度优越性的体现。

（二）通过影响医疗卫生保健制度与卫生政策影响人群健康

人群健康水平的提高，经济是基础条件，政策导向是决定因素。社会制度决定卫生政策，医疗保健制度是社会制度的组成部分。我国社会主义制度的优越性为保护和增进人群健康提供了基本保障，我国在不同时期制定的卫生工作方针明确了社会主义制度条件下卫生工作的方向，随着卫生工作的改革与世界卫生保健策略的发展，我国始终继承和保持了为人民健康服务的基本方针，取得了举世瞩目的成绩，消除了烈性传染病，使营养不良性疾病得到了根本控制，人口总病死率和婴儿病死率显著降低，居民人均期望寿命大幅度延长。

（三）通过人们的行为影响人群健康

社会制度对人们的行为具有广泛的导向和调节作用，通过制定行为规范准则，提倡或禁止某些行为，影响人群健康水平。例如，提倡"不吸烟、少饮酒、合理膳食、适当的体育运动"，提倡一夫一妻制，以及禁止吸毒、卖淫、嫖娼等，都具有预防疾病，增进人群健康，延长寿命的作用。同时，社会制度还可以通过教育制度来培养人们良好的卫生习惯、宣传疾病预防与治疗的知识等来促进人群的健康水平。

二、社会经济与健康

经济既是人类社会发展的主体形式，又是人类赖以生存和保持健康的基本条件。社会经济既包括一个国家的经济发展水平，也包括人的衣、食、住、行及卫生服务、社会保障等方面。一方面，社会经济的发展是维护人群健康，提高人群健康水平的基础和根本保证；另一方面，社会经济的发展也必须以人群健康水平的提高为先决条件。

社会经济与健康

（一）经济发展水平对健康的影响

经济发展对健康的影响具有双重性，经济发展可改善生活、生产条件及医疗保健条件，对健康起到促进作用，同时，经济发展对人群健康也有负面效应。

1. 经济发展对健康的促进作用　社会经济的发展可明显改善人们的生活水平和生活质量，促进健康水平提高。经济发展促进健康水平提高的途径有以下三个方面。

（1）经济发展提高了居民的物质生活水平：经济发展为人们提供了衣、食、住、行的基本物质基础，提供了充足的食物营养、安全饮用水和基本的药物供应，促进了人类物质生活条件及卫生状况的改善，从而有利于居民生活质量和健康状况的提高。

（2）经济发展有利于增加卫生投资并促进医疗卫生事业的发展：国家、社会对卫生保健的投入及卫生服务的组织实施过程直接关系到人民的健康。卫生事业的投入和医学科学技术的进步，为预防控制和消灭疾病创造了较好的物质条件。

（3）经济发展通过对教育的影响间接影响人群健康：人们的受教育水平将影响他们接受卫生保健知识，开展自我保健活动的能力，进而影响人群的健康水平。

2. 经济发展带来的负面效应　社会经济发展在提高人类健康水平的同时，也带来了一系列新的社会问题，对人类健康有着潜在的危害。主要表现在以下方面。

（1）环境污染和破坏：在经济发展过程中，工业化和现代化的进程不断加快，由于对资源利用缺乏科学规划，过度开采利用，造成生态环境破坏，如滥伐森林造成水土流失、土地沙漠化，工业"三废"严重污染大气、水系及食物等，由此产生的健康问题和对健康潜在的危害广泛存在。同时，大量合成化学物质渗透在人们的衣食住用等各个方面，无疑对健康产生不良影响。

（2）不良行为生活方式：随着经济和社会的发展，不良行为生活方式，如吸烟、酗酒、吸毒、性乱等已经成为影响健康的重要因素。据 WHO 估计，不良行为生活方式是慢性病的主要危险因素，而慢性病是影响健康与寿命的主要疾病。随着社会竞争越来越激烈，工作和生活节奏加快，人际关系紧张和过重的工作压力都对身心健康产生不良影响，心理健康问题逐渐成为现代人突出的健康问题。

（3）社会负性事件增多：经济的发展造成了交通拥挤，交通事故猛增。同时，经济发展的不平衡、贫富差距大等原因造成了暴力犯罪事件增多。家庭生活事件、教育功能失调导致了家庭和青少年暴力事件的增加。

（4）现代社会病的产生：经济的发展改善了生活条件，改变了人们的生活方式，使高血压、糖尿病、冠心病、肥胖病等"富裕病"的发病率增加；物质生活的丰富，手机与电器产品的普及与广泛使用，产生了如空调综合征、游戏成瘾症等机体功能失调疾病，即所谓的"文明病"。

（5）社会流动人口增加：工业化与城镇化进程必然伴随着流动人口的增加，大批农村劳动力流入城市，使城市生活设施、卫生保健、治安负担加重，同时也带来了很多健康问题，不利于计划免疫、传染病控制、妇女与儿童保健等工作的开展。

（二）经济贫困对健康的影响

经济贫困导致居民物质生活条件和劳动条件恶劣，衣、食、住、行无法满足健康的基本需要，缺乏基本的医疗保健条件，导致疾病流行，特别是传染病的流行，生命权与健康权得不到保障。

三、家庭与健康

家庭是组成社会的基本单位，它是以婚姻和血缘关系为基础建立起来的一种社会生活群体。家庭结构、功能和关系处于完好状态的家庭有利于增进家庭成员的健康；反之，则可能危害家庭成员的健康。

（一）家庭的结构与功能

1. 家庭结构与健康 家庭结构主要指家庭的人口构成情况，家庭结构的建立以婚姻和血缘关系的确定为标志。最常见的家庭类型是由父母和未成年子女所组成的核心家庭；由父母和已婚独生子女或兼有孙辈组成的家庭称为主干家庭；也有由父辈同几对后代，甚至孙代共同组成的联合家庭。婚姻是家庭的基础和起点，夫妻关系是一切家庭关系的基础。夫妻关系一旦失调，除了影响自身的健康外，对家庭其他成员特别是子女也会造成严重的后果，阻碍子女的身心发育，造成人格障碍。研究表明：许多疾病是渐进性的，是在不良的社会环境特别是充满矛盾的家庭生活中逐渐滋生出来的。一个幸福美满的家庭有利于每个家庭成员的健康。而一旦家庭出现了问题，家庭结构遭到破坏，家庭功能失调，将会损害家庭成员的健康，引起多种疾病。

2. 家庭功能与健康 家庭是生物人转化为社会人的第一站。家庭的功能不能被任何社会机构所替代。家庭的社会功能主要表现在生育、生产和消费、赡养、休息和娱乐等四个方面。家庭功能对健康的影响非常广泛，在生育方面，通过优生优育，有利于调整人口数量，提高人口质量；家庭经济状况良好、消费方式正确，可以保障儿童健康地生长发育，有利于防止营养不良、传染病等；对老人及儿童的关怀照料，有利于其身心健康。家庭功能失调主要是通过破坏提供物质及文化生活的微环境对人的健康产生不良影响。尤其是儿童及老年人在缺乏家庭支持的情况下，将会出现诸多的健康问题。

3. 家庭关系与健康 家庭中的每个成员往往承担多种不同的角色，形成错综复杂的家庭关系。家庭中各种关系的协调，家庭气氛和谐，有利于家庭成员生理、心理调节控制处于稳定状态，促进身心健康。家庭关系失调主要表现为夫妻关系失调、父母与子女关系失调等。

（二）家庭对健康和疾病的影响

家庭是人出生后首先接触的基本社会单位，是人们日常活动的主要场所，也是人们寻求安慰、身心得到休息的最好处所。"健康"家庭有利于家庭成员的身心健康。而"缺陷"家庭则有损于身心健康。家庭结构破坏及缺陷，如离婚、丧偶、子女死亡造成的单亲家庭、残缺家庭，对健康的损害尤为突出。多子女家庭，父母精力和情感投入不够，即家庭生育功能失调，会对儿童健康产生不利影响。家庭环境主要通过以下途径影响健康。

1. 家庭通过生物遗传影响健康　每个人都是其父母基因型与环境相互作用的产物。有些疾病是受到家庭遗传因素和母亲孕期的各种因素影响而产生的。近亲结婚可导致子女遗传性疾病的危险增加。

2. 家庭支持对健康的影响　家庭的支持对疾病的治疗和康复有很大的影响，在良好的家庭中的患儿比功能不良家庭中的患儿生活得更愉快、更有食欲、更有利于康复。家庭是儿童的第一所学校，父母是儿童的第一任老师，良好的家庭环境是儿童身心发育和社会适应的必要条件。对老年人来说，有配偶、家庭和睦、无孤独感、经常参与家庭事务者健康状况更好。此外，家庭支持也会影响慢性病患者的依从性，如糖尿病患者的饮食控制，家人的合作与监督是极为关键的因素。家庭关系不融洽甚至家庭暴力，使家庭成员不但未从家庭得到帮助和支持，反而带来身心创伤，会对健康产生不利影响。

3. 家庭通过生活习惯养成影响健康　家庭成员一般都有相似的生活习惯和行为方式，一些不良的生活习惯和行为方式也常常成为家庭成员的"通病"，明显影响家庭成员的健康。家庭也影响其成员的求医行为。某一家庭成员频繁就医或过分依赖医生往往预示着家庭有严重的功能障碍。很多研究表明：青少年犯罪大多是由家庭问题引发的。例如，父母离异、贫穷、溺爱、娇惯、遗弃等都可能成为青少年犯罪的诱因。长期失去父母照顾与自杀、抑郁和社会病态人格三种精神障碍有密切关系。

4. 家庭居住环境影响健康　家庭居住环境过分拥挤为许多疾病的传播创造了条件，而过分拥挤所引起的家庭成员的身心障碍比传播疾病对健康的影响更为重要。由于缺少家庭成员个人活动的适当距离，夫妻的感情交流及性生活受到限制，使家庭成员产生压抑感、沉闷感等。

四、人口发展与健康

在一定的经济和生产力发展水平条件下，人口发展状况与人们的健康关系非常密切，主要受人口的数量、质量和再生产速度的影响。

（一）人口数量与健康

人口数量是指一个国家或地区在某一时间点或时期人口的总和。人口增长过快，密度过大，超出了环境的承载和负担能力，加重资源危机，严重影响社会经济的发展，不利于提高人群的健康水平。人口数量过多对人类健康的影响主要表现在以下几个方面。

1. 加重社会负担并影响人群生活质量　据人口经济学家估算，社会人口每增加10%，就要消耗国民生产总值3%～4%。人口增长过速将直接导致人均消费水平下降，而人均消费水平与人群健康呈正相关。

2. 加重教育和卫生事业负担并影响人口质量　人口增长速度过快，造成社会财富主要用于维持民众温饱需要，而对教育和医疗保健的投入减少，导致人群应享受的教育及医疗卫生保健水平降低，最终影响到民众的身体健康和人口质量。

3. 增加社会不安定因素　人口数量过多，使劳动力人口超出了经济发展的需要，从而使就业困难，失业人口增加。同时，人口密度过大，将促进传染病的流行。

4. 加重了环境污染和破坏　人口增长速度过快，人类对自然的索取日益增大，人类的生存空间日益缩小，生活与生产环境日益恶化，环境污染加重，甚至发生公害病，不仅影响了人类自身健康，同时也制约了人类自身的发展。

（二）人口结构与健康

人口结构主要指人口的性别、年龄、婚姻、职业、文化等结构，其中与健康关系密切的是年龄和性别结构。

1. 人口年龄结构　人口年龄结构是指各年龄组人口在总人口中所占比例。人口评价的重点是老年人口和儿童少年人口，这两部分人口基本不能进行物质资料生产，属于非劳动力人口，其物质消耗由 15～64 岁年龄段人口负担。中国已进入老龄化社会，老年人是慢性病的高发人群，卫生资源消耗量大，如果老年人缺乏卫生资源保障，其健康状况则会受到不良影响。

2. 人口性别结构　人口性别结构是指男女两性分别在总人口中所占的比例。性别比例平衡是社会安定的基础因素之一，性别比例失调是滋生社会问题的根源之一。人口的性别比例能够保持自然平衡，但会受到诸多因素的影响，如传统价值观念、战争、社会生产需要及不适当的人口政策等。

（三）人口素质与健康

人口素质是指人类本身具有的认识、改造世界的能力和条件，包括人的身体素质、科学文化素质和道德素质等。

1. 身体素质是人群健康水平整体提高的表现　人口的身体素质状况取决于先天和后天两个方面。人体的先天素质是遗传的，而后天条件，如营养、教育、医疗条件等更为重要。身体素质是人口素质的基础，表现为人体健康的整体水平。

2. 科学文化素质是提高人群健康水平的基础　科学文化素质是指人们在自身的社会化、生活活动、社会实践过程中形成的文化水平和理性能力，包括劳动技能、受教育程度、发明创造能力以及分析解决实际问题的能力等，主要用社会中受过较好的正规教育的个体比例来衡量。人口科学文化素质的提高，有利于经济的发展、社会的进步，从而促进健康。

3. 道德素质是提高人群健康水平不可缺少的因素　道德素质是指人们在社会活动中形成的一定世界观、人生观、价值观等，它包括政治思想、精神信仰、心理态势和行为等内容。人们的道德素质影响人的社会行为方式，提高思想道德素质有利于形成良好的人群互助合作网络，提高社会凝聚力，促进健康教育的全面发展。

五、文化因素与健康

（一）文化的概念

广义的文化是指人类在其生产和生活活动中所创造的一切社会物质财富和精神财富的总和。人类生产活动的一切物质都属于物质文化的范畴，而语言、文字、观念、理论及艺术等是人类的精神财富。通常我们用精神文明和物质文明来衡量一个国家或地区的发达程度。狭义的文化即精神文化，指人类一切精神财富的总和，包括思想意识、宗教信仰、文学艺术、社会道德规范、法律、习俗、教育以及科学技术和知识等。

（二）文化因素对健康的影响

文化因素对健康的作用受生活水平的影响。一旦人们的生活水平达到或超过基本需求，有条件决定生活资料的使用方式时，文化因素对健康的作用就越来越明显。文化因素作为精神财富可长期影响人的思想意识、观念及行为。因此，它对健康的影响能持续于人的整个生命过程之中，甚至影响其后代。

文化因素对健康的影响有多种途径。科技知识、生产与生活知识等通过作用于人类生活环境和劳动条件影响人群健康；教育、法律、风俗习惯、伦理道德等通过作用于人类的行为生活方式影响人群健康；文学艺术、宗教信仰、思想意识等通过作用于人的心理和精神生活影响人群健康。

六、卫生服务与健康

卫生保健服务分为公共卫生服务和医疗服务两类。它是指卫生部门通过一定方法与途径向广大社区居民提供适宜的医疗、预防、康复和健康促进等服务。

卫生保健服务作为影响人群健康的主要因素之一，必须和影响人群健康的其他因素联系起来进行评价。

卫生保健服务系统中影响健康的危险因素一般是指：医疗水平低；医疗卫生保健人员数量少；初级卫生保健组织不健全；卫生经费过少或分配不合理；重治疗轻预防；重城市轻农村；缺少康复机构；等等。

在卫生保健服务中，医疗卫生人员的素质是影响人群健康的重要因素。除了具有较强的业务能力外，医护人员的亲切、耐心、关怀、体贴等对患者具有积极的心理治疗作用。

▌第二节　行为生活方式与健康

行为是指人在主观因素影响下产生的外部活动。人类对自己的行为有明显的目的性与意志性。卫生行为是指与人类健康紧密相关的生活方式，其形成受特殊文化、社会和经济状况等因素制约。卫生行为分为正向和负向两类，前者为保护和增进自身健康的行为；后者为有损自身健康的行为，即偏离健康的行为。

生活方式是指人们长期受一定民族习俗、规范以及家庭影响所形成的一系列生活意识和习惯。随着社会经济的发展和生活水平的提高，人们的行为和生活方式也随之发生一定的变化。良好的行为和生活方式有促进健康的作用，不良的行为和生活方式危害人类的健康。

对人类健康危害最大的不良行为生活方式有吸烟、酗酒、不合理饮食、缺乏运动、药物滥用、不良性行为等。

一、吸烟

（一）吸烟的危害及其在我国的流行情况

烟草为一级致癌物。香烟中含有 3 800 多种化学成分，其中数百种成分对人体有害。按其生物学危害可归纳为窒息性化学物质、刺激性化学物质、致癌物等，其中危害最大的是一氧化碳、尼古丁、焦油和氰化物。一氧化碳使人经常处于低血氧状态；尼古丁使吸烟者产生依赖性，且可损害支气管黏膜，导致炎症；焦油中的苯并（a）芘可致肺癌，吸烟者比不吸烟者患肺癌的概率高 10～20 倍，肺癌总病死率的 90% 由吸烟所导致。

我国 15 岁以上人群吸烟率约为 28.1%，其中男性吸烟率更是高达 52.9%。此外，我国吸烟人群有年轻化的趋势，与 20 世纪 80 年代相比，开始吸烟的平均年龄由 22.4 岁降为 19.7 岁。我国既是烟草生产大国，也是烟草消费大国。国人消费的香烟约占世界三分之一。如果将与吸烟有关的各种疾病所致的死亡均统计在内，目前每年约有 100 万人因吸烟而死亡。

【知识拓展】◆……

吸烟的危害

有资料表明，长期吸烟者的肺癌发病率比不吸烟者高 10～20 倍，喉癌发病率高 6～10 倍，冠心病发病率高 2～3 倍。循环系统发病率高 3 倍，气管炎发病率高 2～8 倍。有人调查了 1 000 个家庭，发现吸烟家庭 16 岁以下的儿童患呼吸道疾病的比不吸烟家庭为多。5 岁以下儿童，在不吸烟家庭，33.5% 有呼吸道症状，而吸烟家庭却有 44.5% 有呼吸道症状。

（二）戒烟的策略

不存在无害的烟草制品，所有形式的烟草制品对健康都会造成危害，因此，加大控烟力度，严格戒烟是控制烟害的对策。常见的五步戒烟方法就是为吸烟者提供的反复干预服务，具体干预措施的步骤如下。

1. 询问吸烟情况　　了解具体的吸烟情况，包括烟龄、吸烟量等，做好病历记录，以便复诊时提醒医生或其他工作人员考虑其吸烟问题。对于从不吸烟者应给以肯定。

2. 建议所有吸烟者戒烟　　对吸烟者说明吸烟的危害与戒烟的重要性，越具体越好，并建议戒烟，要态度明确、强烈，并结合吸烟者的临床状况、社会、个人爱好以及家庭情况等提出建议，会大大促进其戒烟行动。

3. 评估吸烟者的戒烟意愿　吸烟者的戒烟意愿是戒烟成功与否的关键。如果患者有戒烟意愿，则应提供进一步的帮助，给予更加具体的戒烟方法，帮助制订戒烟计划，推荐到戒烟门诊就诊或推荐使用戒烟药物等；如果患者戒烟的意愿不明确，应给予适当的干预以提升其戒烟动机。

4. 帮助患者戒烟　需要给患者在戒烟心理及其他方面做准备留出必要的时间。一般来说，需要两周。一旦患者选定了戒烟的特定日期，就必须为其提供有关戒烟的知识，如戒烟的理由及方法、停止吸烟的戒断症状及处理等。对于无阅读能力的戒烟者，可通过其他方法从医生处得到相关信息。此外，还应该鼓励戒烟者为自己创造一个有助于戒烟的环境。例如，告诉家人、朋友、同事等自己戒烟了，并获得他们的理解与支持。

5. 安排随访　随访可以及时发现戒烟者在戒烟过程中出现的问题并给予干预，这样其戒烟成功的机会将会提高。在刚开始戒烟的 1～2 个月内最好每周能够和患者进行交流，通过咨询增强其戒烟的决心，处理戒烟过程中出现的问题。之后的随访可以每月一次，连续 3 个月。内容应该包括对其戒烟进展的评价。如有必要，也可以讨论戒烟的药物治疗等。

二、酗酒

（一）酗酒的危害

1. 对神经系统的危害　短时间大量饮酒可导致酒精中毒，中毒后首先影响大脑皮质，使神经有一个短暂的兴奋期，胡言乱语；继之大脑皮质处于麻醉状态，言行失常，昏昏沉沉，不省人事。若进一步发展，生命中枢麻痹，则心跳呼吸停止，甚至死亡。

2. 对消化系统的危害　损害食管和胃黏膜，会引起黏膜充血、肿胀和糜烂，导致食管炎、胃炎、胃溃疡等。乙醇主要在肝内代谢，对肝脏的损害大，长期酗酒可致酒精中毒性肝硬化。研究表明，平均每天饮白酒 160 克，有 75% 的人在 15 年内会出现严重的肝脏损害，还会诱发急性胆囊炎和急性胰腺炎。

3. 诱发脑卒中　乙醇影响脂肪代谢，升高血胆固醇和甘油三酯。大量饮酒会使心率增快，血压急剧上升，极易诱发脑卒中。

4. 行为异常　当血液中的乙醇浓度达到 0.1% 时，会使人感情冲动；达到 0.2%～0.3% 时，会使人行为失常；长期酗酒者，甚至可能导致酒精中毒性精神病。

5. 营养失调　长期酗酒还会造成身体中营养失调和引起多种维生素缺乏症。因为乙醇中不含营养素，经常饮酒者食欲下降，进食减少，势必造成多种营养素的缺乏，特别是维生素 B_1、维生素 B_2、维生素 B_{12} 的缺乏，且影响叶酸的吸收。

6. 危害胎儿　研究发现，酒精对精子和卵子也有毒作用，长期酗酒者会造成下一代发育畸形、智力低下等不良后果。孕妇饮酒，乙醇能通过胎盘进入胎儿体内，影响其正常生长发育；丈夫经常酗酒的家庭中平均人工流产次数比其他家庭高。

7. 危害社会　因为酗酒是一种病态或异常行为，可构成严重的社会问题。酗酒者通常把酗酒作为发泄不满的一种方式与途径，通过酗酒来消除烦恼，减轻空虚、胆怯、内疚、失败等心理感受。如果全社会对酗酒现象熟视无睹，不采取有效措施加以规劝，就可能危害社会治安。据统计，我国三分之一以上的交通事故的发生与酗酒及酒后驾车有关。

（二）控制酗酒的措施

加强全民教育，认识酗酒的危害，鼓励酗酒者自觉戒酒；严格对酒类生产、销售进行管理；健全法制，禁止酒驾及醉驾，加大对酒驾与醉驾的处理力度，限制饮酒，防止酗酒的发生等。

三、不合理饮食

（一）合理营养的概念

合理营养即平衡而全面的营养。合理营养包括两方面内容：一方面为满足机体对各种营养素及能量的需要；另一方面为各种营养素之间比例要适宜。因为各种不同的营养素在机体代谢过程中均有其独特的功能，一般不能互相替代，因此在数量上要满足机体对各种营养素及能量的需要；而各种营养素彼此之间有着密切的联系，起着相辅相成的作用，各种营养素之间要有一个适宜的比例。

（二）不合理饮食造成的危害

不合理饮食必然造成营养失衡，产生营养不良。营养不良是指由于一种或一种以上营养素的缺乏或过剩所造成的机体健康异常或疾病状态。营养不良包括两种表现，即营养缺乏和营养过剩。

营养素摄入不足，可导致营养缺乏病。包括蛋白质—能量营养不良、缺铁性贫血、碘缺乏疾病、维生素 A 缺乏病。此外，还有钙、维生素 D 缺乏引起的佝偻病，维生素 B_1 缺乏引起的脚气病，维生素 C 缺乏引起的坏血病，锌缺乏引起的厌食症等。

营养素摄入过多，可产生营养过剩性疾病，如高热量、高脂肪、高蛋白，特别是动物脂肪摄入过多，可以引起营养过剩性疾病，如肥胖症、高血脂、冠心病、糖尿病等。此外，维生素 A、维生素 D 摄入过多，可造成维生素 A、维生素 D 中毒，一些营养素摄入不合理还与一些肿瘤的发病有关，如脂肪摄入过多与乳腺癌、结肠癌、前列腺癌的发病有关。

（三）合理膳食的基本要求

1. 提供种类齐全、数量充足、比例合适的营养素　人类的食物多种多样，各种食物所含的营养成分不完全相同，每种食物都只能提供一部分营养素。除母乳对 0～6 月龄婴儿外，任何一种天然食物都不能提供人体所需的全部营养素。合理膳食必须由多种食物组成，才能满足人体对各种营养素的需求，达到合理营养、促进健康的目的，因而提倡人们广泛食用多种食物。

2. 保证食物安全　食物不得含有对人体造成危害的因素，且应保持食物的新鲜卫生，以确保居民的生命安全。食品中的微生物及其毒素、食品添加剂、化学物质以及农药残留等均应符合我国食品卫生标准的规定。

3. 科学加工烹调 食物经过科学加工烹调的目的在于消除食物中的抗营养因子和有害微生物、提高食物的消化率、改变食物的感官性状和促进食欲。食物在加工烹调时，应尽可能地减少营养素的损失并保持食物良好的感官性状。

4. 合理的进餐制度和良好的饮食习惯 根据不同人群的生理条件、劳动强度以及作业环境，对膳食制度进行合理安排。合理的进餐制度有助于促进食欲和消化液定时分泌，使食物能得到充分消化、吸收和利用。成人应采用一日三餐制，并养成不挑食、不偏食、不暴饮暴食等良好的饮食习惯。

四、缺乏运动

运动缺乏对人体的不利影响突出表现在以下几个方面。

1. 对心血管功能的影响 运动缺乏可导致氧气运输能力低下，血管弹力减弱、心脏收缩力不足，心功能降低，易引发心血管疾病。

2. 对呼吸功能的影响 运动缺乏可使肺通气和换气功能下降，肺活量减少，气体交换率下降。呼吸表浅，每分钟呼吸次数增加，呼吸肌的调节能力减弱，进而导致呼吸功能降低。

3. 对神经系统的影响 运动缺乏可使脑细胞的新陈代谢减慢，使人记忆力下降，大脑皮质分析、综合和判断能力减弱，反应较慢，使大脑工作效率降低。

4. 缺乏运动易导致肥胖 缺乏运动可使成人和儿童体内储存过多的脂肪，导致肥胖或超重。缺乏运动还可以发生高胰岛素症、胰岛素抵抗、高血压、高甘油三酯、低密度脂蛋白胆固醇、高密度脂蛋白胆固醇及糖耐量降低等，引起代谢紊乱，引发疾病。

5. 对运动系统功能的影响 运动缺乏易导致骨质疏松，活动能力下降，骨周围肌肉组织肌力减弱，姿势不稳，容易跌倒，从而引发骨折。运动缺乏还可使关节灵活性和稳定性减低，肌纤维变细、无力，肌肉收缩能力减退。

6. 对肠胃功能影响 久坐不动者的肠胃蠕动慢，正常人的食物积聚于肠胃，使肠胃负荷加重，长此以往可导致胃及十二指肠溃疡、穿孔或出血等。

7. 运动缺乏可导致亚健康 运动缺乏可出现记忆力减退、注意力不集中、精神不振、失眠、多梦、疲劳、情绪不稳定、四肢乏力、头疼、头晕、目眩、抑郁、腰膝酸痛、脱发等亚健康症状。

五、吸毒

毒品在给人们带来短暂的精神上的快感之后，直接副作用是对身体健康的巨大损害。长期吸毒对神经系统、心血管系统、呼吸系统、生殖系统等七大方面都会造成致命的伤害。

1. 对神经系统的损害 毒品对中枢神经系统和周围神经系统都有很大的损害，可产生异常的兴奋、抑制等作用，出现一系列神经、精神症状，如失眠、烦躁、惊厥、麻痹、记忆力下降、主动性降低、性格孤僻、意志消沉、周围神经炎等。

2. 对心血管系统的损害 吸毒特别是静脉注射，毒品中的杂质及不洁注射器，常会引起多种心血管系统疾病，如感染性心内膜炎、心律失常、血栓性静脉炎、血管栓塞、坏死性血管炎。

3. 对呼吸系统的损害　采用烤吸方式吸毒时，毒品与呼吸道黏膜发生接触；静脉注射毒品时，毒品通过肺部毛细血管网，因此极易发生呼吸系统疾病，如支气管炎、咽炎、肺感染、栓塞、肺水肿等。

4. 对消化系统的损害　吸毒者普遍会出现食欲减退、恶心、呕吐、腹泻、便秘等症状；肝脏也会受到严重损害，如肝炎、肝硬化、肝脓肿等。

5. 对生殖系统的损害　长期吸食毒品，可造成性功能减退，甚至完全丧失性功能。男性会出现性低能或性无能；女性会出现月经失调，造成不孕、闭经，孕妇会出现早产、流产、死胎及血液中毒品通过胎盘进入胎儿体内，导致胎儿海洛因依赖。

6. 吸毒传播艾滋病　迄今为止，对于艾滋病还缺乏有效的治疗手段。吸毒者采用静脉注射方式吸毒，使用不洁注射器或共用注射器，都会直接造成病毒的血液传播。此外，女性吸毒者为获取毒资而卖淫也是传染艾滋病的一个重要因素。

7. 对心理的损害　一旦吸毒成瘾后，每天的生活目标只有一个：获得毒品。吸毒者为达到目的会不择手段，从而失去了正常人应有的自尊和道德观、伦理标准，整日沉溺于毒品的幻想之中，造成了精神空虚、人格低下，因而逐步走上违法犯罪的道路。

六、不良性行为

不良性行为是一种有可能导致健康危害的异常性行为，其中最主要的危害是引起性传播疾病，如艾滋病、淋病、梅毒等。美国调查发现，男性艾滋病病毒携带者，78% 是由同性或异性性行为所引起的。此外，不良性行为也是一个社会问题，对婚姻、家庭、子女教育等会产生恶劣影响，败坏社会风气。性传播疾病可通过母婴传播，祸及胎儿。

控制不良性行为有利于个体健康、家庭幸福、社会安定，因此，要采取综合性有效措施，包括社会措施、道德教育、健康教育和必要的自我保护方法的宣传与指导；加强执法力度，取缔卖淫嫖娼；对高危人群加强监控，防止性传播疾病的传播。

社区开展健康教育对防止不良性行为的发生非常必要。社区加强卫生知识宣传教育，丰富居民的保健知识，提高自我保健意识，是防止不良社会因素对人体健康产生危害的重要途径。

第三节　社会心理因素与健康

一、概述

社会心理因素是社会环境中普遍存在的、能导致人的心理应激从而影响健康的各种社会因素。社会心理因素致病机制，目前认为主要是通过刺激中枢神经、内分泌和免疫系统对机体产生作用，从而影响健康。社会因素是影响心理活动及行为的基本因素，尤其是社会文化、社会关系、社会工作及生活环境等。社会因素作为应激源，引起人的心理变化和行为的改变，对健康的影响主要是通过人们日常生活中经常遇到的生活事件对人体产生的应激，如果应激状态强烈而持久，超过人体的调节能力就会影响健康，甚至导致精神和躯体疾病。

心身疾病是社会心理因素和生物因素共同作用的结果，所以，心身疾病的预防也应该同时兼顾心、身两个方面，社会心理因素大多需要相当长的时间作用才会引起心身疾病，因此，心身疾病的预防应从早做起。按照预防医学的观点，心身疾病的预防包括三级。

第一级预防是防止社会心理因素长时期反复刺激并导致心理失衡的主要措施。培养完整的心理素质，提高应对危险因素的能力是预防心身疾病的基础。只要能够在社会心理因素刺激的情况下不断进行自我调整，保持心理平衡，增强自身适应社会的能力，一般不容易患上心身疾病。培养健康的心理素质应当越早越好。

第二级预防是防止社会心理因素导致的心理失衡发展成为功能失调的主要措施，早期诊断、早期治疗是二级预防的核心。传统医学特别重视对心身疾病的早期诊断和早期治疗。华佗的《青囊秘录》中就有"医者先医其心，而后医其身，其次医其病"的论述。

第三级预防是针对患者在经历心理失衡、功能失调进入躯体疾病阶段的情况下，防止病情恶化的重要措施。应该依靠有效的药物，也应该进行心理咨询和心理治疗，二者应有机地结合，以达到最佳治疗效果。

心身疾病的预防可分为个体预防和社会预防两个方面。个体预防包括提高自我认知能力，加强个人修养，提高辨别能力，学会从不同的角度观察问题，以及培养健全的性格等。个体预防还包括改善社会适应能力，协调人际关系，增加社会支持，帮助改善个体认知能力，缓解情绪体验的强度，疏通负性情绪外泄的渠道，有目的地培养个人良好的情绪防御机制，提高个体抵御挫折的能力。这样才能在强刺激作用下，懂得采用合理化手段消除内心的紧张、不安和痛苦，从而恢复心理上的平衡。社会预防是通过改善我们的生活环境，形成优良的社会氛围，避免人为的精神创伤，以期达到预防心身疾病发生的目的。

总之，心理是客观事物及它们之间的联系在人脑中的反映。人的心理受教育程度、文化修养、经济收入、人际关系、工作环境、生活方式等诸多社会因素的作用与影响。不良社会心理因素可致心身疾病和精神疾患，良好的社会心理因素有利于身心健康。

【知识拓展】◆

心理咨询

心理咨询是指应用心理学的原理和知识帮助咨询对象发现自己的心理问题及产生原因，挖掘自身潜在的能力，纠正原有认知结构和行为模式，解脱心理压力，提高自我调控和适应环境的能力，增进身心健康。

二、个性心理特征与健康

个性心理特征是指在心理活动过程中汇总表现出来的比较稳定的成分，也称为人格，主要包括能力、气质、性格三个方面。其中，反应人的本质属性的是性格。

（一）气质与健康

气质是人高级神经活动类型的特点，也即通常所说的脾气。它是个人情绪发生的速度、强度、持久性、灵活性等心理特征的总和。人的气质分为多血质、胆汁质、黏液质、抑郁质四种类型。多血质型气质特征是活泼好动，敏捷而不持久，适应性强，善于适应变化的生活环境，情绪体验不深且外露。胆汁型气质特征是精力充沛，智慧敏捷，缺乏准确性；热情，但急躁易冲动，缺乏自制力；刚强易粗暴。黏液质型气质特征是安静、稳重，忍耐力强，情绪反应慢且持久而不外露，不灵活。抑郁质型气质特征是敏感怯懦，情绪体验深刻、持久且不外露，稳重易伤感，内向孤僻，沉默而孤独。

现实中的人大多接近或类似某种气质。气质使所有人的心理活动都具有个人色彩，影响人的情绪和行动。研究证明，许多疾病有明显的气质分布，如精神分裂症患者的前期心理特征具有抑郁型气质者占 40%。人的气质主要与遗传有关，同时也受环境因素影响。

（二）性格与健康

性格是个人对客观现实稳定、定型化的态度和与之相适应的行为模式，反映人的本质属性。性格虽然稳定，但是受后天环境的影响较大，通过后天的努力是可以改变的。性格的这一特点为"去劣存优"提供了机会。其特征表现在态度、情绪、意志、智力四个方面。

人的性格形成主要与后天因素有关，受思想、意识、信仰、世界观的影响和制约。性格与气质相互制约，共同影响人的行为，从而影响人的健康。例如，A 型性格是冠心病的主要危险因子，C 型性格主要容易发生肿瘤及溃疡病、哮喘、糖尿病、皮肤病等。

三、应激与健康

应激是指人们面对困难与逆境而产生的压力和反应，也指人体与环境缺乏适应的一种心理状态，又称心理压力或紧张刺激。在应激过程中，机体会出现神经、内分泌及免疫等系统的一系列变化，以适应强烈的刺激，提高机体的抗病能力。

适度的心理应激对人体的健康与功能活动有促进作用，可增强体质和适应能力；不当的应激使机体适应机制失效或使内环境严重失衡时，会导致不同程度的心理、行为及生理障碍，产生焦虑、恐惧、抑郁等情绪，引发心身疾病或精神性疾病。应对困难与逆境的最佳方式是面对现实，针对问题理智解决，可与朋友谈心、看心理医生等，以减轻心理压力，减轻应激对健康的影响。

四、生活事件与健康

生活事件是指日常生活中所遇到的生活变故，引起人的心理平衡失调的事件，如结婚、离婚、升学、退休、亲人死亡等。此外，还包括在童年期家庭教育和境遇、青年期学校教育和社会活动、成年期社会环境和生活环境中遇到的各种事件。这些生活事件大多是消极的，也有积极的，如果发生过度刺激，均可造成人的心理平衡严重失调，甚至发生疾病。生活事件会刺激机体产生情绪变化，情绪剧烈变化可能会引起心身疾病。由于情绪是个体的主观体验，且每个人有不同的自我调控能力，因而生活事件对人的情绪以及健康的影响也因人而异，相同的事件对不同的人会产生不同的影响。

生活事件对健康的作用主要体现在以下几个方面：学习问题、恋爱婚姻问题、健康问题、家庭问题、工作与经济问题、人际关系问题、环境问题、法律与政治问题等。

■ 学习检测

1. 反映经济发展对健康影响双重性的是（　　　）。

　　A. 经济发展从两方面影响人群健康

　　B. 经济发展对健康有促进作用，也有负面影响

　　C. 人群健康从两方面影响经济发展

　　D. 经济发展决定人群健康水平

　　E. 人群健康水平影响经济发展

2. 家庭内部只有一个权力中心的家庭是（　　　）。

　　A. 主干家庭　　　　B. 联合家庭　　　　C. 核心家庭　　　　D. 异常家庭

　　E. 单亲家庭

3. 下列哪一项不是家庭的主要功能？（　　　）

　　A. 养育子女　　　　B. 生产和消费　　　　C. 赡养老人　　　　D. 休息娱乐

　　E. 恋爱结婚

4. 教育、风俗、法律与伦理道德主要通过（　　　）影响人的健康。

　　A. 影响生活环境　　　B. 影响生活条件　　　C. 支配人的行为　　　D. 干扰人的心理

　　E. 影响精神生活

5. 心身疾病是指（　　　）。

　　A. 由社会心理因素导致的生理功能紊乱

　　B. 由社会心理因素导致的器质性病变

　　C. 由社会心理因素导致的生理功能紊乱和器质性病变

　　D. 由生理功能紊乱导致的器质性病变

　　E. 由生理功能紊乱导致的心理问题和器质性病变

6. 心身疾病的判断首先应该有（   ）。

　　A. 明确的社会心理因素的存在　　　　B. 生理功能的紊乱

　　C. 明显的临床症状和体征　　　　　　D. 一定的病理形态学改变

　　E. 器官的器质性病变

7. 吸烟人群分布的特征是（   ）。

　　A. 男性、中青年、文化较低　　　　　B. 男性、青少年、文化较低

　　C. 男性、中青年、文化较高　　　　　D. 男性、中老年、文化较高

　　E. 男性、中老年、文化较低

8. 吸烟对健康的危害不包括（   ）。

　　A. 慢性支气管炎　　B. 心血管疾病　　　C. 影响胎儿发育　　D. 神经衰弱

　　E. 肺癌

9. 相对较为适宜的锻炼身体运动方式是（   ）。

　　A. 无氧运动　　　　B. 有氧运动　　　　C. 高强度运动　　　D. 无规律运动

　　E. 高原缺氧运动

10. 家庭对家庭成员健康的影响，在于（   ）。

　　A. 影响疾病的发生发展　　　　　　　B. 影响疾病的治疗、转归

　　C. 家庭成员健康信念相互影响　　　　D. 家庭成员的行为、生活方式直接影响健康

　　E. 以上各项均影响家庭成员健康

11. 人格核心是（   ）。

　　A. 气质　　　　　　B. 能力　　　　　　C. 性格　　　　　　D. 需要

　　E. 动机

12. 以下属于危害健康的行为是（   ）。

　　A. 适量运动　　　　B. 餐前便后洗手　　C. 戒烟　　　　　　D. 开车系安全带

　　E. C 型行为

13. 与 A 型行为性格关系最密切的疾病是（   ）。

　　A. 溃疡病　　　　　B. 风心病　　　　　C. 冠心病　　　　　D. 癌症

　　E. 神经症

14. 基本健康行为有（   ）。

　　A. 合理营养　　　　B. 预防接种　　　　C. 学会放松　　　　D. 戒烟

　　E. 戒酒

第六章
医学统计基本方法

学习目标

1. 掌握统计学基本概念、统计资料的描述和推断方法。

2. 熟悉统计学工作基本步骤。

3. 掌握统计表和统计图的基本结构，能正确绘制图表。

学习导入

1951 年 11 月，英国的 Richard Dolll 和 Austin Bradford Hill 两位爵士向所有注册的英国医生约 60 000 人发出关于吸烟的调查问卷，收回约 40 000 份。然后，通过死亡登记获取他们的死亡和死亡原因等信息。1964 年，他们报告了 10 年追踪的结果：对应于从未吸烟、每天 1～4 支、5～24 支和 25 支或更多，英国男性医生的肺癌病死率分别为 0.07‰、0.57‰、1.39‰和 2.27‰。由此，他们发布了著名的关于吸烟和肺癌关系的报告，指出吸烟是肺癌的重要致病因素。

思考

1. 他们为什么可以得出这个结论？

2. 病死率指标是怎样计算的？

3. 他们运用的是哪种研究方法？

统计学是一门处理数据变异性的科学，包括数据的收集、分析、解释和表达，目的是求得可靠的结果。而医学统计学，是将统计学的原理与方法应用到医学领域，用于解释各类医学现象。医学统计学广泛应用于基础医学、临床医学、预防医学的数据收集、整理与分析，已成为医学研究的重要工具。

■ 第一节 统计学基本概念与步骤

一、统计学中的常用概念

（一）同质与变异

同质是指根据研究目的所确定的观察单位具有某些相同的性质。在统计学研究中，观察单位是最基本的研究单位，组成同一总体的观察单位，必然在某些方面存在共性，可能是相同的性别、相近的年龄、同一个地区等。然而，即使是同质的观察单位，个体间又必然存在差异，这种差异就叫作变异。例如，即便是同一个地区，同民族同年龄同性别的儿童，在身高体重等各项指标上，也会存在不同。

统计学研究的根本任务就是在变异的基础上，描述同一总体的同质性，对比不同总体的差异。例如，要研究中美两国儿童的身高情况，我们在同年龄、同性别的中美儿童中各抽取一组人数相同的观察单位，分别测量计算平均身高。如果数值不同，能不能由此判断两国同年龄、同性别的儿童平均身高不同？如果我们换一组中国儿童，新的身高均数可能和原先中国认同的身高均数都会不同，那么我们是否还能得到相同的结论呢？而这些，也就是统计学的工作。

（二）总体与样本

总体是指根据研究目的确定的所有同质观察单位的某项指标值的集合。而通常我们从一个观察单位所获得的指标往往不止一个，所以，总体也可以指根据研究目的确定的所有同质观察单位的集合。例如，一个国家的所有小学生、某地全体高血压患者。我们把需要产生结论的总体称为目标总体，而统计资料往往只来自于目标总体当中的一个部分，这个部分被称为研究总体。例如，要研究中国成年男性吸烟情况，在北京、武汉、合肥三地进行调查，这里全体中国成年男性为目标总体，三地的成年男性则为研究总体。

在统计学工作中，研究总体中的个体数往往非常庞大，甚至是无限的。选择所有个体进行观察是不实际的，很多时候也没有必要。通常都是从总体中选取一部分有代表性的个体进行观察，由这一部分个体的信息来推断出总体的特征。我们把总体中有代表性的观察单位的某项指标值的集合称为样本，也就是总体中有代表性的观察单位的集合。例如，前文所述关于中国成年男性吸烟情况的调查，具体实施的时候，我们在三地各抽取 1 000 名成年男性，他们就构成了一个样本。从总体中抽取样本的过程叫作抽样，要保证样本的代表性，抽样必须以随机抽样为基本原则。

（三）参数与统计量

描述总体某一特征的指标值叫作参数，描述样本某一特征的指标值叫作统计量。统计学研究中，因为总体中观察单位数量非常多，往往参数难以直接获得，而样本观察单位数量较少，统计量可以很方便地通过计算得到。统计学中一项重要的工作，就是用样本统计量去推断总体参数，从而对总体特征进行描述。

（四）误差

误差是指测量值与真实值之间，或者样本统计量与总体参数之间的差异。常见的误差包括三种。

1. 系统误差　由于测量的方法不正确，或者测量仪器未校正、试剂配比不正确等原因，导致测量值与真实值之间存在差异，称为系统误差。系统误差会导致测量值往同一个方向偏离，有一定的规律。系统误差可以通过使用正确的测量方法、测量前仔细检查仪器设备等方法进行消除或控制。

2. 随机测量误差　受到偶然因素的影响，对同一对象进行多次测量，每次的结果都会不同，称为随机测量误差。因为影响因素具有偶然性，随机测量误差大小不稳定，导致测量值没有明显的偏向性，误差也难以避免，通常采用多次测量求结果的平均值来控制。

3. 抽样误差　在总体中随机抽取样本，由于个体的差异，导致样本统计量与总体参数之间有差异，这种差异叫作抽样误差。抽样误差的本质就是变异，所以必然存在，不可能完全消除。通常通过遵循随机原则，增加样本含量来减小抽样误差。

（五）概率

概率反映随机事件发生可能性的大小，用 P 表示，P 值范围为 0 到 1 之间。随机事件，就是可能发生也可能不发生的事件，是最常见的事件类型。

在统计学中，如果随机事件发生的概率小于或者等于 0.05，我们把这样的事件称为小概率事件。可以认为在一次随机抽样中，小概率事件是不会发生的，这叫作小概率事件公理，是统计推断中假设检验的原则原理之一。

二、统计资料的类型

变量是反映观察单位某项特征的指标，变量的取值叫作观察值，又叫作资料。例如，身高、体重、心率、班级人数、治疗效果等，都是变量。识别变量的类型非常重要，不同类型的变量需要用不同的统计学方法去分析。由观察值产生的方式不同，我们将资料分为定量资料和定性资料两种。

1. 定量资料　又叫计量资料。用测量或调查的方法获得变量的观测值大小，通常有度量衡单位。该变量分为两种类型：连续型变量和离散型变量。连续型变量相当于整条数轴上的所有数值，而离散型变量则只能取整数。例如，身高值、体重值、血压值，这些属于连续型变量，患者人数、班级人数、某年新生儿数则属于离散型变量。

2. 定性资料　又叫作计数资料，即按属性或类别分组获得变量的个数，由定性变量中的分类变量构成。定性变量包括分类变量和有序分类变量。分类变量包括二分类变量和多分类变量。例如，性别为二分类变量，血型为多分类变量。

3. 等级资料　按程度或级别分组获得变量的个数。例如，调查问卷中关于某问题的满意程度可以分为非常不满意、不满意、满意、非常满意。

在很多研究中，往往会根据研究的需要，对变量进行变换。例如，一组同年龄段同性别高中生的身高，因为是测量获得，属于定量资料；但如果按一定标准分为矮身材、中等身材和高身材三组，分别统计各组人数，又可以属于等级资料。所以，上述资料类型并不是一成不变的，可以根据研究目的的需要进行转化。

三、统计研究的基本步骤

统计学工作需要严密的研究规划和严格的工作执行。任何统计研究工作。都可以分为统计设计、收集资料、整理资料和分析资料四个步骤进行。这四个步骤紧密联系，缺一不可。

（一）统计设计

统计设计是统计工作的第一步，也是最关键的一步，是对统计工作全过程的设想和计划安排，直接影响到研究是否成功。统计设计指的是根据研究目的，确定研究方法、研究对象和观察指标，并决定获取资料的方法、如何对资料进行整理、使用哪些统计指标进行分析，同时还需要考虑到在正式实施期间，人力、物力和时间的合理组织安排。没有科学严谨的统计设计，数据的收集和分析常常是没有价值的，甚至得到的结论都会是错误的。

（二）收集资料

收集资料是指根据统计设计的要求，从研究对象当中获取准确可靠的原始资料。准确、完整、可靠的统计数据是得到准确的分析结果的前提。根据来源的不同，医学统计资料分为三种。

1. 统计报表　统计报表是指按国家规定的上报制度，医疗卫生机构定期逐级上报的相关报表，如法定传染病报表、法定职业病报表、突发公共卫生事件处理报表、医院工作报表等。通过统计报表，可以及时、全面地掌握居民的健康状况和医疗卫生机构的工作状况，并且可以为制订医疗卫生工作计划、检查和总结工作提供客观依据。

2. 医疗卫生工作记录　如病历、住院记录、手术记录等。这些是医疗卫生机构日常性工作记录，是重要的统计学资料。医疗机构应该加强对工作记录的管理，保证资料的完整、真实、可靠，使资料可以充分发挥其科研价值。

3. 专题调查或实验资料　专题调查或实验资料是为了某项研究目的专门开展的调查或者实验研究，如在某社区开展高血压调查、进行降压药物疗效实验等，资料具有明确的目的性和针对性。

（三）整理资料

整理资料是指对数据资料进行整理、归组的过程。从研究对象中获取的未经整理的资料称为原始资料，可能有遗漏、错误甚至虚假等各种问题，而资料的整理就是对这样的资料进行反复核对和认真检查，补充遗漏、纠正错误、剔除虚假，并进行分类汇总，使数据更加系统、条理，便于进一步的计算和分析。整理资料的过程分为以下几步。

1. 检查与核对　对原始资料进行准确性和完整性审核，补充或剔除不合格的资料。

2. 分组　根据研究目的，制订整理表，将核对无误的数据资料归纳分组，分组的方式有两种：①质量分组，即将观察单位按其类别或属性分组，如性别、民族、职业分组等；②数量分组，即将观察单位按其数值的大小分组，如按年龄、剂量大小分组等。

3. 汇总　分组后的资料按照统计设计的要求进行汇总，整理成统计表。

（四）分析资料

分析资料是通过计算有关指标，反映资料的数据特征和分布规律，阐明事物的内在联系和规律。统计分析分为统计描述和统计推断。

1. 统计描述　通过统计指标和统计图表来描述资料的数据特征和分布规律。

2. 统计推断　利用样本信息推断总体特征并进行验证，包括参数估计和假设检验。医学统计研究通常都是抽样研究，可以直接获得的都是样本统计量，而统计研究的最终目的是获得总体参数，所以统计推断就成为得到总体参数的关键步骤。

第二节　计量资料的统计分析

一、计量资料的统计描述

（一）频数分布表

在统计分析中，频数就是观察值出现的次数或者个数，频数分布就是变量在其取值范围内各组段的分布情况。频数分布是进行统计分析的基础，通常用频数分布表（简称频数表）或者频数分布图来表示。下面以实例来说明频数表制作的步骤。

例 6-1　从某市 7 岁男童中随机抽取 100 名，测量他们的身高（cm）数据如下（表6-1），试编制频数分布表。

表 6-1　某市 100 名 7 岁男童身高　　　　　　cm

63.8	64.5	66.8	66.5	66.3	68.3	67.2	68.0	67.9	69.7
63.2	64.6	64.8	66.2	68.0	66.7	67.4	68.6	66.9	63.2
61.1	65.0	65.0	66.4	69.1	66.8	66.4	67.5	68.1	69.7
62.5	64.3	66.3	66.6	67.8	65.9	67.9	65.9	69.8	71.1
70.1	64.9	66.1	67.3	66.8	65.0	65.7	68.4	67.6	69.5
67.5	62.4	62.6	66.5	67.2	64.5	65.7	67.0	65.1	70.0
69.6	64.7	65.8	64.2	67.3	65.0	65.0	67.2	70.2	68.0
68.2	63.2	64.6	64.2	64.5	65.9	66.6	69.2	71.2	68.3
70.8	65.3	64.2	68.0	66.7	65.6	66.8	67.9	67.6	70.4
68.4	64.3	66.0	67.3	65.6	66.0	66.9	67.4	68.5	66.8

直接阅读这 100 名儿童身高的数值，很难看出变量值的分布情况，因此需要编制频数分布表。

频数表的编制步骤如下。

1. 计算极差（R） 极差又叫全距，用 R 表示，是所有数据中的最大值与最小值之差，用来反映数据总体的差异。在本例中，最大值为 71.2 cm，最小值为 61.1 cm，

$$R = 71.2 - 61.1 = 10.1 \ (cm)$$

2. 确定组段数和组距 组段数应根据样本量的大小，并且以能较好地观察资料的分布情况而定。如果组段数过多，会导致一些组段中的频数太少甚至为 0，难以了解资料的真实分布情况；反之，组段数过少则会掩盖资料的分布规律。一般而言，组段数要求在 8～15 之间。各组段的起点称为"下限"，终点称为"上限"，上限＝下限＋组距，某组段的组中值＝该组段的（下限＋上限）/2，相邻两组段的下限值之差称为组距（i），i＝R/组段数。在实际工作中，常用"R/10"的整数值作为组距的预计值。一般在分组时，取相同的组距，在特殊研究背景需要的情况下，也可以取不同的组距。

本例组距 i＝R/10＝1.01(cm)，取整数为 i＝1cm。

3. 划分组段 各个组段应界限分明，避免出现组段重叠。组段的划分需注意以下几点：①从最小的组段开始，第一个组段必须包括资料中的最小值，最后一个组段必须包括资料中的最大值；②除最后一个组段为闭口区间外，其他每个组段均为下限闭口、上限开口型，且最后的组段应同时包含下限和上限。

本例中，最小值为 61.1 cm，故第一组段把 61 cm 定为该组段的下限，由于组距 i＝1cm，那么该组段的上限 61+1=62，不写出上限，记为"61～"；以此类推划分出其余组段，最后一个组段为"71～72"。如表 6-2 第（1）栏。

4. 统计各组段的频数和频率并编制频数表 通常采用划记法或利用计算机汇总得到各个组段的频数 f，如表 6-2 第（2）栏，各组段的频数之和等于变量值的总例数 n。分别计算各组段的频率＝各组段频数/总频数，详见表 6-2 第（3）栏，各组频率之和为 1。在此基础之上，可以继续计算各组的累计频数和累计频率。累计频数表示小于某变量值的观察单位数，例如，第一组段中累计频数为 1，表示小于 62 cm 的观察单位数是 1 个，第二组段的累计频数为 4，表示小于 63 cm 的变量值的个数是 4 个。显然，累计频数等于频数之和，详见表 6-2 第（4）栏。累计频率等于累计频数占总例数的比重，详见表 6-2 第（5）栏。

表 6-2 某市 100 名 7 岁男童身高 (cm) 的频数分布

身高组段 （1）	频数 （2）	频率（%） （3）	累计频数 （4）	累计频率（%） （5）
61～	1	1	1	1
62～	3	3	4	4
63～	4	4	8	8

续表

身高组段 （1）	频数 （2）	频率（%） （3）	累计频数 （4）	累计频率（%） （5）
64～	13	13	21	21
65～	15	15	36	36
66～	21	21	57	57
67～	17	17	74	74
68～	12	12	86	86
69～	7	7	93	93
70～	5	5	98	98
71～72	2	2	100	100
合计	100	100	—	—

（二）频数分布图

为了可以更直观地了解频数分布情况，在编制好的频数分布表的基础上，还可以绘制频数分布图。最常用的频数分布图为直方图，是以直条的宽度对应组段区间，以直条顶点的纵坐标表示频数大小的图形。根据表 6-2 绘制直方图，见图 6-1。

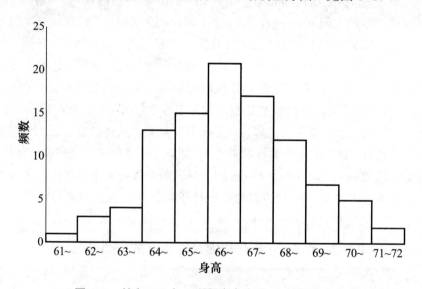

图 6-1　某市 100 名 7 岁男童身高（cm）的频数分布图

（三）频数分布表和频数分布图的主要用途

1. 频数分布表和频数分布图　　可以揭示资料分布类型数据资料的分布类型，主要分为对称分布和非对称分布（偏态分布）两类。所谓对称分布是指频数集中位置在中间，左右两侧频数分布大体对称，如表 6-2 和图 6-1 所示；偏态分布的频数分布不对称，频数集中位置偏向一侧，其中频数集中位置偏向数值小的一侧，称为右偏态（或正偏态）分布；频数集中位置偏向数值大的一侧，称为左偏态 （或负偏态）分布。

2. 频数分布表和频数分布图 可以显示频数分布的两个重要特征。频数分布的两个重要特征是集中趋势与离散趋势。由例 6-1 频数分布表和频数分布图均可以得到频数最多的组段和频数变化的趋势，频数较集中的组段趋势称为集中趋势，频数由较集中的组段逐渐减少的趋势称为离散趋势。

3. 便于发现某些特大或特小的可疑值 如果在频数分布表的两端，连续出现几个组段的频数为 0 后，又出现一些特大或特小值，让人怀疑这些数据的准确性，对于这些数据需要进一步地检查和核对。

4. 便于进一步计算统计指标和做统计分析

5. 大样本资料的陈述形式 当我们描述一个大样本资料时，如果将所有原始数据都罗列出来，往往显得过于冗长烦琐，令人毫无印象，也看不出数据的分布特征与类型。但是如果改用频数分布表描述，能让人快速判断出数据的分布特征和类型，令人印象深刻。因此，对于大样本计量资料，往往采用频数分布表作为资料的陈述形式。

（四）集中趋势指标

数值变量资料的集中趋势指的是数据资料集中靠拢的趋势，可视为数据在数轴上分布的集中位置，通常用平均数来描述。平均数是分析计量资料的最广泛、最重要的指标，它代表一组同质变量值的集中趋势或平均水平。常用的平均数有算术均数、几何均数和中位数。

1. 算术均数 简称均数。反映一组同质计量资料在数量上的平均水平。总体均数用希腊字母 μ 表示，样本均数用 $\bar{X}$ 表示。均数应用非常广泛，适用于各种对称分布资料，尤其是正态分布或近似正态分布资料。算术均数的计算有两种方法。

（1）直接法：适用于样本含量较少时，这时可将所有的原始观察值 X_1, X_2, X_3,…, X_n 直接相加再除以观察值的个数 n。计算公式为：

$$\bar{X} = \frac{X_1 + X_2 + X_3 + \cdots + X_n}{n} = \frac{\sum X}{n} \tag{6-1}$$

式中，X_1, X_2, X_3,…, X_n 为各观察值；n 为观察值的个数，即样本含量；$\sum$ 是希腊字母，通常表示求和。

例 6-2 现测得 8 名健康成年男性居民血清铁含量 $(\mu mol / L)$，结果分别为 6.58，7.42，15.32，15.78，17.60，15.21，20.11，17.53，试求其平均血清铁含量。

$$\bar{X} = \frac{\sum X}{n} = \frac{6.58 + 7.42 + \cdots + 17.53}{8} = 14.44 (\mu mol / L)$$

（2）加权法：又称频数表法。当样本含量较大时，直接法计算平均数过于烦琐，可以借助频数分布表，用加权法计算均数。计算公式为：

$$\bar{X} = \frac{f_1 X_1 + f_2 X_2 + f_3 X_3 + \cdots + f_k X_k}{f_1 + f_2 + f_3 + \cdots + f_k} = \frac{\sum fX}{\sum f} \tag{6-2}$$

式中，X_1, X_2, X_3,…, X_n 和 f_1, f_2, f_3,…, f_n 分别表示频数分布表中各组段的组中值和对应的频数，这里的 f 起到了"权重（weight）"的作用，即频数多的组段，组中值对均数的影响也大，反之，影响就小。

例 6-3 利用表 6-2 的资料计算某市 100 名 7 岁男童的平均身高（表 6-3）。

$$\bar{X} = \frac{\sum fX}{\sum f} = \frac{1 \times 61.5 + 3 \times 62.5 + \cdots + 2 \times 71.5}{100} = \frac{6672}{100} = 66.72 \, (\text{cm})$$

即该市 100 名 7 岁男童的平均身高为 66.72 cm。

使用加权法计算均数的时候，需要注意的是，得出的结果并非真实结果，而是一个近似值。加权法的优势在于借用频数分布表，极大地简化了大样本资料均数计算的步骤，减少了统计的工作量。

表 6-3 某市 100 名 7 岁男童身高 (cm) 均数的计算

身高组段 （1）	频数 （2）	组中值（X_i） （3）	f_iX_i （4）
61～	1	61.5	61.5
62～	3	62.5	187.5
63～	4	63.5	254.0
64～	13	64.5	838.5
65～	15	65.5	982.5
66～	21	66.5	1 396.5
67～	17	67.5	1 147.5
68～	12	68.5	822.0
69～	7	69.5	486.5
70～	5	70.5	352.5
71～72	2	71.5	143.0
合计	100	—	6 672.0

2. 几何均数 适用于变量值直接呈倍数关系或者对数对称分布（原始变量的分布不对称，但经过对数转换后近似呈对称分布）资料，并且要求所有数据均大于 0。如某些传染病的潜伏期、抗体滴度、细菌计数，均可以用几何均数描述其平均水平。几何均数常用 G 表示，其计算方法如下。

（1）直接计算法：当样本量较少的时候，可采用直接法。计算公式为：

$$G = \sqrt[n]{X_1 \cdot X_2 \cdot X_3 \cdots X_n} \tag{6-3}$$

或者

$$G=\lg^{-1}\left(\frac{\lg X_1+\lg X_2+\cdots+\lg X_n}{n}\right)=\lg^{-1}\left(\frac{\sum\lg X}{n}\right) \qquad (6-4)$$

例6-4 8名麻疹易感儿接种麻疹疫苗3周后，其血凝抑制抗体滴度分别为1∶4，1∶8，1∶16，1∶32，1∶64，1∶128，1∶256，1∶512，试求其平均抗体滴度。

观察数据发现8名儿童抗体滴度分母是呈倍数关系的，故平均滴度可以用几何均数计算。

$$G=\lg^{-1}\left(\frac{\sum\lg X}{n}\right)=\lg^{-1}\left(\frac{\lg 4+\lg 8+\cdots\lg 512}{8}\right)=\lg^{-1}1.6557=45$$

8名儿童的平均抗体滴度为1∶45。

（2）频数表法：同样，当遇到大样本资料的时候，直接计算几何均数就非常麻烦，此时也可以借用频数分布表来简化运算。几何均数的频数表法公式为：

$$G=\lg^{-1}\left(\frac{f_1\lg X_1+f_2\lg X_2+\cdots+f_k\lg X_k}{f_1+f_2+\cdots+f_k}\right)=\lg^{-1}\left(\frac{\sum f_i\lg X}{\sum f_i}\right) \qquad (6-5)$$

例6-5 某地区50名麻疹易感儿童接种麻疹疫苗3周后，测其血凝抑制抗体滴度，如表6-4中第（1）栏和第（2）栏，求平均抗体滴度。

表6-4 50名麻疹易感儿童平均抗体滴度计算表

抗体滴度 （1）	人数（f） （2）	滴度倒数（X） （3）	$\lg X$ （4）	$f\lg X$ （5）
1∶4	1	4	0.602 1	0.602 1
1∶8	2	8	0.903 1	1.806 2
1∶16	6	16	1.204 1	7.224 6
1∶32	10	32	1.505 1	15.051 0
1∶64	16	64	1.806 2	28.899 2
1∶128	8	128	2.107 2	16.857 6
1∶256	5	256	2.408 2	12.041 0
1∶512	2	512	2.709 3	5.418 6
合计	50	—	—	87.900 3

$$G=\lg^{-1}\left(\frac{\sum f_i\lg X}{\sum f_i}\right)=\lg^{-1}\left(\frac{87.9003}{50}\right)=\lg^{-1}1.75801=57$$

即该50名麻疹易感儿童平均抗体滴度为1∶57。

在使用几何均数的时候，变量值除了不能有0之外，也不能同时出现正负值。如果全为负值，计算时可以先去掉负号，得出结果之后再加上负号。

3. 中位数　将一组变量值按由小到大的顺序排列，位次居中的值就是中位数，用 M 表示。对于任意一组变量值，都会有一半的值比中位数小，另外一半的值比中位数大。中位数可用于各类分布类型的资料，尤其是：①开口资料，即变量值的一端或者两端没有确定数值；②偏态分布资料；③变量值中有特别大或者特别小的数值的资料。当资料呈对称分布时，理论上中位数和算术均数相等。

中位数的计算方法也分为直接法和间接法。

（1）直接法：当样本含量较小时，可以使用直接法。先将全体变量值按由小到大的顺序排列，如果样本含量 n 为奇数，则位次在最中间的那一个值就是中位数；如果样本含量 n 为偶数，则位次在最中间的那两个值的平均数为中位数。计算公式为：

n 为奇数时

$$M = X_{\frac{n+1}{2}} \tag{6-6}$$

n 为偶数时

$$M = \frac{1}{2}\left(X_{\frac{n}{2}} + X_{\frac{n}{2}+1}\right) \tag{6-7}$$

例 6-6　5 名成年男子的体重（kg）为 75，60，70，90，80，求中位数。

首先，按由小到大的顺序将 5 名成年男子体重排序，得到：60，70，75，80，90。因为 n 是奇数，此时中位数

$$M = X_{\frac{n+1}{2}} = X_3 = 75 \, (\text{kg})$$

这 5 名成年男子体重的中位数为 75 kg。

例 6-7　某医生测定了 6 名正常成年男子的空腹血清胰岛素样生长因子 –1（IGF–1F）水平分别为 150，170，185，245，265，280，求中位数。

本题中，n 是偶数，此时中位数

$$M = \frac{1}{2}\left(X_{\frac{n}{2}} + X_{\frac{n}{2}+1}\right) = \frac{1}{2}(X_3 + X_4) = \frac{1}{2}(185 + 245) = 215$$

该 6 名正常成年男子的空腹血清胰岛素样生长因子 –1（IGF–1F）水平的中位数为 215。

（2）频数表法：当样本含量较大时，将变量值排序就成为很麻烦的事情，此时，可将变量值编制成频数分布表，然后采用如下公式进行计算。

$$M = L_m + \frac{i_m}{f_m}\left(\frac{n}{2} - \sum f_L\right) \tag{6-8}$$

该公式中，L_m 表示中位数所在组段的下限，i_m 表示中位数所在组段的组距，f_m 表示中位数所在组段的频数，$\sum f_L$ 为中位数所在组段前一组的累计频数，n 为样本含量。

在使用该公式的时候，确定中位数 M 所在组段最为关键。由中位数的位置关系可知，一半变量值比中位数大，另一半变量值比中位数小，所以中位数所在组段的累计频数肯定是超过样本含量一半的，且是第一组超过一半的，即其所在组段的累计频率是刚好超过 50% 的。

例 6-8 某地 145 例食物中毒患者的潜伏期如表 6-5，求平均潜伏期。

表 6-5 某地 145 例食物中毒患者潜伏期 (小时) 的频数分布

潜伏期 (小时) (1)	频数 (f) (2)	累计频数 (3)	累计频率 (%) (4)
0～	17	17	11.7
6～	46	63	43.4
12～	38	101	69.7
18～	32	133	91.7
24～	6	139	95.9
30～	0	139	95.9
36～	4	143	98.6
42～	2	145	100.0
合计	145	—	—

由表 6-5 第 (4) 栏可见，中位数 M 在 "12～" 组段，故 $L_m = 12, i_m = 6, f_m = 38, \sum f_L = 63$，代入公式 (6-8) 可得

$$M = L_m + \frac{i_m}{f_m}\left(\frac{n}{2} - \sum f_L\right) = 12 + \frac{6}{38} \times \left(\frac{145}{2} - 63\right) = 13.5 \text{（小时）}$$

该 145 例食物中毒患者的平均潜伏期为 13.5 小时。

中位数除了是集中趋势指标以外，还可以用来反映位置关系。前文已经指出，中位数位于一组变量值的中心位置，将整组变量值等分为两个部分，观察值分布在中位数位置左右各占 50%。类似中位数这样，将变量值分为两个部分，用来反映位置关系的指标值称为百分位数 (percentile)，用符号 P_x 表示，每一个百分位数 P_x 将所有观察值分为两部分，理论上有 $X\%$ 个观察值比它小，有 $(100 - X)\%$ 个观察值比它大。如 P_{25} 表示资料在 P_{25} 位置左侧的累积频数占总数的 25%，右侧占 75%。所以，中位数实际就 P_{50}。

百分位数的计算公式为：

$$P_X = L_X + \frac{i_X}{f_X}(n \cdot X\% - \sum f_X) \tag{6-9}$$

式中，L_X 表示第 X 位百分位数所在组段的下限，i_X 表示第 X 位百分位数所在组段的组距，f_X 表示第 X 位百分位数所在组段的频数，$\sum f_X$ 为第 X 位百分位数所在组段前一组的累计频数，n 为样本含量。第 X 位百分位数所在组即为累计频率刚好超过 $X\%$ 的组。

例 6-9 求例 6-8 中资料值的 P_{25} 和 P_{75}。

$$P_{25} = 6 + \frac{6}{46}(145 \times 25\% - 17) = 8.51 \text{（小时）}$$

$$P_{75} = 18 + \frac{6}{32}(145 \times 75\% - 101) = 19.45 \text{（小时）}$$

（五）离散趋势指标

一组指标值的数据特征，除了集中趋势，还有离散趋势。集中趋势反映数据的相似性，离散趋势则反映数据的差异性。只有同时描述集中趋势和离散趋势，才能全面地认识事物的本质规律。

例 6-10 观察 A、B、C 三组数据。

A：90　98　100　102　110

B：90　95　100　105　110

C：85　92　100　108　115

通过计算发现，三组的平均值相同，且皆为 100，但三组数据之间明显存在差异。这说明集中趋势相同的数据资料，依然会存在不同的变异程度，即离散趋势不同。

变异是生物体内生理、生化等指标显著的特征，尽管是同质总体或样本，变量值仍表现为个体差异，离散趋势是反映资料变异程度的指标。描述资料变异程度大小常用的统计指标有极差、四分位数间距、方差、标准差和变异系数。

1. 极差　又称为全距，简记为 R，是全部数据中的最大值与最小值之差。极差大即说明变异程度大；极差小，变异程度小。在例 6-10 中，$R_A = 20$，$R_B = 20$，$R_C = 30$，说明 C 组数据的变异程度最大。

用极差描述资料的变异度，计算简单，但极差的大小仅与资料的最大值和最小值有关，不能反映所有数据的变异大小，所以其对变异程度的反映效果较差。同时，极差的稳定性也比较差。一组数据资料的极差，受样本量 n 大小的影响，n 越大，抽到较大及较小变量值的可能性越大，极差也越大。即使 n 不变，由于存在抽样误差，极差也不稳定。因此样本含量相差悬殊时不宜用极差比较变异程度。

2. 四分位数间距　用符号 Q 表示，是上四分位数 Q_U 和下四分位数 Q_L 之差，即 $Q = Q_U - Q_L$，其间包括了全部变量值的一半。它适合于偏态分布资料，特别是分布末端无确定数据的资料的变异度的描述。Q 越大，说明数据的变异度越大；反之，Q 越小说明数据的变异度越小。

例 6-11 求例 6-8 中数据资料的四分位数间距。

通过例 6-9 已知，$Q_L = P_{25} = 8.51$，$Q_U = P_{75} = 19.45$，

故 $Q = Q_U - Q_L = 19.45 - 8.51 = 10.94$（小时）。

例 6-8 中数据资料的四分位数间距是 10.94 小时。

四分位数间距可以看成中间一半观察值的极差，作为描述数据资料的变异程度指标，比极差稳定，但是计算的时候也只考虑到了两个位次值的差异，并未涉及其他变量值的变异，因此对于离散趋势的反映也不是很好。

3. 方差 是常用的离散趋势指标。为了克服极差和四分位数间距不能反映每个变量值之间的变异程度这个缺点，需要全面考虑到每个变量值。就总体而言，可计算总体中每个变量值 X 与总体均数 μ 之差的和，即 $\sum(X-\mu)$，称为离均差。由于 $X-\mu$ 有正有负，使得 $\sum(X-\mu)=0$，这样计算没有意义，依然不能反映总体离散程度大小，故计算 $\sum(X-\mu)^2$，称为离均差平方和，这就能消除正、负值抵消的影响。但 $\sum(X-\mu)^2$ 的大小除与数据变异程度有关外，还与变量值的个数 N 有关，将离均差平方和除以 N，就得到方差。总体方差用 σ^2 表示，其计算公式为：

$$\sigma^2 = \frac{\sum(X-\mu)^2}{N} \tag{6-10}$$

方差能够同时反映出每一个变量值与均数的差异，因此，方差成为最常用的离散趋势指标之一。方差越大，说明数据的离散程度越大，均数的代表性越差；方差越小，数据的离散程度越小，均数的代表性越好。

但是在实际工作当中，总体含量和总体均数都是很难获得的，因此通常都会用样本含量 n 来代替总体含量 N，用样本均数 $\bar{X}$ 作为总体均数 μ 的估计值，这样可以计算得到样本方差：

$$S^2 = \frac{\sum(X-\bar{X})^2}{n}$$

但因为样本含量 n 必然小于总体含量 N，按公式（6-10）计算得到的样本方差会比 σ^2 小，经过统计学家们的不断尝试，最终将样本方差 S^2 计算公式的分母调整为 $n-1$，这样就得到了样本方差的校正公式：

$$S^2 = \frac{\sum(X-\bar{X})^2}{n-1} \tag{6-11}$$

在这个公式中，分母 $n-1$ 称作自由度，记作 ν。自由度 ν 表示一组变量值在保证均数不变的情况下，可以自由改变大小的变量值的个数最多为 $n-1$ 个。

4. 标准差 虽然方差可以很全面地体现出全体变量值的差异，但在计算的时候，分子是离均差平方和，导致方差的单位是原单位的平方，此时，可以将方差进行开方，这样就得到了标准差。因为标准差的单位与原单位相同，它成为最常用的离散趋势指标。和方差相同，标准差越大，说明数据的离散程度越大，均数的代表性越差；标准差越小，数据的离散程度越小，均数的代表性越好。

总体标准差用 σ 表示，计算公式如下：

$$\sigma = \sqrt{\frac{\sum(X-\mu)^2}{N}} \tag{6-12}$$

样本标准差用 S 表示，计算公式如下：

$$S = \sqrt{\frac{\sum(X-\bar{X})^2}{n-1}} \tag{6-13}$$

或者

$$S = \sqrt{\frac{\sum X^2 - (\sum X)^2 / n}{n-1}} \qquad (6\text{--}14)$$

标准差为最重要的离散趋势指标，其主要的应用有：

（1）描述事物的变异程度：标准差适用于描述对称分布资料，特别是正态分布或近似正态分布资料的变异程度。标准差越大，说明数据的变异程度越大；标准差越小，说明数据的变异程度越小。

（2）衡量均数的代表性：在进行均数相近的两组及以上资料的对比时，标准差越大，表示观察值离均数较远，均数代表性差；反之，标准差小，则反映均数的代表性较好。

（3）结合样本均数描述频数分布特征：均数与标准差是正态分布最重要的两个参数，可以用于全面描述正态分布规律，也可用于医学参考值范围的计算。

（4）结合样本含量计算变异系数和标准误

5. 变异系数 记作 CV，用于对比均数相差较大或者度量衡单位不同的多组数据资料的离散程度。计算公式如下：

$$CV = \frac{S}{\bar{X}} \times 100\% \qquad (6\text{--}15)$$

例 6–12 某地 10 岁男孩身高均数为 135.20 cm，标准差为 4.12 cm；体重均数为 28.35 kg，标准差为 2.78 kg，试比较身高和体重的变异程度。

因身高与体重的单位不同，对比这两组数据的变异程度，只能使用变异系数 CV，将数据代入公式（6–15）得：

$$CV_{身高} = \frac{S}{\bar{X}} \times 100\% = \frac{4.12}{135.2} \times 100\% = 3.05\%$$

$$CV_{体重} = \frac{S}{\bar{X}} \times 100\% = \frac{2.78}{28.35} \times 100\% = 9.81\%$$

故体重比身高的变异程度更大。

例 6–13 某地调查了 10 岁男孩身高均数为 135.20 cm，标准差为 4.12 cm；新生儿身长均数为 60.2 cm，标准差为 2.8 cm。试比较两者的变异程度。

因 10 岁男孩和新生儿身高均数差异较大，比较变异程度同样只能使用变异系数 CV，将数据代入公式（6–15）得：

$$CV_{10岁男孩} = \frac{S}{\bar{X}} \times 100\% = \frac{4.12}{135.2} \times 100\% = 3.05\%$$

$$CV_{新生儿} = \frac{S}{\bar{X}} \times 100\% = \frac{2.8}{60.2} \times 100\% = 4.65\%$$

故新生儿身长的变异程度更大。

（六）正态分布

1. 正态分布的概念 医学研究中，刻画人的体重、胸围、肺活量等情况的变量是连续型随机变量，但连续型随机变量可以在有限区间内取无限多个值，且其取值无法一一列出，所以连续型随机变量的取值无法用序列表示，而一般用概率密度曲线研究随机变量

正态分布

可能取值的区间及在该区间取值的概率。在例 6–1 中，将表 6–2 中的数据绘制成直方图，假设将观察例数不断增加，组段数也会随之增多，组距不断减小，直方图中直条数量逐渐增多，宽度逐渐变窄，其顶端逐渐由横线变为点，所有直条顶部逐渐相连成一条光滑曲线，如图 6–2 所示。

　　经过观察我们发现，这是一条中间高、两边低、左右对称的"钟型"曲线，在统计学上称为正态分布曲线。

　　在坐标轴中，任意曲线都有其函数表达式，正态分布曲线的函数表达式为：

$$f(X) = \frac{1}{\sigma\sqrt{2\pi}} e^{-\frac{(X-\mu)^2}{2\sigma^2}} \tag{6-16}$$

　　该表达式叫作连续型随机变量 X 的概率密度函数，故正态分布曲线又叫作概率密度函数曲线。式中，π 是圆周率，取值为 3.14；e 为自然常数，取值为 2.718；X 为变量，μ 为总体均数，σ 为总体标准差。由此我们可知，正态分布的概率密度函数 $f(X)$ 的大小与 μ 和 σ 密切相关。总体均数 μ 和总体标准差 σ 是正态分布的两个重要参数，通常把总体均数 μ 称为位置参数，影响正态分布曲线在横轴上的位置；把总体标准差 σ 称为形状参数，影响正态分布曲线外部轮廓的形状。如果有一组连续型变量 X 服从均数为 μ、标准差为 σ 的正态分布，通常记作 $X \sim N(\mu, \sigma^2)$。

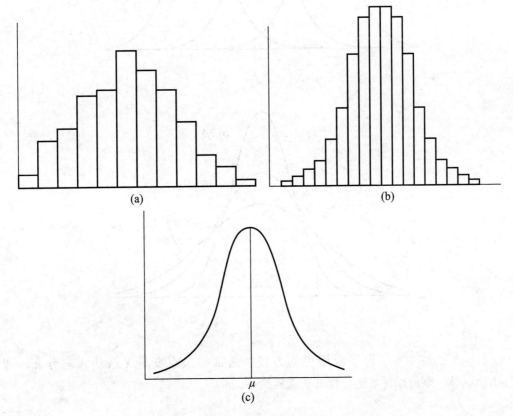

图 6–2　频数分布逐渐接近正态分布示意图

2. 正态分布的特点　正态分布曲线是一条中间高、两边低、左右完全对称的单峰分布曲线。它的特点有：

（1）以直线 $X = \mu$ 为对称轴，左右对称，正态曲线下 $X > \mu$ 与 $X < \mu$ 范围的面积相等，即正态变量取值 $X > \mu$ 与 $X < \mu$ 范围的概率相等，均为 50%；

（2）当 $X = \mu$ 时，其概率密度函数 $f(X)$ 取最大值，正态分布曲线在 $X = \mu \pm \sigma$ 处有拐点；

（2）对于横坐标的相同长度区间，靠近 $X = \mu$ 处曲线下的面积较集中，两边逐渐减少，因此正态变量取值在 $X = \mu$ 附近的概率较大，两边逐渐减少；

（3）对于正态分布曲线而言，均数 μ 描述了正态分布的集中趋势位置，称作位置参数，μ 越大，正态分布曲线的中心越向右靠；μ 越小，正态分布曲线的中心越向左靠，如图 6-3 所示。标准差 σ 描述了正态分布的离散程度，叫作形状参数或变异度参数，σ 越小，分布越集中，曲线的形状越"高瘦"；σ 越大，分布越分散，曲线的形状越"矮胖"，如图 6-4 所示。

（4）正态分布曲线下面积存在一定的规律，该规律会在后续内容中详述。

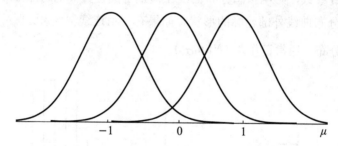

图 6-3　正态分布曲线随均数 μ 变化趋势

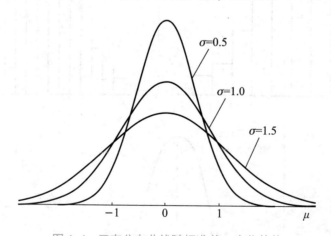

图 6-4　正态分布曲线随标准差 σ 变化趋势

3. 标准正态分布　为了应用更为方便，通常如果有变量 X 服从正态分布，即 $X \sim N(\mu, \sigma^2)$，则可以将其进行标准正态转换：

$$z = \frac{X - \mu}{\sigma} \tag{6-17}$$

可以证明，$z \sim N(0, 1)$，即 z 值服从均数为 0，标准差为 1 的标准正态分布。标准正态分布关于 $X = 0$ 对称。

4. 正态分布曲线下面积的分布规律　　正态分布曲线与横轴间的面积即代表事件发生的概率，曲线下总面积恒等于 1 或 100%。在实际工作中，经常需要了解正态曲线下，横轴上的一定区间的面积的大小，用以估计该区间的例数占总例数的百分数（频数分布），或变量落在该区间的概率（概率分布）。

正态曲线下一定区间的面积可通过式（6-16）求得。正态分布曲线下面积的大小可以由"标准正态分布表"（附表 1）查出。查表时应注意：①表中曲线下面积 $-\infty$ 到 z 的左侧累积面积。②当已知 μ、σ 和 X 时，先按公式（6-17）求得 z 值，再查表；当 μ 和 σ 未知时，并且样本例数在 100 以上，常用样本均数 $\bar{X}$ 和标准差 S 分别代替 μ 和 σ，按公式（6-17）求得 z 值。③曲线下横轴上的总面积为 100% 或 1。比如，根据此特征可计算区间 $(1.96, +\infty)$ 的面积等于 $1 - \phi(1.96) = 1 - 0.975 = 0.025$。又如，区间 $(-1.96, 1.96)$ 之间的面积等于 $\phi(1.96) - \phi(-1.96) = 0.975 - 0.025 = 0.95$。

由此可见，对于正态分布或近似正态分布的资料，只要求出均数和标准差，就可对其频数分布作出估计。在整个正态分布曲线下，有三个范围及其取值频率应用最为频繁（如图 6-5 所示，注意：曲线下的整个面积为 1）：

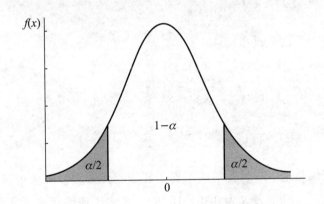

图 6-5　正态分布概率密度示意图

（1）在 $\mu \pm 1.64\sigma$ 范围内取值概率为 0.90（两侧的阴影面积 = 0.10）；

（2）在 $\mu \pm 1.96\sigma$ 范围内取值概率为 0.95（两侧的阴影面积 = 0.15）；

（3）在 $\mu \pm 2.58\sigma$ 范围内取值概率为 0.99（两侧的阴影面积 = 0.01）。

正态分布可以近似地描述许多随机现象。按性别来分，成年人的身高、体重、血红蛋白含量、血清胆固醇含量都近似服从正态分布。假定某男性人群的身高服从 $N(175, 15^2)$ 的正态分布，人口学家往往会关心该人群中身高大于 180 cm 的人所占的比例。这个比例可以通过计算正态分布曲线下的面积来获得，它正好对应于正态分布 $N(175, 15^2)$ 曲线下 $X = 180$ 右侧的面积，可记作 $P(X > 180)$。

5. 正态分布的应用　　正态分布是一种很重要的连续型随机变量的分布，是很多统计处理方法的基础。医疗卫生领域中常利用正态分布的原理确定医学参考值范围及做质量控制。根据正态分布的原理，特别是面积分布规律，正态分布主要应用于以下几个方面。

（1）确定医学参考值范围：医学参考值范围也称为正常值范围，医学上常把绝大多数正常人的某项指标值分布范围称为该指标的医学参考值范围，包括人体各种生理、生化指标的观察值的波动范围，一般在临床上用作判定正常与异常的参考标准。

确定医学参考值范围时调查的所谓"正常人"是指排除了影响所研究变量的疾病和有关因素的同质人群。由于医学参考值范围是根据样本分布来确定的，为减少抽样误差，使最终结果更可靠，需要抽取足够多的样本含量。

医学参考值在确定范围的时候，还需要根据专业知识来确定选择双侧或是单侧范围。某些指标，如身高、体重，过高或者过低都属于异常，则需要选择双侧范围，即范围同时有上限和下限；而肺活量，只有过低异常，选择只有下限的单侧范围即可；血铅水平同样如此，只有过高异常，则选择只有上限的单侧范围。

在计算参考值范围的时候，通常选择95%或者99%作为参考值的界限。根据指标值的分布类型，利用正态分布法或百分位数法来确定，如表6-6所示。

表6-6 医学参考值范围的确定

参考值范围(%)	正态分布法			百分位数法		
	双侧	单侧		双侧	单侧	
		只有下限	只有上限		只有下限	只有上限
90	$X \pm 1.64S$	$X - 1.28S$	$X + 1.28S$	$P_5 \sim P_{95}$	$> P_{10}$	$< P_{90}$
95	$X \pm 1.96S$	$X - 1.64S$	$X + 1.64S$	$P_{2.5} \sim P_{97.5}$	$> P_5$	$< P_{95}$
99	$X \pm 2.58S$	$X - 2.33S$	$X + 2.33S$	$P_{0.5} \sim P_{99.5}$	$> P_1$	$< P_{99}$

例6-14 已知某地140名正常成年男子红细胞计数近似服从正态分布，现已知均数 $\bar{X}$ 为 4.78×10^{12}/L，标准差 S 为 0.38×10^{12}/L。试估计该地正常成年男子红细胞计数95%参考值范围。

近似正态分布资料可按正态分布法处理，因红细胞计数值过大或过小均为异常，故应估计双侧95%参考值范围，将数据代入公式得：

$$X \pm 1.96S = 4.78 \pm 1.96 \times 0.38 = (4.04, 5.52)$$

即该地正常成年男子红细胞计数的95%参考值范围为 $4.04 \times 10^{12} \sim 5.52 \times 10^{12}$/L。

例6-15 某年某地测得100名正常成年人的血铅含量值（$\mu g / dl$），试确定该地正常成年人血铅含量的95%参考值范围。

根据经验，已知正常成年人的血铅含量近似对数正态分布，因此首先对原始数据作对数变换，经正态性检验可知，对数值服从正态分布（$P > 0.50$），故编制对数值频数表（表6-7），再利用正态分布法求95%参考值范围。

依据表6-7，设 X 为对数组段的组中值，$n = 100$，$\sum fX = 120$，$\sum fX^2 = 149.73$，则

对数值的均数和标准差为：

$$\bar{X} = \frac{\sum fX}{n} = \frac{120}{100} = 1.2 \ (\mu g/dl)$$

$$S = \sqrt{\frac{\sum fX^2 - \left(\sum fX\right)^2/n}{n-1}} = \sqrt{\frac{149.73 - 120^2/100}{100-1}} = 0.240\ 6 \ (\mu g/dl)$$

因为血铅含量仅过大异常，故参考值范围应为单侧，求单侧95%上限值：

$$\lg^{-1}\left(\bar{X} + 1.64S\right) = \lg^{-1}\left(1.2 + 1.64 \times 0.2406\right) = 39.3173 \ (\mu g/dl)$$

即该地正常成年人血铅含量95%参考值范围为小于39.3173 $\mu g/dl$。

表6-7 某年某地100名正常成年人血铅含量（$\mu g/dl$）对数值频数表

对数组段	频数	累计频数
0.6～	4	4
0.7～	2	6
0.8～	5	11
0.9～	9	20
1.0～	12	32
1.1～	15	47
1.2～	18	65
1.3～	14	79
1.4～	12	91
1.5～	5	96
1.6～	3	99
1.7～1.8	1	100
合计	100	—

例6-16 依据表6-8某地630名50岁～60岁正常女性血清甘油三酯含量（mmol/L）的资料，估计其血清甘油三酯含量的单侧95%参考值范围，为该地50～60岁女性高血脂诊断与治疗提供参考依据。

资料显现出血清甘油三酯含量数值偏小的人数较多，呈正偏态分布，故选用百分位数法计算参考值范围；依据专业知识，为该地50～60岁女性高血脂诊断与治疗提供参考依据应计算单侧95%界值 P_{95}。

$$P_{95} = 1.90 + \left(630 \times 95\% - 580\right)/28 \times 0.30 = 2.098 \text{(mmol/L)}$$

即该地50～60岁正常女性血清甘油三酯含量的单侧95%参考值范围为小于

2.098 mmol／L 。

表 6-8　某地 630 名正常女性血清甘油三酯含量（mmol／L）的频数表

甘油三酯	频数	累计频数	累计频率 (%)
0.10～	27	27	4.3
0.40～	169	196	31.1
0.70～	167	363	57.6
1.00～	94	457	72.5
1.30～	81	538	85.4
1.60～	42	580	92.1
1.90～	28	608	96.5
2.20～	14	622	98.7
2.50～	4	626	99.4
2.80～	3	629	99.8
3.10～	1	630	100.0
合计	630	—	

很多统计方法都要求资料服从正态分布或者近似正态分布，在使用这些方法之前需对资料进行正态性判定。如有充足的专业知识和经验得知某些医学指标服从正态分布，或样本含量足够大时，可不必再作正态性判定。正态性判定的方法有两类：一是图示法；二是计算法。图示法简单易行但比较粗糙，计算法检验效率较高，可利用统计软件获得计算结果。

（2）用于质量控制：为了控制实验中的检测误差，常以 $\bar{X} \pm 2S$ 作为上、下警戒值，以 $\bar{X} \pm 3S$ 作为上、下控制值。这里的 $2S$ 和 $3S$ 可视为 $1.96S$ 和 $2.58S$ 的近似值。

（3）找出并剔除数据中的异常值：异常值又称可疑值、逸出值或离群值，是指在一组同质观察单位的观察值或重复测量的测得值中，出现在极端位置上并远离群体的数值。这种观察值有可能是因工作过失造成的。一旦查明确系过失造成，就应将此值剔除，以免影响分析结果。但有时会暂时无法查出具体过失的存在，此时就不能凭主观意愿，任意删除此类数据，而必须以统计学方法，决定这类异常值的取舍。有很多剔除异常值的方法，其中一个方法是，对于呈正态分布资料，若异常值超出 $\bar{X} \pm 3S$ 的范围，就可删去该异常值。因为在正常情况下，超出 $\bar{X} \pm 3S$ 范围的观察值只有 0.26%，所以删错的可能性非常小。

二、计量资料的统计推断

在进行医学研究时，研究者的目的是要得到观察指标在研究对象群体中的分布规律或分布特征，即总体分布或总体参数。由于精确的总体参数必须通过普查才能得到，而普查的开展有很大难度，在实际研究中研究者通常更多采取抽样研究的方式，即从总体中随机抽取部分个体组成具有代表性的样本，得到样本统计量，再由样本统计量推断总体参数，此过程称为统计推断。统计推断包括参数估计和假设检验两个部分。

（一）样本均数的抽样分布

1. 标准误与抽样误差

例 6-17 2016 年在某地区的一次普查中得到，该地区 13 岁女学生身高的平均数为 155.4 cm，标准差为 5.3 cm。普查的资料表明：13 岁女学生的身高近似服从正态分布，即可以认为研究对象的身高 $X \sim N(155.4, 5.3^2)$。现在从该总体 $N(155.4, 5.3^2)$ 中独立地进行 100 次重复抽样，每次抽样的样本量为 30，共得到 100 个样本资料。计算每个样本的样本均数（表 6-9），对比样本均数和总体均数的差异，并观察样本均数的分布规律。

表 6-9 100 组 13 岁女学生身高样本资料的样本均数

154.4	155.1	155.8	156.2	156.9	157.7	158.4	155.5	153.8	151.5
152.4	153.7	154.1	154.9	155.3	155.8	155.5	156.2	157.9	156.6
153.6	152.2	153.3	154.3	154.6	155.3	155.6	155.5	156.3	158.5
159.6	157.6	156.7	156.1	155.4	155.1	154.8	153.9	153.2	153.4
155.9	156.5	157.2	158.8	155.2	152.2	152.8	153.5	153.6	152.9
156.4	157.1	158.6	155.5	154.6	154.2	153.5	153.7	156.3	155.7
156.6	157.3	157.8	159.2	157.4	155.3	155.6	154.6	154.2	152.6
154.5	153.4	154.3	156.5	153.1	154.1	153.6	155.7	159.8	156.1
153.3	154.4	155.2	156.8	158.2	156.4	155.2	154.3	156.7	155.6
154.5	155.9	154.7	155.8	154.7	155.7	155.4	155.6	154.8	155.4

根据这 100 个样本均数，制作频数表，见表 6-10。

表 6-10 100 组 13 岁女学生身高样本资料的样本均数的频数表

组段	频数	频率（%）
151.5～	下	3
152.4～	正一	6
153.3～	正正正	15
154.2～	正正正丅	17

续表

组段	频数	频率 (%)
155.1~	正正正正正丅	27
156.8~	正正正	14
156.9~	正	5
157.8~	正丅	8
158.7~	丅	2
159.6~160.5	丅	3
合计	100	100

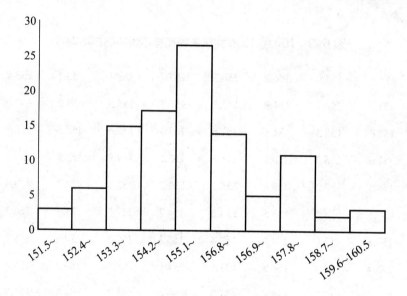

图 6-6　100 组 13 岁女学生身高样本资料的样本均数的频数图

通过对表 6-9、表 6-10 及图 6-6 的观察，可以发现：

（1）各样本均数未必等于总体均数，但与总体均数相差不远，本例最小值 151.5 cm，最大值 159.8 cm，总体均数为 155.4 cm；

（2）样本均数之间存在差异；

（3）经计算，这 100 组样本均数的均数为 155.37 cm，非常接近总体均数 155.4 cm；

（4）这 100 组样本均数的分布很有规律，围绕着总体均数，中间多，两边少，左右基本对称，服从正态分布。

类似例 6-17 的这种研究称为抽样实验，我们可以继续在其他正态分布的总体当中开展抽样实验，进一步观察样本均数的均数分布规律。

例 6-18　已知某地高三男生的平均身高为 $\mu = 168.15$ cm，标准差 $\sigma = 6.0$ cm，将其视为一个总体。从该总体中进行三次随机抽样，样本量 n 分别为 4、16 和 36，每次抽取

10 000 个样本并计算各自的样本均数。以 10 000 个样本均数作为一个新的样本，计算其均数和标准差，并制作频数图。

抽样 1：样本量 $n = 4$，样本均数的均数为 168.19 cm，样本均数的标准差为 2.967 cm，频数图见图 6-7。

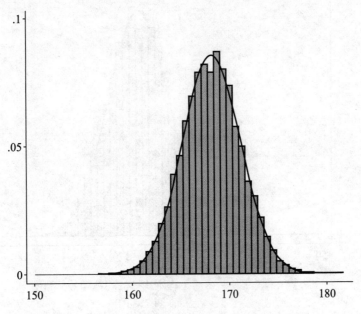

图 6-7 样本量 $n = 4$ 时，样本均数的均数频数分布图

抽样 2：样本量 $n = 16$，样本均数的均数为 168.158 cm，样本均数的标准差为 1.488 4 cm，频数图见图 6-8。

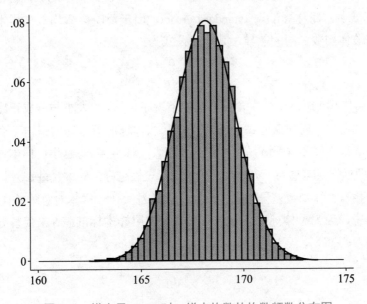

图 6-8 样本量 $n = 16$ 时，样本均数的均数频数分布图

抽样 3：样本量 $n=36$，样本均数的均数为 168.149 3 cm，样本均数的标准差为 0.999 7 cm，频数图见图 6-9。

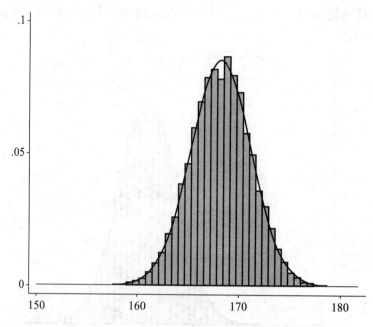

图 6-9 样本量 $n=36$ 时，样本均数的均数频数分布图

我们可以发现，随样本量的增大，样本均数的均数逐渐接近总体均数，样本均数的标准差逐渐减小，样本均数的分布始终都是正态分布。

来自于正态分布总体的样本，其样本均数也服从正态分布，具有正态分布资料的特征。对于正态分布资料，最重要的两个参数就是均数 μ 和标准差 σ。从例 6-17 和例 6-18 中已知，样本均数的均数就是总体均数，即 $\mu_{\bar{X}}=\mu$；而样本均数的标准差，即 $\sigma_{\bar{X}}$，称为均数的标准误，简称标准误（standard error），用于反映样本均数与样本均数之间或者样本均数与总体均数之间的差异，其计算公式为：

$$\sigma_{\bar{X}}=\frac{\sigma}{\sqrt{n}} \tag{6-18}$$

由公式（6-18）可知，在样本含量一定的情况下，$\sigma_{\bar{X}}$ 的大小与 σ 成正比，与样本含量 n 的平方根成反比。对于某正态总体而言，其总体标准差 σ 通常恒定不变，所以标准误的大小主要取决于样本含量 n。样本含量 n 越大，标准误 $\sigma_{\bar{X}}$ 越小，样本均数与总体均数差异越小，即抽样误差越小，该样本对总体的代表性越好；样本含量 n 越小，标准误 $\sigma_{\bar{X}}$ 越大，样本均数与总体均数差异越大，即抽样误差越大，该样本对总体的代表性越差。

实际工作中，因为总体标准差 σ 通常未知，常用样本标准差 S 来代替 σ，因此，标准误的估计值为：

$$S_{\bar{X}}=\frac{S}{\sqrt{n}} \tag{6-19}$$

例6-19 某地随机抽取正常成年女子101人，得血清胆固醇均数4.06 mmol/L，标准差0.659 mmol/L，计算其标准误。

由公式（6-19）得：

$$S_{\bar{x}} = \frac{S}{\sqrt{n}} = \frac{0.065\ 9}{\sqrt{101}} = 0.065\ 6(\text{mmol/L})$$

以上关于标准误的结论基于例6-18的正态分布总体抽样得出。若总体为非正态分布，其样本均数的均数是否依然服从正态分布呢？关于标准误的结论是否依然成立呢？我们再通过一个例题来看一下这个问题。

例6-20 从总体均数为1的指数分布中进行三次随机抽样，样本含量n分别为4、9、100。每次抽取10 000个样本并计算各自的样本均数。以10 000个样本均数作为一个新的样本，计算其均数和标准差，并制作频数图。

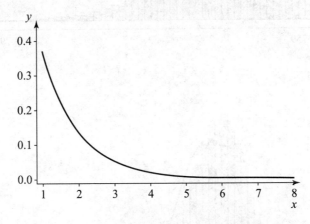

图6-10 总体均数为1的指数分布图

抽样1：样本量$n=4$，样本均数的均数为1.013 3，样本均数的标准差为0.503 1，频数图见图6-11。

抽样2：样本量$n=9$，样本均数的均数为0.995 9，样本均数的标准差为0.333 2，频数图见图6-12。

抽样3：样本量$n=100$，样本均数的均数为0.999 3，样本均数的标准差为0.100 1，频数图见图6-13。

从本例中可知，从非正态指数分布总体中随机抽样所得样本均数，其均数始终在总体均数附近，随样本量增大，均数逐渐接近总体均数；在样本含量较小时呈偏态分布，随样本含量增大，分布逐渐接近正态分布。

由以上各例可知，在任意分布的总体中随机抽样，样本含量足够大的时候，样本均数始终呈正态分布，均可使用标准误$\sigma_{\bar{x}}$描述其离散趋势，用于反映样本与总体之间的差异。

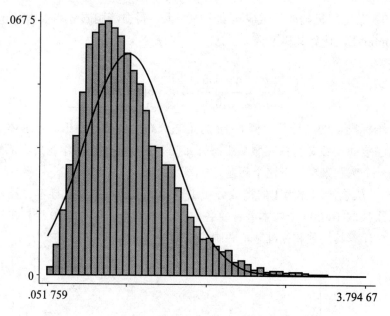

图 6-11　样本量 $n=4$ 时，样本均数的均数频数分布图

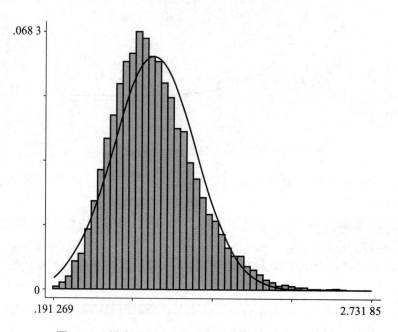

图 6-12　样本量 $n=9$ 时，样本均数的均数频数分布图

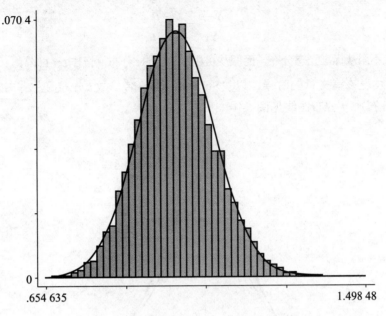

图 6-13 样本量 $n=100$，样本均数的均数频数分布图

2. 标准误的应用　标准误作为统计推断的基础，其应用范围广泛，主要体现在以下三个方面。

（1）反映抽样误差的大小，衡量样本均数的可靠性：均数标准误越小，说明样本均数间的离散程度越小，用样本均数估计总体均数越可靠；反之，均数标准误越大，说明样本均数间的离散程度越大，用样本均数估计总体均数的可靠性越小。

（2）结合样本均数，进行总体均数的区间估计。

（3）用于均数的假设检验。

（二）t 分布

由前文关于标准正态分布的内容已知，若变量 X 服从正态分布 $N(\mu,\ \sigma^2)$，则可以将其进行标准正态转换：

$$z = \frac{X - \mu}{\sigma}$$

而现已知，只要样本含量足够大，样本均数 $\bar{X}$ 也服从正态分布，即 $\bar{X} \sim N(\mu,\ \sigma_{\bar{X}}^2)$，同样可以进行标准正态转换：

$$z = \frac{\bar{X} - \mu}{\sigma_{\bar{X}}} = \frac{\bar{X} - \mu}{\sigma / \sqrt{n}} \sim N(0,1) \tag{6-20}$$

在实际工作中，总体标准差 σ 通常未知，会用样本标准差 S 作为其估计值。但是在样本量较小时，式 6-20 不再成立。英国统计学家 W.S.Gosset（1876—1937）在 1908 年发表于《Biometrika》上的一篇文章中提出以统计量 t 来代替 z。

$$t = \frac{\overline{X} - \mu}{S_{\overline{X}}} = \frac{\overline{X} - \mu}{S / \sqrt{n}}$$ (6-21)

并提出 t 不服从标准正态分布，而服从自由度为 ν 的 t 分布，记作 $t \sim t(\nu)$，$\nu = n-1$。由于 Gosset 在发表该篇文章的时候，以"Student"为笔名，故 t 分布又称作 Student's- t 分布（学生分布）。t 分布曲线见图 6-14。

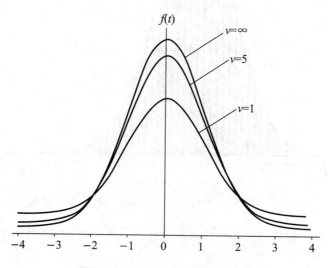

图 6-14 不同自由度的 t 分布曲线

t 分布的特征有：

1. 由图 6-14 可见，t 分布的曲线形状仅受自由度 ν 的影响，表现为不同自由度对应不同的曲线。t 分布曲线是一簇曲线，这些曲线的中心位置始终在 0 上，均表现为中间高、两边低、左右对称。

2. 与标准正态分布相比，t 分布的高峰位置较低，尾部较高，随着自由度的增加，t 分布曲线的尾部越来越矮、中间越来越高。当自由度为无穷大时，样本含量即是总体含量，故此时的 t 分布曲线就是标准正态分布曲线。

3. t 分布的曲线下面积可通过查找"t 界值表"（附表 2）得到。表中横标目为自由度 ν，纵标目为概率 P，表中数据为相应的 t 界值，常记为 $t_{\alpha, \nu}$，代表自由度为 ν，尾部面积为 α 时的 t 界值。在实际研究中，要考虑 t 值大于某个界值的面积为 α，也就是单侧尾部的面积仅为 $\alpha / 2$，称这类界值为双侧界值，记为 $t_{\alpha/2, \nu}$。

由式 6-21 可知，t 值与样本均数和总体均数之差成正比，与标准误成反比。在 t 分布中，t 值越大，其两侧或单侧以外的面积所占曲线下总面积的百分比就越小，说明在抽样中获得此 t 值以及更大 t 值的机会就越小，这种机会的大小是用概率 P 来表示的，t 值越大，则 P 值越小；反之，t 值越小，P 值越大。根据上述 $t_{\alpha, \nu}$ 的意义，在同一自由度下，$t \geq t_{\alpha, \nu}$（或 $t_{\alpha/2, \nu}$），则 $P \leq \alpha$；反之 $t < t_{\alpha, \nu}$（或 $t_{\alpha/2, \nu}$），则 $P > \alpha$。

（三）总体均数的区间估计

参数估计是指用样本统计量估计总体参数，是统计推断的一个重要内容，也是得出统计研究结果的必须过程。估计总体均数的方法有两种，即点估计和区间估计。

1. 点估计　就是用相应样本统计量直接作为其总体参数的估计值，如用均数 $\overline{X}$ 作为总体均数 μ 的估计值。

例 6-21　于 2016 年测得某地 27 例健康成年男性血红蛋白量的样本均数为 125 g/L，试估计其总体均数。

本例中，因已知信息只有样本均数 $\overline{X} = 125\,\text{g}/\text{L}$，故只能进行点估计，即总体均数

$$\mu = \overline{X} = 125\,\text{g}/\text{L}$$

点估计的方法虽然简单，但是未考虑抽样误差的影响，无法评价参数估计的准确度，除非如本例，已知信息过少，否则在已知信息足够（样本均数和标准差均已知）的情况下，很少使用点估计，而更多的则要求使用区间估计。

2. 区间估计　是按一定的概率（$1-\alpha$）估计总体均数所在的范围，得到的范围称为可信区间，亦称置信区间。α 称为可信度，常取值为 95% 或 99%，即总体均数的 95% 可信区间或 99% 可信区间。如没有特殊说明，一般取双侧 95% 可信区间。

总体均数 $1-\alpha$ 可信区间的含义是：总体均数 μ 被包含在该区间内的可能性是 $1-\alpha$，没有被包含的可能性为 α。

（1）总体均数可信区间的计算

① 总体标准差 σ 已知，按正态分布的原理估计总体均数的可信区间。由标准正态分布可知，标准正态曲线下有 95% 的 z 值在 ± 1.96 之间，即

$$-1.96 < \frac{\overline{X} - \mu}{\sigma_{\overline{X}}} < 1.96$$

由此式可得

$$\overline{X} - 1.96\sigma_{\overline{X}} < \mu < \overline{X} + 1.96\sigma_{\overline{X}}$$

也即是总体均数 95% 可信区间为 $\left(\overline{X} - 1.96\sigma_{\overline{X}},\ \overline{X} + 1.96\sigma_{\overline{X}} \right)$

同理，总体均数 99% 可信区间为 $\left(\overline{X} - 2.58\sigma_{\overline{X}},\ \overline{X} + 2.58\sigma_{\overline{X}} \right)$

通式为

$$\left(\overline{X} - z_{\alpha/2}\sigma_{\overline{X}},\ \overline{X} + z_{\alpha/2}\sigma_{\overline{X}} \right) \tag{6-22}$$

② 总体标准差 σ 未知，但样本含量 n 较大（$n \geq 50$）：按近似正态分布原理估计总体均数的可信区间。由 t 分布可知，自由度越大，t 分布越逼近标准正态分布，此时 t 分布曲线下有 95% 的 t 值约在 ± 1.96 之间，即

$$-1.96 < \frac{\overline{X} - \mu}{S_{\overline{X}}} < 1.96$$

由此式可得

$$\overline{X} - 1.96 S_{\overline{X}} < \mu < \overline{X} + 1.96 S_{\overline{X}}$$

也即是总体均数 95% 可信区间为 $\left(\overline{X}-1.96S_{\overline{X}},\ \overline{X}+1.96S_{\overline{X}}\right)$

同理，总体均数 99% 可信区间为 $\left(\overline{X}-2.58S_{\overline{X}},\ \overline{X}+2.58S_{\overline{X}}\right)$

通式为

$$\left(\overline{X}-z_{\alpha/2}S_{\overline{X}},\ \overline{X}+z_{\alpha/2}S_{\overline{X}}\right) \tag{6-23}$$

例 6-22 某市 2016 年随机测量了 90 名 19 岁健康男大学生的身高，其均数为 172.2 cm，标准差为 4.5 cm，试估计该地 19 岁健康男大学生身高的 95% 可信区间。

本例中，样本均数 $\overline{X}=172.2$ cm，样本标准差 $S=4.5$ cm，样本量 $n=90>50$，属于较大样本，而总体标准差 σ 未知，故总体均数 95% 可信区间可以用公式（6-23）进行计算。

$$1-\alpha=0.95,\quad \alpha=0.05,\quad z_{0.05/2}=1.96,\quad S_{\overline{X}}=\frac{S}{\sqrt{n}}=\frac{4.5}{\sqrt{90}}=0.474$$

$$\overline{X}\pm z_{\alpha/2}S_{\overline{X}}=172.2\pm1.96\times0.474=(171.3,173.1)$$

该地 19 岁男大学生身高的 95% 可信区间为（171.3，173.1）cm。

③总体标准差 σ 未知，样本含量 n 较小（$n<50$）：按 t 分布原理估计总体均数的可信区间。由 t 分布可知，某自由度的 t 曲线下有 95% 的 t 值约在 $\pm t_{0.05/2,\ v}$ 之间，即

$$-t_{0.05/2,\ v}<\frac{\overline{X}-\mu}{S_{\overline{X}}}<t_{0.05/2,\ v}$$

由此式可得

$$\overline{X}-t_{0.05/2,\ v}S_{\overline{X}}<\mu<\overline{X}+t_{0.05/2,\ v}S_{\overline{X}}$$

也即是总体均数 95% 可信区间为 $\left(\overline{X}-t_{0.05/2,\ v}S_{\overline{X}},\ \overline{X}+t_{0.05/2,\ v}S_{\overline{X}}\right)$

同理，总体均数 99% 可信区间为 $\left(\overline{X}-t_{0.01/2,\ v}S_{\overline{X}},\ \overline{X}+t_{0.01/2,\ v}S_{\overline{X}}\right)$

通式为

$$\left(\overline{X}-t_{\alpha/2,\ v}S_{\overline{X}},\ \overline{X}+t_{\alpha/2,\ v}S_{\overline{X}}\right) \tag{6-24}$$

例 6-23 已知某地 27 例健康成年男性血红蛋白量的均数 $\overline{X}=125$ g / L，标准差 $S=15$ g / L，试问该地健康成年男性血红蛋白量的 95% 和 99% 可信区间。

本例中，$\overline{X}=125$ g / L，$S=15$ g / L，$n=27<50$，故总体均数的 95% 和 99% 可信区间可使用公式 6-24 进行计算。

查 t 界值表可得，$t_{0.05/2,26}=2.056$，$t_{0.01/2,26}=2.779$

95% 可信区间：$\overline{X}\pm t_{\alpha/2,\ v}S_{\overline{X}}=125\pm2.056\times\dfrac{15}{\sqrt{27}}=(119.06,130.94)$

99% 可信区间：$\overline{X}\pm t_{\alpha/2,\ v}S_{\overline{X}}=125\pm2.779\times\dfrac{15}{\sqrt{27}}=(116.98,133.02)$

该地健康成年男性血红蛋白量的 95% 可信区间为（119.06，130.94）g/L，99% 可信区间为（116.98，133.02）g/L。

（2）可信区间的两个基本要素：可信区间有两个要素。一是准确度，即可信区间包含总体均数 μ 的可信度（$1-\alpha$）的大小，一般而言可信度越高，估计的准确度越高，反之越低；二是精确度，反映区间的长度，区间的长度越短，估计的精确度越高，反之越低。

理论上，对于区间估计的结果，要求准确度和精确度都应该尽可能地高。然而，在样本量一定的情况下，二者是相互矛盾的。若考虑提高准确度，则区间变宽，精确度下降。95% 与 99% 可信区间相比较，前者估计的范围要窄些，估计的精确度要高些，但估计错误的可能性有 5%；而后者的估计范围要宽些，估计的精确度要差些，但估计错误的可能性只有 1%。在实际中，不能笼统地认为 99% 的可信区间好于 95% 的可信区间，而要兼顾两个要素。在通常情况下，以 95% 的可信区间较为常用。在可信度固定的前提下，提高精确度的唯一方法是增大样本含量。

（四）标准差和标准误的区别

标准差和标准误虽然都是说明离散程度的指标，但两者所代表的意义、计算方法及应用范围是不一样的（表 6-11）。

表 6-11　标准差和标准误的区别

统计量	标准差（S）	标准误（$S_{\bar{X}}$）
含义	表示个体变量值的变异度大小，即原始变量值的离散程度	表示样本均数抽样误差的大小，即样本均数的离散程度
计算公式	$S = \sqrt{\dfrac{\sum\left(X-\bar{X}\right)^2}{n-1}}$	$S_{\bar{X}} = \dfrac{S}{\sqrt{n}}$
用途	1. 计算医学参考值范围 2. 可对某一变量值是否在正常值范围内作出初步判断 3. 用于计算标准误	1. 计算总体均数的可信区间 2. 可对总体均数的大小作出初步判断 3. 用于进行假设检验

（五）假设检验

统计推断的另一个重要内容是假设检验。假设检验是医学统计学的一个极其重要的组成部分。总的来说是先建立假设，然后根据统计量的分布分析样本数据，判断样本信息是否支持这种假设，最后作出拒绝或不拒绝这种假设的抉择。这种通过对假设作出取舍抉择来解决问题的方法，称为假设检验。

我们先通过一个例题来看假设检验的基本原理和思想。

例 6-24　大规模调查表明，正常成年女子的双耳在 4 kHz 频率时的纯音气传导听阈值平均为 15 dB。为研究纺织机噪声对纺织女工的听力是否有影响，随机调查了 20 名工龄在 2 年以上的纺织女工，测得她们的听阈值平均水平为 17.8 dB，标准差为 4.502 6 dB。

研究者的问题是：纺织女工的听阈值是否与正常成年女子不同？

本例中涉及两个总体，一个样本。其中一个总体是：正常成年女子的听阈值，其总

体均数已知 $\mu_0 = 15$ dB，我们将其称为总体 A；另一个总体是：纺织女工的听阈值，但其总体均数 μ 未知，我们将其称为总体 B；一个来自总体 B 的样本： $n = 20$ ， $\overline{X} = 17.8$ dB， $S = 4.502\ 6$ dB。

要回答研究者的问题，我们就需要弄清楚，总体 A 和总体 B 的均数是否相等？或者说，总体 A 和总体 B 是否是同一个总体？现在总体 A 的均数已知，而总体 B 的均数未知，我们只有一个来自于总体 B 当中的样本。显然，该样本均数 $\overline{X} = 17.8$ dB $\neq \mu_0$ ，而这种差别可能是由两方面的可能性导致的：①抽样误差；②样本来自的总体和已知总体不同，属于本质性差异。其中第一个可能性说明：总体 A 与总体 B 的均数是相同的，或者说总体 A 和总体 B 是同一个总体，样本均数 $\overline{X}$ 与总体均数 μ_0 的差别纯属抽样误差；而第二个可能性说明：总体 A 与总体 B 的均数本来就不同，样本均数 $\overline{X}$ 与总体均数 μ_0 的差别是由于总体 A 与总体 B 不同造成的，当然也包含抽样误差，但不能完全用抽样误差来解释。我们做假设检验的目的就是要识别这两种可能，并在两者之中作出一个选择。

1. 假设检验的原理和思想　统计当中的假设检验，是按小概率事件和反证法相结合的原理，首先假设样本均数与总体均数之间的差别是由抽样误差引起的，然后推断由抽样误差导致出现这种情况的概率有多大。如果出现这种情况的概率不小，那就有可能出现，不能拒绝这种假设；如果推断由抽样误差导致出现这种情况的概率很小，由于小概率事件在一次统计抽样中是不可能发生的，因此只好拒绝这个假设，拒绝第一种可能，也就接受了第二种可能。

2. 假设检验的步骤　不同的资料类型、不同的分析目的，假设检验的方法不同，但不管哪一种方法，假设检验开展的步骤是相同的，下面我们就结合例 6-24 来说明假设检验的一般步骤。

（1）建立假设：既然是以反证法为原理，那假设检验首先就要建立假设，即根据统计推断的目的对总体特征提出假设。假设检验中的假设有两方面内容：一是检验假设，又叫零假设或无效假设，记为 H_0 ；二是与 H_0 相对立的备择假设，记为 H_1 。后者的意义在于当 H_0 被拒绝时被接受。 H_0 和 H_1 是相互联系又相互对立的一对假设。

备择假设 H_1 除了作为与检验假设 H_0 相对立的一个假设之外，同时用于反映假设检验的单双侧问题，即是做单侧检验还是双侧检验。由前文标准正态分布和 t 分布特点已知，相同概率取值，单侧和双侧对应取值大小不同，故假设检验需要实现确定好是做单侧检验还是双侧检验。检验的单双侧，通常由研究者根据分析目的和专业知识来判断。如果 H_0 大于或者小于 H_1 的两种可能性都存在，应当用双侧检验；如果根据专业知识，不存在 H_0 大于 H_1 ，又或者研究者只关心 H_0 是否小于 H_1 ，应当用单侧检验，反之亦然。一般认为双侧检验更加稳妥，故在没有特殊说明的情况下，默认使用双侧检验。

对于本例，建立假设如下：

H_0 ： $\mu = \mu_0 = 15$

H_1 ： $\mu \neq \mu_0$

在这里，因为研究者想知道的是纺织女工和正常成年女子的听阈值是否不同，同时存在纺织女工的听阈值高于和低于正常成年女子听阈值两种可能性，所以采用双侧检验，备择假设 H_1 包含了 $\mu > \mu_0$ 和 $\mu < \mu_0$ 两种情况。

（2）确定检验水准：检验水准是判断差异有无统计学意义的概率水准，常用 α 表示，是检验假设 H_0 本来是成立的，而根据样本信息拒绝 H_0 的可能性大小的度量，也就是说，α 是拒绝了实际上成立的 H_0 的概率。习惯上常用的检验水准为 $\alpha = 0.05$，其意义是：在研究设计和实施、分析过程没有出现任何问题的情况下，作出错误判断，拒绝实际成立的 H_0 的概率是 0.05，即是小概率事件，是不可能发生的。但 α 的取值也并非一成不变，可根据不同研究目的进行不同的设置。

本例中，依据惯常，$\alpha = 0.05$。

（3）计算统计量：根据分析目的、设计类型和资料类型选择合适的检验方法，计算相应的统计量。

本例中，需要分析的是样本与已知总体之间的差异，通常使用 t 统计量来衡量，将已知信息代入公式 6-21：

$$t = \frac{\bar{X} - \mu}{S/\sqrt{n}} = \frac{17.8 - 15}{4.502\,6/\sqrt{20}} = 2.781\,1$$

（4）推断结论：求得统计量之后，借助相应的 t 界值表（附录2），确定 P 值。P 值是指在检验假设成立的条件下随机抽样，获得等于及大于（或小于）现有统计量的概率。根据 P 值与检验水准 α 比较，判断其是否为小概率事件，从而得出最终结论。

①$P \leqslant \alpha$，表示在 H_0 成立的条件下，出现等于及大于（或小于）现有统计量的情况为小概率事件，按小概率事件原理，H_0 不成立，拒绝 H_0，接受 H_1，差异有统计学意义；

②$P > \alpha$，表示在 H_0 成立的条件下，出现等于及大于（或小于）现有统计量的情况不是小概率事件，根据现有信息还不足以拒绝 H_0，差异没有统计学意义。

本例中，根据 $\nu = 20 - 1 = 19$ 查 t 界值表得到 $t_{0.05/2,19} = 2.093$，统计量 $t = 2.781\,1$，$t > t_{0.05/2,19}$，故 $P < \alpha$，拒绝 H_0，接受 H_1，差异有统计学意义，可以认为纺织女工的听阈值和正常成年女性的听阈值是不同的。

在做假设检验结论的时候，需要注意的是：$P \leqslant \alpha$，拒绝 H_0，但不能就此认为 H_0 肯定不成立，因为在实际工作中，虽然在 H_0 成立的条件下，出现等于及大于现有统计量的概率很小，但只要不是 0，依然有出现的可能性；同理，$P > \alpha$，不拒绝 H_0，更不能认为 H_0 肯定成立。由此可见，假设检验的结论是具有概率性的，无论是拒绝 H_0 还是不拒绝 H_0，都不是绝对的，都有可能产生错误结论，即假设检验的第Ⅰ类错误和第Ⅱ类错误。

3. 假设检验的第Ⅰ类错误和第Ⅱ类错误　假设检验的核心是推断 H_0 是否成立。当 H_0 是成立的，拒绝 H_0 就是错误的，接受 H_0 则是正确的；当 H_0 是不成立的，拒绝 H_0 就是正确的，接受 H_0 则是错误的。假设检验中的结论可以有以下四种情况。

表 6-12 假设检验的结论类型

真实情况	拒绝 H_0，接受 H_1	不拒绝 H_0
H_0 成立	第 I 类错误（α）	正确推断（$1-\alpha$）
H_0 不成立	正确推断（$1-\beta$）	第 II 类错误（β）

（1）第 I 类错误：又称为假阳性错误，拒绝了实际上成立的 H_0，这类"弃真"的错误称为第 I 类错误。即真实情况 H_0 是成立的，样本均数与总体均数的差别或两样本均数的差别确实是由抽样误差所引起，但经过统计推断以后拒绝了 H_0，发生错误的概率大小用 α 表示。

（2）第 II 类错误：又称为假阴性错误，不拒绝实际上不成立的 H_0，这类"存伪"的错误称为第 II 类错误。即真实情况 H_0 是不成立的，样本均数与总体均数的差别或两样本均数的差别不单纯是由抽样误差所引起，而是由本质不同造成的，但经过统计推断以后不拒绝 H_0，发生错误的概率大小用 β 表示。β 的大小在进行假设检验时一般不知道。

α 与 β 的关系：当样本量一定时，α 愈小，则 β 愈大；反之，α 愈大，则 β 愈小。要想同时减小 α 与 β，只有增加样本含量。（如图 6-15 所示）

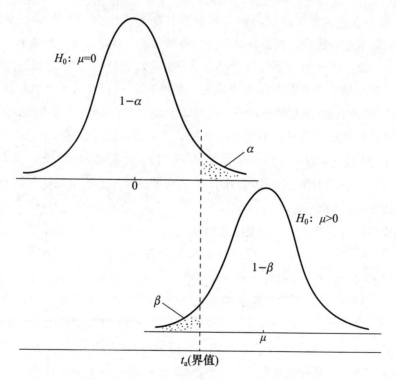

图 6-15 第 I 类错误和第 II 类错误示意图

4. 应用假设检验时应注意的问题

（1）要有严密的研究设计：这是假设检验的前提。组间应均衡，具有可比性，即除了对比的主要因素（如临床试验用药和对照药）外，其他可能影响结果的因素（如年龄、性别、病程、病情轻重程度等）在对比组间应相同或相近。

（2）选择检验方法必须符合资料的适用条件：应根据资料性质、设计类型、样本例数的多少，选用适当的检验方法。

（3）假设检验的单侧检验与双侧检验的选择：如何选择单侧或双侧检验，应事先根据专业知识和问题的要求，在研究设计时作出规定，而不能在计算出检验统计量后才确定。对同一份资料，单侧检验比双侧检验更易得到差别有统计学意义的结论。因此，在报告结论时，应列出检验方法、检验统计量的值、检验水准和 P 值的确切范围，还应注明采用的是单侧检验或双侧检验，然后结合专业知识作出结论。

（4）正确理解 P 值含义：要正确理解假设检验的结论，如果规定检验水准是 0.05，即 $P \leqslant 0.05$ 时，拒绝 H_0，接受 H_1，通常称为"差异有统计学意义"，它的含义是指当随机抽样，由样本信息计算检验统计量时，获得这样大或更大的统计量值的可能性很小，不应理解为所分析的指标间相差很大，或在医学上有明显的实用价值，差异大小的实际意义只能根据专业知识确定。当 $P > 0.05$ 时，不拒绝 H_0，通常称为"差异没有统计学意义"，不应理解为相差不大或一定相等。差异的统计学意义是统计结论，而差异的实际意义则对应的是专业结论。统计结论必须和专业结论相结合，才能得出符合客观实际的最终结论。

（5）统计推断结论不能绝对化：因为统计结论具有概率性质，不管拒绝 H_0 或不拒绝 H_0，都有可能发生推断错误。如规定 $\alpha = 0.05$，当差异有统计学意义时，说明不拒绝 H_0 的可能性 $\leqslant 5\%$，故拒绝 H_0，接受 H_1。但这样的判断至多还要冒 5% 的假阳性错误的风险，故此判断不是绝对的。当 $P > 0.05$ 时，差异无统计学意义，应考虑到各方面的因素，一方面可能的确无差异，另一方面也应考虑到可能是由于观察例数不够多，因此当遇到差异没明显表现出来时，可适当增加观察例数，做进一步的研究。

（6）可信区间与假设检验的区别与联系：假设检验用于推断总体均数间是否不同，而可信区间则用于估计总体均数所在的范围；假设检验能够说明差别有无统计学意义，可信区间能够说明差别有多大。

▌ 第三节 计数资料的统计分析

一、计数资料的统计描述

（一）绝对数

在医疗卫生工作中，通过日常医疗卫生工作记录、统计报表、现场调查、实验研究所搜集来的一些数据，如人口数、出生数、治愈数、阳性数、阴性数等都是绝对数。绝对数可以反映事物在某时某地发生的实际情况，是统计分析和制订计划的基础。但绝对数的大小，常受基数多少的影响，不便于进行深入的分析比较。要比较资料的情况，必须计算相对数，再进行比较，才能得出正确的结论。

（二）相对数

1.相对数的概念　　相对数是两个有联系指标的比值，常用于计数资料的统计分析。

例6-25　甲、乙两地流感流行，甲地发病50人，乙地发病75人，乙地较甲地多发病25人，但不能肯定乙地发病情况比甲地更为严重。要比较两地发病的严重程度，需考虑两地人口数。如甲地有1 000人，乙地有1 500人，则：

$$甲地流感发病率 = \frac{50}{1000} \times 100\% = 5\%$$

$$乙地流感发病率 = \frac{75}{1500} \times 100\% = 5\%$$

可见甲、乙两地流感发病情况相同，这里两地流感发病率就是相对数。计算相对数可以帮助我们了解事物相互之间的关系，便于进行事物之间的比较。

2.相对数的种类及计算方法　　相对数按其联系的性质和说明的问题不同有多种，其中最常用的是率、构成比和相对比。

（1）率：又称频率指标，是某现象实际发生的观察单位数与可能发生该现象的观察单位总数之间的比值，用以说明某现象发生的频率或强度，常以百分率（%）、千分率（‰）、万分率（1/万）、10万分率（1/10万）等表示。计算公式为：

$$率 = \frac{发生某现象的观察单位数}{可能发生某现象的观察单位总数} \times K \qquad (6-25)$$

式中：K——比例基数（可为100%、1000‰、10 000/万等）。

计算时比例基数的选择，主要依据习惯用法或使算得的率至少保留一位整数，以便于阅读、比较。例如，有效率、治愈率，习惯上用百分率；出生率、病死率、人口自然增长率，习惯上用千分率；某些病死专率、恶性肿瘤发病率，习惯上用万分率、10万分率等。

（2）构成比：又称构成指标，它表示某一事物内部各组成部分所占的比重或分布。常用100为基数，以百分比表示，计算公式为：

$$构成比 = \frac{某一组成部分的观察单位数}{同一事物各组成部分的观察单位总数} \times 100\% \qquad (6-26)$$

一般来说构成比的总和理应为100%（亦可用小数表示总和为1），但有时由于计算尾数取舍的关系，其总和不一定恰好等于100%，需对各构成比的尾数做适当调整，使构成比的总和等于100%。

事物某构成部分构成比的大小受两方面因素的影响：一是该部分自身数值变化的影响，这一影响易被人们所察觉；二是其他部分数值变化的影响，这一影响往往被人们所忽视。

例6-26　某医院2016年与2017年各科病床数见表6-13，试计算各科病床构成比。

表6-13 某医院两年各科病床构成情况

科室	2016 年		2017 年	
	病床数	构成比 (%)	病床数	构成比 (%)
内科	200	50.0	300	60.0
外科	100	25.0	100	20.0
传染科	100	25.0	100	20.0
合计	400	100.0	500	100.0

由于 2017 年内科病床数的增加，虽然外科、传染科病床数未变，但构成比却下降了。

（3）相对比：相对比是两个有关指标之比。例如，不同地区、不同单位或不同时期的两个有关指标之比，可反映两者之间的差别变化情况。相对比通常用百分数（%）或倍数表示。其计算公式为：

$$相对比 = \frac{甲指标}{乙指标}(或 \times 100\%)$$ (6-27)

例 6-27 某年某地出生男婴 28 750 人，女婴 27 860 人，试计算男女性别比。

$$性别比 = \frac{28\ 750}{27\ 860} \times 100\% = 103.19\%$$

这表示男婴人数为女婴人数的 103.19%，也就是当女婴数为 100 名时，男婴数则为 103.19 名。

$$或性别比 = \frac{28\ 750}{27\ 860} = 1.03倍$$

这表示男婴数约为女婴数的 1.03 倍。习惯上，性别比常以女子为 100 作为基数。

【知识拓展】

相对比的特点

（1）甲、乙两个指标可以是相对数、绝对数或平均数。

（2）性质相同的资料，相对比可说明两者之间的差别或比例关系。

（3）性质不同的资料，表示一个量 A 相对于另一个量 B 的对比数。如某地医生数（A）与当地人口数（B）之比，可得出每千人口的医生数。

（4）相对比的分子与分母不一定有相同的单位。如：

$$体质指数 = \frac{体重(kg)}{身高(m)^2}$$

（5）两个率之比在流行病学研究中常称为相对危险度（RR）。

3. 应用相对数的注意事项

（1）不能混淆率与构成比：构成比说明某部分占全体的比重，率说明事物发生的概率，两者计算不同，说明的问题也不同，但由于两指标同属于相对数范畴，有时又都用100做基数，所以以易于混淆。常见的错误是把构成比当作率来应用。例如，某地某年普查肿瘤（表6-14），如果根据表中构成比作出50～岁组人群最容易得肿瘤，患病情况最严重，60岁以后反而有所下降的结论，则是错误的。若要了解哪一个年龄组患病最严重，应从发病率来分析。由此表可以看出，肿瘤发病率随年龄增大而逐渐上升，年满60岁以上者最严重。这里率和比不一致的原因，是因为60岁以上组检查人数较少，虽然发病率最高，但患者数相对并不比50～岁组多，所以百分比反而较低。

表6-14　某地某年肿瘤普查资料

年龄（岁）	检查人数	肿瘤患者数	构成比（%）	发病率（1/万）
0～	633 000	19	1.27	0.30
30～	570 000	171	11.46	3.00
40～	374 000	486	32.58	12.99
50～	143 000	574	38.47	40.14
60～	30 250	242	16.22	80.00
合计	1 750 250	1 492	100.00	8.52

（2）计算相对数时分母不宜过小：一般说来，调查和实验观察单位应有足够的数量。观察单位足够时，计算的相对数比较稳定，能够正确反映实际情况。如果观察例数过少，计算的相对数可靠性较差，此时应以绝对数直接表示为好。例如4例患者中2例治愈，最好用绝对数表示。

（3）正确计算平均率：计算率的平均值时，不能将各组率相加，然后除以组数。如计算表6-14资料中各年龄组人群平均发病率时，不能将各年龄组发病率相加后求平均率，而应该将各年龄组检查人数与患者数分别相加，然后以总患病人数除以总检查人数，即 1 492/1 750 250×10 000/万 =8.52/万。

（4）正确选择分子分母：不同的分子和分母的搭配说明的问题也不一样，计算相对数，要注意其分子分母的合理搭配。例如，计算麻疹疫苗接种后的阳转人数，分母应为麻疹疫苗接种人数。

（5）率或构成比的比较要做假设检验：在抽样研究中，率和构成比也存在抽样误差，所以比较构成比或率时，不能仅凭表面数据直接下结论，应进行差别的显著性检验。

（6）注意资料的可比性：所谓可比性，即除了两者被比较的实验因素不同以外，其余可能影响结果的因素应尽可能相同或相近。一般应注意：①所要比较资料的时间、地点、方法等是否相同；②所要比较对象的年龄、性别构成是否相同，如果要比较组的年龄、性别构成不同，应计算分年龄组、分性别的率，或者计算标准化率。

二、计数资料的统计推断

（一）总体率的区间估计

1.率的标准误 分类变量资料与数值变量资料一样，样本率与总体率之间也存在抽样误差。均数的抽样误差用均数的标准误表示，同样，率抽样误差用率的标准误表示。率的标准误计算公式为：

$$\sigma_p = \sqrt{\frac{\pi(1-\pi)}{n}} \qquad (6-28)$$

式中：π——总体率

若总体率 π 未知，则以样本率（p）代入公式，求得率的标准误的估计值。

$$S_p = \sqrt{\frac{p(1-p)}{n}} \qquad (6-29)$$

例 6-28 抽样调查 100 名吸烟者，患慢性气管炎者有 25 人，求吸烟者慢性气管炎发病率及其标准误。

本例 $p=25/100\times100\%=25\%$

$$S_p = \sqrt{\frac{p(1-p)}{n}} = \sqrt{\frac{0.25\times(1-0.25)}{100}} = 0.043\ 3 = 4.33\%$$

2.总体率的区间估计 总体率的区间估计与总体均数的区间估计意义类同。用样本率估计总体率可用区间估计，这个区间估计是指可能包括总体率的一个区间，称为总体率的可信区间。

当 n 足够大，且 p 不接近于零或不接近于 1，np 与 $n(1-p)$ 均大于 5 时，样本率 p 近似服从正态分布，可按公式 6-30 和公式 6-31 求总体率的可信区间。

总体率 95% 可信区间为 $p\pm1.96S_p$ \qquad (6-30)

总体率 99% 可信区间为 $p\pm2.58S_p$ \qquad (6-31)

例 6-29 上例中已求得 100 名吸烟者慢性气管炎发病率为 25%，样本率的标准误为 4.33%，则总体率 95% 可信区间为

$$p\pm1.96S_p=0.25\pm1.96\times0.043=0.165\ 7\sim0.334\ 3$$

总体率 99% 可信区间为

$$p\pm2.58S_p=0.25\pm2.58\times0.043=0.139\ 1\sim0.360\ 9$$

（二）率的 u 检验

与数值变量资料一样，率或构成比也存在抽样误差。所以在进行率或构成比的比较时，也需用假设检验。当样本满足正态近似条件时，如样本量较大，np 与 $n(1-p)$ 均大于 5，可用率的 u 检验。

1.样本率与总体率比较的 u 检验 一般把率的理论值、标准值或经大量调查的稳定值作为总体率。目的是推断样本率所代表的总体率与已知的总体率 π_0 间有无差别。当 n 足够大，且 p 不接近于零或不接近于 1，np 与 $n(1-p)$ 均大于 5 时，样本率 p 近似服从正

态分布，可用率的 u 检验，计算公式如下：

$$u = \frac{p - \pi_0}{\sigma_p}$$ （6-32）

式中：P——样本率，π_0——总体率，σ_p——率的标准误。

例 6-30 根据文献记载，一般成年人的高血压发病率为 15%，某地调查了 300 名成年人，高血压患者 55 人，问该地成年人高血压发病率与一般成年人是否相同？

（1）建立假设和确定检验水准：

H_0：该地成年人高血压发病率与一般成年人相同，$\pi = \pi_0$；

H_1：该地成年人高血压发病率与一般成年人不同，$\pi \neq \pi_0$；

$a = 0.05$。

（2）计算 u 值：

$p = 55 / 300 \times 100\% = 18.33\%$

$$\sigma_p = \sqrt{\frac{0.183\,3(1 - 0.183\,3)}{300}} = 2.23\%$$

$$u = \frac{|0.183\,3 - 0.15|}{0.022\,3} = 1.49$$

（3）确定 p 值：本例 $u = 1.49 < 1.96$，$p > 0.05$。

（4）判断结果：按 $a = 0.05$ 水准，不拒绝 H_0，还不能认为该地成年人高血压发病率与一般成年人不同。

2. 两样本率比较的 u 检验　目的是推断两样本率所代表的总体率是否相同。当 n_1 与 n_2 均足够大，且 $n_1 p_1$ 与 $n_1(1-p_1)$、$n_2 p_2$ 与 $n_2(1-p_2)$ 均大于 5 时，两样本率比较符合 u 检验条件，可用下式计算 u 值：

$$u = \frac{|p_1 - p_2|}{\sqrt{p_c(1 - p_c)\left(\dfrac{1}{n_1} + \dfrac{1}{n_2}\right)}}$$ （6-33）

$$p_c = \frac{X_1 + X_2}{n_1 + n_2}$$ （6-34）

式中，p_1 和 p_2 分别为两样本率，X_1 和 X_2 为两样本阳性数，n_1 和 n_2 为样本含量，p_c 为两样本合并率。

例 6-31 为了比较城市与农村的糖尿病发病率，某地区在城市调查了 40～59 岁男性 1 448 人，糖尿病患者 398 人；在农村调查了 40～59 岁男性 387 人，糖尿病患者 65 人。问城市与农村的糖尿病发病率是否有差别？

（1）建立假设和确定检验水准：

H_0：城市与农村的糖尿病发病率相同，即 $\pi_1 = \pi_2$；

H_1：城市与农村的糖尿病发病率不同，即 $\pi_1 \neq \pi_2$；

$a = 0.05$。

（2）计算 u 值：

$p_1 = 398 / 1\,448 = 0.275$ $p_2 = 65 / 387 = 0.168$

$$p_c = \frac{398 + 65}{1\,448 + 387} = 0.252$$

$$u = \frac{|p_1 - p_2|}{\sqrt{p_c(1 - p_c)\left(\dfrac{1}{n_1} + \dfrac{1}{n_2}\right)}} = \frac{|0.275 - 0.168|}{\sqrt{0.252(1 - 0.252)\left(\dfrac{1}{1\,448} + \dfrac{1}{387}\right)}} = 4.31$$

（3）确定 p 值：本例 $u = 4.31 > 1.96$，$p < 0.05$。

（4）判断结果：按 $a = 0.05$ 水准，拒绝 H_0，接受 H_1，可以认为该地城市与农村的糖尿病发病率不同。

（三）χ^2 检验

χ^2 检验是一种用途较广的假设检验方法，常用于计数资料的统计分析。χ^2 检验最常用于比较两个或多个率或构成比差别有无显著性。按照设计类型不同，可将 χ^2 检验分为四格表资料 χ^2 检验、配对资料 χ^2 检验、行列表 χ^2 检验等。

1. 四格表资料 χ^2 检验 比较 2 个样本率之间差别有无统计意义，除了可以用率的 u 检验外，还可以用四格表资料 χ^2 检验。四格表指 2 行 2 列组成的表格，其基本数据只有 4 个，如表 6-15 中 31、123、10、157 这 4 个数据是基本数据，其他数据都是由这 4 个数据推算而来的，因此，这样的资料称为四格表资料。

例 6-32 为探索系统化整体护理模式的可行性、优越性和实用性，某医院选择神经内科作为模式病房，全面实施整体护理。整体护理开展前后神经内科昏迷、偏瘫患者并发肺部感染情况见表 6-15，问两组患者感染率是否相同？

本例所要解决的问题是两组患者感染率之差有无统计学意义，此类问题如符合正态近似条件可用率的 u 检验来解决，但更常用 χ^2 检验。

表6-15 两组患者并发肺部感染情况

组别	例数	感染数	未感染数
开展前	154	31(19.67)	123(134.33)
开展后	167	10(21.33)	157(145.67)
合计	321	41	280

（1）χ^2 检验公式：

基本公式：

$$\chi^2 = \Sigma \frac{(A - T)^2}{T} \tag{6-35}$$

专用公式：

$$\chi^2 = \frac{(ad - bc)^2 \cdot N}{(a + b)(a + c)(b + d)(c + d)} \tag{6-36}$$

校正公式：
$$\chi^2 = \Sigma \frac{(\mid A - T \mid - 0.5)^2}{T} \tag{6-37}$$

$$\chi^2 = \frac{(\mid ad - bc \mid - \frac{N}{2})^2 \cdot N}{(a+b)(a+c)(b+d)(c+d)} \tag{6-38}$$

式中：A——实际数

T——理论数

a、b、c、d 分别代表四个格子中的实际数，N 为总例数。

(2) 应用范围和注意事项：

①基本公式和专用公式：互相之间可以通用，以专用公式更为简单方便。

②理论数 T 的计算：可用公式 $T_{RC} = \dfrac{n_R n_C}{N}$，$T_{RC}$ 为第 R 行 C 列格子的理论数，n_R 为第 R 行的合计数，n_c 为第 C 列的合计数。

③χ^2 检验的自由度与行数、列数有关：$v = (R-1)(C-1)$，四格表的自由度 $v = (2-1) \times (2-1) = 1$。

④各公式应用条件：基本公式和专用公式的条件是 $N \geq 40$，$T \geq 5$；校正公式的条件是 $N \geq 40$，任何一格的理论数介于 1 与 5 之间，即 $1 \leq T < 5$；若 $N < 40$ 或 $T < 1$，则必须用四格表确切概率法。

⑤四格表资料计算卡方值后的判断依据：根据自由度 v 查 χ^2 界值表（表 6-16），若：

$\chi^2 \geq \chi^2_{0.05(v)}$，则 $P \leq 0.05$；

$\chi^2 \geq \chi^2_{0.01(v)}$，则 $P \leq 0.01$；

$\chi^2 < \chi^2_{0.05(v)}$，则 $P > 0.05$。

表 6-16　χ^2 界值表

自由度 v	概率 P	
	0.05	0.01
1	3.84	6.63
2	5.99	9.21
3	7.81	11.34
4	9.49	13.28
5	11.07	15.09
6	12.59	16.81
7	14.07	18.48
8	15.51	20.09

自由度 ν	概率 P	
	0.05	0.01
9	16.92	21.67
10	18.31	23.21

例 6-32 检验步骤如下：

① 建立假设和确定检验水准：

H_0：两组患者感染率相同，即 $\pi_1 = \pi_2$；

H_1：两组患者感染率不同，即 $\pi_1 \neq \pi_2$；

$a = 0.05$。

② 计算 χ^2 值：先计算理论数，即按照假设 H_0 推算出的频数，再按照假设 H_0 即两组病人感染率相等，等于合并率 41/321、未感染率等于 280/321。

即可按式求得各格理论数，见表 6-15 括号内。

$$T_{RC} = \frac{n_R n_C}{N}$$

再按公式 6-35 计算 χ^2 值：

$$\chi^2 = \frac{(31-19.67)^2}{19.67} + \frac{(123-134.33)^2}{134.33} + \frac{(10-21.33)^2}{21.33} + \frac{(157-145.67)^2}{145.67} = 14.38$$

或按公式 6-36 计算 χ^2 值：

$$\chi^2 = \frac{(31 \times 157 - 123 \times 10)^2 \times 321}{154 \times 41 \times 280 \times 167} = 14.38$$

③ 确定 p 值：$\chi^2_{0.05(1)} = 3.84$，本例 $\chi^2 > 3.84$，$P < 0.05$。

④ 判断结果：按 $a = 0.05$ 水准，拒绝 H_0，接受 H_1，可以认为开展系统化整体护理前后两组患者并发肺部感染情况有差别。

例 6-33 为提高静脉穿刺成功率，某医院抽取 58 名成年男性，随机分为两组，试验组采用负压进针法穿刺，对照组采用常规进针法穿刺，结果见表 6-17，问两种进针法成功率是否相同？

表 6-17 两种进针法静脉穿刺结果

组别	例数	一次成功例数	一次未成功例数
试验组	32	29(25.93)	3(6.07)
对照组	26	18(21.07)	8(4.93)
合计	58	47	11

检验步骤如下：

①建立假设和确定检验水准：

H_0：两种进针法成功率相同，即 $\pi_1 = \pi_2$；

H_1：两种进针法成功率不同，即 $\pi_1 \neq \pi_2$；

$$T_{RC} = \frac{n_R n_C}{N} , \quad a = 0.05 。$$

②计算 χ^2 值：先计算理论数。按公式求得各格理论数，见表 6–17 括号内数值，本例 $N > 40$，但有一个格子的理论数大于 1 小于 5，故需用校正公式 6–37 计算 χ^2 值。

$$\chi^2 = \frac{(|29 - 25.93| - 0.5)^2}{25.93} + \frac{(|3 - 6.07| - 0.5)^2}{6.07}$$
$$+ \frac{(|18 - 21.07| - 0.5)^2}{21.07} + \frac{(|8 - 4.93| - 0.5)^2}{4.93} = 2.99$$

或公式 6–38：

$$\chi^2 = \frac{(|29 \times 8 - 3 \times 18| - 58/2)^2 \times 58}{32 \times 26 \times 47 \times 11} = 2.99$$

③确定 p 值：$\chi^2_{0.05(1)} = 3.84$，本例 $\chi^2 < 3.84$，$p > 0.05$。

④判断结果：按 $a = 0.05$ 水准，不拒绝 H_0，还不能认为两种进针方法静脉穿刺成功率有所不同。

若未经校正，$\chi^2 = 4.27 > 3.84$，$p < 0.05$，可见校正与否，结论截然不同。

2. 配对资料 χ^2 检验　配对计数资料的两个样本中，实验单位一一配对，或同一实验单位先后给以两种不同处理。

（1）配对 χ^2 检验公式：

专用公式：
$$\chi^2 = \frac{(b - c)^2}{b + c} \tag{6-39}$$

校正公式：
$$\chi^2 = \frac{(|b - c| - 1)^2}{b + c} \tag{6-40}$$

（2）应用范围和注意事项：

①如果 $b + c \geq 40$，可用专用公式计算 χ^2 值；如果 $b + c < 40$，可用校正公式计算 χ^2 值。

②做配对 χ^2 检验时，表中 a 和 d 是结果相同的部分，而 b 和 c 是结果不同的部分。通常只考虑不同部分的差别。若无差别，则 $b = c$。但由于抽样误差的关系，可能样本的 $b \neq c$，因而必须进行假设检验。

③配对计数资料的卡方检验，亦为两行两列的四格表，自由度也是 1。故计算卡方值后与 3.84 和 6.63 作比较，即可以判断相应的 p 值范围。

例 6–34　对住院患者 200 份痰标本分别用荧光法与浮游集菌法检查抗酸杆菌，结果见表 6–18，问两法检查的阳性率有无差别？

表6-18 两法检查抗酸杆菌结果的比较

荧光法	浮游集菌法		合计
	+	-	
+	49 (a)	25 (b)	74
-	21 (c)	105 (d)	126
合计	70	130	200

检验步骤如下：

①建立假设和确定检验水准：

H_0：两法检查阳性率相同，即 $B = C$；

H_1：两法检查阳性率不同，即 $B \neq C$；

$a = 0.05$。

②计算 χ^2 值：本例 $b+c=25+21=46>40$，选用专用公式：

$$\chi^2 = \frac{(b-c)^2}{b+c} = \frac{(25-21)^2}{25+21} = 0.35$$

③确定 p 值：$\chi^2_{0.05(1)} = 3.84$，本例 $\chi^2 = 0.35 < 3.84$，$p > 0.05$。

④判断结果：按 $a = 0.05$ 水准，不拒绝 H_0，故还不能认为两法检查抗酸杆菌的阳性率不同。

例6-35 将56份咽喉涂抹标本，依同样的条件分别接种于两种白喉杆菌培养基上，观察白喉杆菌生长情况，结果见表6-19。问两种培养基的阳性结果有无差别？

表6-19 两种白喉杆菌培养基培养效果比较

乙培养基	浮游集菌法		合计
	+	-	
+	22	18	40
-	2	14	16
合计	24	32	56

检验步骤如下：

①建立假设和确定检验水准：

H_0：两种培养基培养结果相同，即 $B = C$；

H_1：两种培养基培养结果不相同，即 $B \neq C$；

$a = 0.05$。

②计算 χ^2 值：本例 $b+c=18+2<40$，应用校正公式：

$$\chi^2 = \frac{(|b-c|-1)^2}{b+c} = \frac{(|18-2|-1)^2}{18+2} = 11.25$$

③确定 p 值：$\chi^2_{0.05(1)} = 3.84$，本例 $\chi^2 = 11.25 > 3.84$，$p < 0.05$。

④判断结果：按 $a = 0.05$ 水准，拒绝 H_0，接受 H_1，可以认为两种培养基的阳性结果不同。由表可见，乙培养基优于甲培养基。

3. 行 × 列表（$R \times C$ 表）资料的 χ^2 检验　当 2 个以上样本率或构成比比较时，资料的行数或列数超过 2，称为行 × 列表资料。

（1）行 × 列表资料 χ^2 检验公式：

行 × 列表资料比较可用基本公式，但常用行 × 列表资料 χ^2 检验的专用公式：

$$\chi^2 = n\left(\sum \frac{A^2}{n_R n_C} - 1\right) \tag{6-41}$$

式中 A 为实际数，n 为总合计数，n_R 为实际数相应的行合计数，n_C 为实际数相应的列合计数。

（2）行 × 列表资料 χ^2 检验注意事项：

①做行 × 列表资料 χ^2 检验时，不宜有 1/5 以上格子的理论数小于 5，不能有任何一个理论数小于 1。如出现不符合上述要求的情况，可采用以下 3 种方法处理使之符合要求：一是增大样本量。二是将理论数不符合要求的行或列合理并组。三是删除不符合要求的行或列。

②多个样本率或构成比比较的 χ^2 检验，$p < 0.05$ 或更低时，结论为拒绝 H_0，只能认为各样本率代表的总体率不相等或不全相等，而不能认为各总体率间均有差别。

例 6-36　某医院用 3 种药物治疗慢性支气管炎，结果见表 6-20，试比较 3 种药物治疗慢性支气管炎的疗效是否相同？

表 6-20　3 种药物治疗慢性支气管炎的效果

组别	有效	无效	合计	有效率 (%)
甲药	28	9	37	75.7
乙药	18	20	38	47.4
丙药	10	24	34	29.4
合计	56	53	109	51.4

① 建立假设和确定检验水准：

H_0：3 种药物治疗效果相同，即 $\pi_1 = \pi_2 = \pi_3$；

H_1：3 种药物治疗效果不同或不全相同；

$a = 0.05$。

② 计算 χ^2 值：本例符合行 × 列表资料 χ^2 检验条件。

$$\chi^2 = n(\sum \frac{A^2}{n_R n_C} - 1)$$

$$\chi^2 = 109(\frac{28^2}{37 \times 56} + \frac{9^2}{37 \times 53} + \frac{18^2}{38 \times 56} + \frac{20^2}{38 \times 53} + \frac{10^2}{34 \times 56} + \frac{24^2}{34 \times 53} - 1) = 15.56$$

③ 确定 p 值： ν =（行数 -1）（列数 -1）=（3-1）（2-1）=2， $\chi^2_{0.05(2)}$ =5.99，本例 χ^2 =15.56＞5.99， p ＜0.05。

④ 判断结果：按 a =0.05 水准，拒绝 H_0，接受 H_1，可以认为 3 种药物治疗慢性支气管炎效果不同或不全相同。

【知识拓展】◆

当多个样本率比较的推断结论拒绝 H_0、接受 H_1 时，只能说明各总体率之间有差别，但不能说明任意两个总体率间有差别。多个样本率间的两两比较若直接用四格表资料的 χ^2 检验进行多重比较，将会增加犯 I 类错误的概率。为此，需要采用多重比较方法，多个样本率间的多重比较有 χ^2 分割法。

第四节 统计表与统计图

统计表和统计图都是表达统计资料的重要工具，在医学科学研究中，经常用统计图来表达其分析结果。统计图表不仅简单明了，易于理解和接受，而且便于比较和分析。

一、统计表

统计表是用表格的形式来表达统计分析的事物及其指标。广义的统计表包括调查资料所用的调查表、整理资料所用的整理汇总表以及分析资料所用的统计分析表等；狭义的统计表仅指统计分析表。

统计表的列表要求

（一）统计表的结构

一张统计表的必备部分通常包括标题、标目、数字和线条，如下所示：

标题

横标目名称	纵标目
横标目	数字
合计	

（二）制表的基本要求

1. 标题　标题位于表格的上方中央，标题要求简明扼要地说明表的中心内容，必要时注明资料的时间和地点。标题不能过于简略，也不能过于烦琐，更不能不确切。若有两个以上的统计表，在标题的前面应有表序，以备查找。

2. 标目　标目有横标目和纵标目，横标目用来表示表中被研究事物或对象的主要标志，是表的主语，列在表的左侧，说明表内同一横行的含义；纵标目用来说明横标目的各种统计指标，是表的谓语，列在表的右侧上方，说明表内同一纵列数字的含义。标目不能过多，层次一定要清楚。

3. 线条　表内只有横线，竖线和斜线一律不要。横线也不宜过多，常用三条基本线表示，即顶线和底线，以及隔开纵标目和横标目的一条横线。如有合计，再加一条隔开合计与数字的线。通常顶线和底线略粗一点，另两条线可略细一点。

4. 数字　表内数字必须准确，一律用阿拉伯数字来表示，所有数字位次对齐，同一指标的小数位数应一致，表内不得留有空格。资料暂缺或未记录用"…"表示，未调查、无数字用"－"表示，数字若为"0"，则写"0"。

5. 备注　不是表的必备部分，当有需要说明的问题时，用"*"号标出，列在表的下方。

（三）统计表的种类

统计表按分组标志的数量分为两种，即简单表和组合表。

1. 简单表　按一种特征或标志分组，即由一组横标目和一组纵标目组成的统计表，如表 6-21 所示。

表 6-21　某年某社区不同文化程度的慢性病发病率

文化程度	调查人数	病例数	发病率（%）
文盲	186	58	31.18
小学	607	149	24.55
初中	179	42	23.46
高中及以上	121	26	21.49
合计	1 093	275	25.16

2. 组合表　按两个或两个以上的标志分组的统计表，如表 6-22 所示。

表6-22　某年某社区不同性别老年人的吸烟情况

性别	不吸烟		现在吸烟		过去吸烟		合计	
	人数	%	人数	%	人数	%	人数	%
男	266	23.38	808	71.00	64	5.62	1 138	100.00
女	1 139	87.01	138	10.54	32	2.44	1 309	100.00
合计	1 405	57.42	946	38.66	96	3.92	2 447	100.00

（四）统计表的修改

统计表要从资料表达的目的、标题、纵横标目、线条、数字等方面来评价，力求做到简明、直观，便于比较。

例：指出表6-23的缺陷，并作改进。

表6-23　两个治疗组对比

并发症	西药组			中西药结合组		
	例数	结果		例数	结果	
休克		良好	死亡		良好	死亡
	13	6	7	10	10	0

表6-23表达的是用两种治疗法治疗急性心肌梗死并发休克的疗效。缺点是：标题太简单，不能概括表的内容，纵横标目安排不当，标目组合重复，两种疗法组的数据未能紧密对应，不便于相互比较，可修改如下（表6-24）：

表6-24　急性心肌梗死并发休克患者的疗效比较

治疗组	患者例数	良好	死亡
西药组	13	6	7
中西药结合组	10	10	0

二、统计图

统计图是用点、线、面等形式来表达统计分析的结果，反映事物及其指标间的数量关系。统计图比较形象、直观，使读者一目了然，印象清晰。但统计图只能给出概括的印象，不能非常准确地表达数据，一般需要结合文字进行描述。医学统计中常用的有条图、百分条图、圆形图、线图、半对数线图、直方图、散点图和统计地图等。

（一）制作统计图的基本要求

1. 选图 根据资料的性质和分析目的选择合适的图形。

2. 标题 要简明扼要，说明资料的内容，必要时注明时间、地点；编号一般用图加阿拉伯数字表示，标题及编号写在图的下方。

3. 标目 纵横两轴应有标目，并应注明标目单位。

4. 尺度 横轴尺度自左而右，纵轴尺度自下而上，数值一律由小到大，等距或有一定的规律性地标明。

5. 比例 除圆形图外，图形的纵横轴比例一般以 5：7 为宜，过大或过小易造成错觉。

6. 图例 当比较不同地区或同一地区不同时间某一事物的变化情况时，须用不同的线条或颜色表示，并附图例说明。

（二）常用统计图的种类和绘制方法

1. 直条图 简称条图，是用等宽直条的长短来表示相互独立的各指标的数值大小，如不同的地区、不同的病种、不同的科室、不同的疾病名称等，分单式（图 6-16）和复式（图 6-17）两种。绘制要点如下：

（1）坐标轴：横轴为观察项目，纵轴为数值，纵轴坐标一定要从 0 开始。

（2）直条的宽度：各直条应等宽、等间距，间距宽度和直条相等或为其一半。复式直条图在同一观察项目的各组之间无间距。

（3）排列顺序：可以根据数值从大到小，从小到大，或按时间顺序排列。如图 6-16、图 6-17 是分别依据表 6-25、表 6-26 的资料绘制而成的。

表 6-25 某年某地五种恶性肿瘤的病死专率

病种	死亡人数	病死专率（1/10 万）
肝癌	86	12.0
胃癌	122	17.5
肺癌	144	20.0
食管癌	21	3.5
鼻咽癌	23	3.2

表 6-26 某医院用两种中药治疗不同类型慢性气管炎的疗效

分组	单纯型		哮喘型	
	治疗数	显效率（%）	治疗数	显效率（%）
复方猪胆胶囊	200	72.5	198	61.3
侧柏	210	56.4	189	60.5

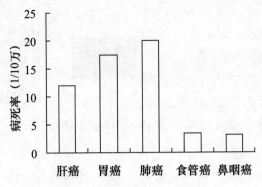

图 6-16 某年某地五种恶性肿瘤的病死专率

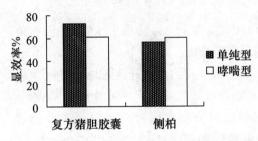

图 6-17 某医院用两种中药治疗不同类型慢性气管炎的疗效

2. 百分条图 适用于构成比资料，用来表示全体中各部分所占的比重。绘制要点如下：

（1）标尺：一定要有标尺，画在图的上方或下方，起始的位置、总长度和百分条图一致，并和百分条图平行。全长为100%，分成10格，每格10%。

（2）分段：按各部分所占百分比的大小排列，可以在图上用数字标出百分比。

（3）图例：在图外附图例说明。

（4）多组比较：若要比较的事物不止一个时，可以画几个平行的百分条图，以利于比较。各条图的排列顺序相同，图例相同。图6-18是按表6-27的资料绘制而成的。

表 6-27 某地 2016 年五种主要死因构成

死因分类	例数	构成比（%）
心脏病	1 242	35.48
脑血管病	1 113	31.80
恶性肿瘤	651	18.60
呼吸系病	337	9.62
消化系病	157	4.50
合计	3 500	100.00

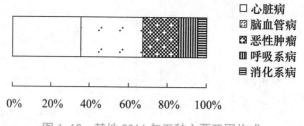

图 6-18　某地 2016 年五种主要死因构成

3. 圆形图　适用的资料、用途同百分直条图。以圆形的面积为 100%，将百分比转化为角度，把圆形的面积按比例分成若干部分，以角度大小来表示各部分所占的比重。绘制要点如下：

（1）由于圆周角为 360 度，以每 1% 相当于 3.6 度的圆周角，将百分比乘 3.6 度即为所占扇形的度数，可用量角器画出。

（2）从相当于时钟 12 点或 9 点的位置开始顺时针方向绘图。

（3）每部分用不同的线条或颜色表示，并在图上标出百分比，以图例说明。

（4）当比较不同资料的百分比构成时，可以画两个相等大小的圆，在每个圆的下面写明标题，并用相同的图例表示同一构成部分。如图 6-19 是按表 6-27 的资料绘制而成的。

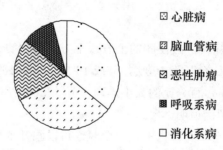

图 6-19　某地 2016 年五种主要死因构成

4. 线图　以线段的上升或下降来表示事物在时间上的发展变化或一种现象随另一种现象变迁的情况，适用于连续性资料。绘制要点如下：

（1）横轴表示某一连续变量如时间或年龄，纵轴表示某种率或频数。

（2）数据点画在组段中间位置。相邻的点用直线连接，不能任意改为光滑曲线。

（3）同一张图不要画太多条线，否则不易分清。当有两条或两条以上曲线在同一张线图上时，须用不同颜色或不同的图形形式加以区分，并附图例加以说明。如图 6-20 是按表 6-28 的资料绘制而成的。

表6-28　某地2007—2016年某传染病病死率

年份	病死率（%）
2007	35.7
2008	23.8
2009	16.0
2010	17.5
2011	17.2
2012	16.2
2013	12.5
2014	13.2
2015	11.8
2016	12.4

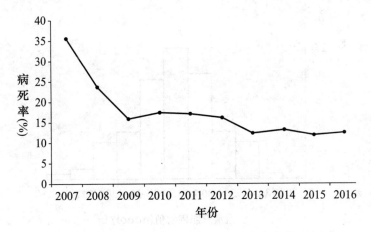

图6-20　某地2007—2016年某传染病病死率

5. 直方图　以各矩形的面积来代表各组频数的多少，适用于连续变量的频数分布。绘制要点如下：

（1）坐标轴：横轴代表变量值，要用相等的距离表示相等的数量。纵轴坐标要从0开始。

（2）各矩形间不留空隙。

（3）对于组距相等的资料可以直接作图；组距不等的资料先进行换算，全部转化为组距相等的频数，用转化后的频数作图。如图6-21是按表6-29的资料绘制而成的。

表 6-29　某年某地 100 名健康成年男子血清总胆固醇 (mmol/L) 值的频数分布

组段 (1)	频数 (3)
2.50～	1
3.00～	7
3.50～	9
4.00～	20
4.50～	25
5.00～	19
5.50～	9
6.00～	7
6.50～	2
7.00～7.50	1
合计	100

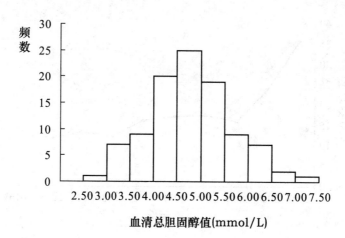

图 6-21　某年某地 100 名健康成年男子血清总胆固醇值的频数分布

【知识拓展】◆

直方图与直条图的区别

　　直方图与直条图外形相似，但存在本质区别。直方图适用于表示连续性数值变量资料的频数分布情况，各直条间没有间隙；直条图适用于离散型资料，表示相互独立指标间的对比关系，各直条间有间隙。两图制作时纵轴尺度都应从"0"开始。

学习检测

1.统计学中所说的总体是指（　　　）。

　　A.根据研究目的确定的同质的研究对象的全体

　　B.随意想象的研究对象的全体

　　C.根据地区划分的研究对象的全体

　　D.根据时间划分的研究对象的全体

　　E.根据人群划分的研究对象的全体

2.概率 $P = 0$，则表示（　　　）。

　　A.某事件必然发生　　　　　　　　B.某事件必然不发生

　　C.某事件发生的可能性很小　　　　D.某事件发生的可能性很大

　　E.以上均不对

3.测量身高、体重等指标的原始资料叫作（　　　）。

　　A.计数资料　　　　B.计量资料　　　　C.等级资料

　　D.分类资料　　　　E.有序分类资料

4.某种新疗法治疗某病患者41人，治疗结果如下，该资料的类型是（　　　）。

治疗结果	治愈	显效	好转	恶化	死亡
治疗人数	8	23	6	3	1

　　A.计数资料　　　　B.计量资料　　　　C.无序分类资料

　　D.有序分类资料　　E.数值变量资料

5.表示血清学滴度资料平均水平最常计算（　　　）。

　　A.算术均数　　　　B.几何均数　　　　C.中位数

　　D.极差　　　　　　E.率

6.某计量资料的分布性质未明，要计算集中趋势指标，宜选择（　　　）。

　　A.算数均数　　　　B.几何均数　　　　C.中位数

　　D.标准差　　　　　E.变异系数

7.某厂发生食物中毒，9名患者潜伏期分别为16、2、6、3、30、2、10、2、24（小时），则该食物中毒的平均潜伏期为（　　　）小时。

　　A.5　　　　　　　　B.5.5　　　　　　　C.6

　　D.10　　　　　　　 E.12

8. 比较 12 岁男孩和 18 岁男子身高变异程度大小，宜采用的指标是（　　　）。

    A. 极差　　　　　　　B. 标准差　　　　　　C. 方差

    D. 变异系数　　　　　E. 四分位数间距

9. 标准差与标准误的关系是（　　　）。

    A. 两者相等　　　　　B. 后者大于前者　　　C. 前者大于后者

    D. 不一定　　　　　　E. 随样本例数不同

10. 在两样本均数比较的 t 检验中，无效假设（H_0）的正确表达应为（　　　）。

    A. $\mu_1 \neq \mu_2$　　　　　B. $\mu_1 = \mu_2$　　　　C. $1 \neq 2$

    D. $1 = 2$　　　　　　E. $\pi_1 = \pi_2$

11. 说明两个有关联的同类指标的比即为（　　　）。

    A. 构成比　　　　　　B. 率　　　　　　　　C. 相对比

    D. 频率　　　　　　　E. 百分比

12. 四个样本率作比较 $\chi^2 > \chi^2_{0.01(3)}$，可认为（　　　）。

    A. 各总体率不等或不全相等　　　　　B. 各总体率均不相等

    C. 各总体率均相等　　　　　　　　　D. 各样本率不等或不全相等

    E. 以上都不对

13. 四格表中四个格子基本数字是（　　　）。

    A. 两个样本率的分子和分母　　　　　B. 两个构成比的分子和分母

    C. 两对实测阳性绝对数和阴性绝对数　D. 两对实测数的理论数

    E. 以上都不对

14. 圆形图适用的资料类型为（　　　）。

    A. 连续性资料　　　　　　　　　　　B. 构成比资料

    C. 分类资料　　　　　　　　　　　　D. 频数表资料

    E. 相互独立资料

15. 比较某市各区、县肝炎发病率的情况，宜绘制（　　　）。

    A. 线图　　　　　　　　　　　　　　B. 百分条图或圆图

    C. 直方图　　　　　　　　　　　　　D. 直条图

    E. 构成图

16. 下列统计图中何者意义相同？（　　　）

    A. 直方图与直条图　　　　　　　　　B. 普通线图与半对数图

    C. 圆图与构成图　　　　　　　　　　D. 直条图与构成比条图

    E. 以上都不对

第七章
流行病学研究方法

学习目标

1. 掌握流行病学的定义、常用的研究方法、疾病分布常用指标及筛检概念。

2. 熟悉常用研究方法的设计与实施、诊断试验与筛检试验的应用及评价。

3. 了解实验性研究的方法、病因及病因推断的方法等。

学习导入

1854 年秋季，伦敦宽街暴发霍乱。在以宽街为中心周围 250 码的区域内，10 天内死亡 500 多人，当地居民纷纷外逃。英国医师 John Snow 调查病例及其发病的地点，并将病例的地点标记在地图上，同时标记宽街供水站及附近其他供水站。调查发现几乎所有病例都发生在宽街水井附近范围，并且都饮用该井水，仅有 10 例住在其他水井附近。该街一家工厂工人很少患此病，调查发现与使用自备水井供水而未用宽街水井有关。进一步调查发现，除了少数病例无法证实与宽街水井有关外，所有病例都在患病前喝过该水井的水。因此，John Snow 认为宽街霍乱暴发与宽街水井有关。9 月 8 日当局接受 John Snow 的建议，停用宽街水井，发病率骤降并渐止。

思考 ·····························

1. 这是一种什么样的疾病现象？

2. 这类疾病现象有何特点？

3. 这类疾病如何预防与控制？

流行病学是人群健康研究的方法，广泛应用于基础医学、临床医学和预防医学等各个领域，是一门重要的方法学。

第一节　流行病学概述

一、定义

流行病学是从以传染病为主的研究内容发展起来的，目前研究范围已扩大到全面的健康和疾病状态，包括了疾病、伤害和健康三个层次。流行病学是研究人群中疾病与健康状况的分布及其影响因素，并研究防制疾病及促进健康的策略和措施的科学。该定义强调了流行病学是从群体的角度出发，来研究各种疾病和健康状况的分布及影响因素，从而为如何预防和控制疾病及促进健康提供策略和措施。

二、基本方法

流行病学研究方法按照设计类型主要分为观察法、实验法两大类。观察法中又有描述性研究和分析性研究两种设计类型。描述性研究主要是利用资料，按照不同的地区、时间及人群特征分组，把疾病或健康状态的分布情况真实地描述出来，从而发现病因线索并提出病因假设，它包括个案报告、现况调查、疾病监测、生态学研究等。分析研究主要是研究影响分布因素，检验病因假设，包括病例对照研究和队列研究。实验法主要是研究评价疾病防制干预措施的效果，可确证病因假设，它可分为临床试验和现场试验，后者包括个体试验与群体试验。

三、流行病学在实际工作中的应用

随着流行病学原理的扩展和流行病学方法的进步，流行病学的应用也越来越广泛，实际上它已深入到医护工作中的各个方面。

流行病学在医护工作中的应用

（一）疾病预防与健康促进

预防是广义的，包括无病时预防使其不发生，发生后使其得到控制或减少直至消除，如今，通过疾病的三级预防在传染病和慢性非传染病的预防控制方面取得了巨大成就。例如，通过接种疫苗预防相应的传染病，通过控制高危因素来预防慢性非传染性疾病等。

（二）疾病监测

疾病的监测是长期地、连续地在一个地区范围内收集并分析疾病及其影响因素的动态，以判断疾病及其影响因素的发展趋势，并评价预防对策的效果或决定是否修改已制订的预防对策。实际上它是考察流行病学工作的一个动态过程，是一项主动的工作，一旦疾病暴发，便于及时采取行动。

（三）疾病病因和危险因素的研究

只有透彻了解疾病发生、多发或流行的原因才能更好地防制乃至消灭某一疾病。疾病的病因、发病影响因素是很复杂的，某些传染病的病因是单一的，但慢性非传染病的病因是由多种因素综合作用的。许多疾病，如恶性肿瘤、心血管疾病等的病因目前还不是十分清楚。流行病学的目的之一就是采取流行病学调查分析的方法，再配合临床检查和检验，发掘病因及疾病的危险因素，从而采取一定的策略和措施以达到预防和控制疾病的目的。

（四）研究疾病的自然史

疾病在人群中有其自然发生的规律，称为人群的疾病自然史，简称疾病自然史。传染病的自然史一般包括潜伏期、前驱期、发病期、恢复期；慢性非传染病的自然史一般包括亚临床期、症状早期、症状明显期、症状缓解期、恢复期等。但某种疾病的自然史在不同的人群中可有不同的表现，如研究正常人群中葡萄糖耐量试验，过一段时间后重复检验，根据其转归可判断糖尿病的亚临床状况，有助于早期发现和早期预防糖尿病。

（五）疾病防制的效果评价

疾病防制效果的最终判定必须通过流行病学研究才能实现。例如，观察儿童接种某种疫苗后是否阻止了相应疾病的发生，可用实验流行病学的方法比较受试儿童和对照儿童的发病情况。又如，评定一种新药是否有疗效，除在医院临床实践中短期观察外，还需在大规模的社区人群中长期观察才能下定论。

（六）卫生决策和评价

卫生行政管理部门对某地区医疗卫生保健服务方面的建设、资源分配等做出决策，需要建立在流行病学调查研究的基础上，应先了解该地区的疾病和健康状况的分布，现有卫生资源与医疗卫生保健服务的实际需要的适应程度等。其卫生决策是否正确，各种卫生服务效益如何，也需要通过流行病学方法进行评价。

第二节　疾病的分布

任何疾病都有两类表现：一是疾病的个体表现，如疾病的症状和体征等，称为疾病的临床表现；二是疾病的群体表现，即流行病学表现，如疾病在什么地区、什么时间和什么人群中发生，有何规律，称为疾病的分布。描述疾病的人群分布、地区分布、时间分布是描述流行病学的主要内容，是分析流行病学的基础，通过揭示疾病的三间分布规律，可为制订疾病防治策略和措施提供科学依据。

一、疾病的人群分布

（一）年龄

年龄是人群分布中最重要的因素。由于不同年龄人群有不同的免疫水平、不同的生活和行为方式，对危险因素的暴露机会亦不同。传染病在儿童中发病率较高；恶性肿瘤的发病率一般均随年龄的增加而增加，但白血病则在儿童期和老年期分别有两个发病高峰；在不同年龄组所患的心脑血管疾病的种类不同，如儿童时期以先天性心脏病为主，青少年主要为风湿性心脏病，青壮年则多患心肌炎，而高血压性心脏病、肺心病、冠心病及脑卒中等则随年龄的增加其发病率相应增加。

（二）性别

多数疾病的发病率都有一定的性别分布差异，但有些差异较大，有些差异较小。男女传染病发病率的差异主要是由于暴露机会不同造成的。例如，血吸虫病常因下田劳动而造成感染，因此一般男性高于女性。除乳腺癌和宫颈癌外，绝大多数癌症的病死率都是男性高于女性，可能主要是因为男女接触致癌因子的机会不同的缘故；克山病和地方性甲状腺肿等地方病却女性多于男性，这可能与女性因为妊娠、哺乳及其他特殊生理活动对硒及碘的需要量增加，造成相应微量元素的供应相对不足有关。

（三）种族与民族

不同种族人群由于遗传、生活风俗习惯、自然和社会环境、经济文化水平等因素的不同，疾病分布情况也不同。例如，马来西亚境内居住着三个种族人群，马来人患淋巴瘤较多，印度人患口腔癌较多，中国人则以患肝癌、鼻咽癌多见。

（四）职业

由于不同职业人群暴露于职业环境中的某些有害因素、体力劳动强度和精神紧张度不同，疾病的分布也不同。例如，碎石工和煤矿工人易患硅肺；生产联苯胺的工人易患膀胱癌；脑力劳动者的冠心病和高血压发病率高；而飞行员和汽车司机则易患高血压和消化性溃疡。

（五）生活行为习惯

人的许多不良行为和不健康的生活方式，可导致许多疾病的发病率增加。常见的不良行为有吸烟、酗酒、吸毒、不洁性行为及久坐等生活方式。

二、疾病的地区分布

（一）疾病在国家间及国家内的分布

有些疾病只发生在一定的国家或地区，表现出严格的地区分布。例如，黄热病的分布与埃及伊蚊的分布相一致，主要见于非洲和南美洲；日本国内因无黑线姬鼠，因而没有出血热发生；我国血吸虫病的发生只限于有钉螺滋生的长江流域及其以南地区。这种严格的地区分布主要受病原媒介或贮存宿主的分布的影响。有些疾病的分布可能是由特定的地理环境或人文风俗所决定。有些疾病全球都可发生，但其分布并不均衡。历史上，胃癌在日本多发。食管癌在我国太行山区多发。

（二）疾病的城乡分布

许多疾病都表现出城乡差异。城市的特点是人口稠密、居住拥挤、交通方便、环境污染严重及工作紧张，由此导致呼吸道传染病，如非典、流行性感冒、流行性脑脊髓膜炎、水痘、百日咳等在城市易于传播。一些慢性病和车祸等也在城市高发。农村的特点与城市相反，人口稀疏、交通不便、卫生条件相对较差，因而呼吸道传染病不太容易流行，但一旦有传染源传入，则易引起暴发。而肠道传染病、寄生虫病及农药中毒等的发病率农村显著高于城市。另外，农村由于乡镇企业的发展，大量的有毒、有害物质排出，加之没有健全的劳动保护，致使职业病增多。

（三）疾病的地方性

由于自然环境和社会因素的影响而使一些疾病在某一地区的发病率经常较高或只在该地区存在，这种状况称为疾病的地方性。

1.自然地方性　若某病的地方性与该地的自然环境密切相关，这种地方性称为自然地方性。自然环境的影响大致有两个方面：一是由于某种自然环境适于某种病原体的发育或其传播媒介的生存，如血吸虫病、疟疾等；另一方面是自然环境中的微量元素与某些疾病关系密切，如碘缺乏病、地方性氟中毒等。

2.自然疫源性　一些疾病的病原体不依靠人而能在自然界的野生动物中绵延繁殖，只有在一定条件下才传染给人，这种性状称为自然疫源性。具有自然疫源性的疾病称为自然疫源性疾病，如鼠疫、森林脑炎及恙虫病等。这类疾病流行的地区称为自然疫源地。

三、疾病的时间分布

疾病的发生频率往往随时间而不断变化，呈现一个动态的过程。其变化形式包括短期波动、季节性、周期性和长期趋势。分析疾病的时间变化，有助于探索某些病因和流行因素的线索。

（一）短期波动

在一个集体单位或小居民区，短时间内某病的患病人数突然大量增多的现象称为暴发，也称为短期波动；一般前者指较小范围，后者指较大范围。暴发一般是因为短时间内大量人群接触同一致病因子所致。由于潜伏期不同，发病有先有后，但大多数病例的发病日期集中在最短和最长潜伏期之间，发病高峰与该病的平均潜伏期基本一致。因此，一般可从发病高峰日推算暴露时间，从而找出其原因。

（二）季节性

疾病的发生率随季节而变化的现象称为季节性。季节性有两种表现形式：一种是季节性升高，即一年四季均可发生，但在一定季节，其发生率升高；另一种是有严格的季节性，即一年中只有某些季节有某病发生。传染病的季节性通常比较明显，如流行性感冒有冬春季节性升高；流行性乙型脑炎表现有严格的季节性。少数非传染病的发生亦有季节性，如花粉热多发生在春夏之交，而脑卒中则在冬季高发。

（三）周期性

疾病有规律地在一定的时间间隔后发生流行，称为周期性。在无有效疫苗应用之前，多数传染病都具有周期性。例如，麻疹在城市表现为 2 年一次流行高峰，流行性脑脊髓膜炎 7~9 年流行一次，甲型流感 2~3 年小流行一次。通过有效的疫苗接种，则周期性消失。

（四）长期趋势

有些疾病经过一个相当长的时间后，其发生率、感染类型、宿主及临床表现等方面均发生了显著性变化，这种现象称为长期变异，又称为长期趋势。例如，近年传染病的发生出现了许多新的动向：多重耐药的结核杆菌的出现及由此导致的发病率回升；性病死灰复燃；O_{157} 大肠埃希菌不断引起暴发；新的肝炎病毒不断出现；伤寒和出血热的临床表现轻症化；等等。在慢性病中，高血压、肺癌等疾病的发生率有上升趋势，而风湿热及风心病的发病率呈下降趋势。研究疾病长期变异的趋势，探索导致变化的原因，可为制订中长期疾病预防战略提供理论依据。

四、描述疾病分布的常用指标

（一）描述疾病频率的指标

1. 发病率　发病率表示特定人群在一定时间内某病新病例出现的频率，通常以一年为观察周期。

$$发病率 = \frac{某人群一定时期内某病新发病例数}{同期暴露人口数} \times k$$

k=100%，1000‰，10 000/ 万或 100 000/10 万⋯⋯

对描述疾病的分布、探讨发病因素和评价预防措施效果，发病率都是一个非常重要的指标。在计算发病率时，要准确理解和计数分子和分母。

新病例是指在观察期间新发生的病例。例如，流行感冒、急性心肌梗死这类急性疾病，其发病时间容易确定，新旧病例容易区分；对于慢性病，如高血压、肿瘤等，其发病时间难以确定，此时一般以首次确诊时间为发病时间。在观察期内，如果同一个人发生一次以上同种疾病，如感冒一年内可患几次，则应分别计为几个新发病例数。

暴露人口必须符合两个条件：一是观察时间内、观察地区内的人群；二是要具备可能罹患所需要观察的疾病的可能。曾经患病或接受了预防接种而在观察期内肯定不会再患该病的人不能算作暴露人口。

2. 罹患率　罹患率与发病率一样，是测量新发病例频率的指标，表示小范围人群中短时间内某病新病例出现的频率。

$$罹患率 = \frac{观察期内某人群某病新病例数}{同期暴露人口数} \times k$$

k=100%，1000‰，10 000/ 万或 100 000/10 万⋯⋯

罹患率与发病率一样是测量新发病例频率的指标，与发病率比较，其区别在于罹患率常用来衡量人群中在较短时间内新发病例的频率。观察时间可以日、周、旬、月为单位，使用比较灵活，常用于疾病的流行或暴发时病因的调查。

3. 患病率 患病率又称现患率，是指某特定时间内总人口中某病新旧病例所占的比值。

$$患病率 = \frac{某特定时间内的新旧病例数}{同期平均人口数} \times k$$

k=100%，1000‰，10 000/万或100 000/10万……。一般用年中人口数或用年初人口数加年终人口数除以2作为年平均人口数。

根据计算患病率的特定时间长短不同，可将患病率分为时点患病率和期间患病率。时点患病率要求调查时间尽可能短，一般在1个月以内；调查时间超过1个月时用期间患病率。

患病率主要用于病程长的慢性病的研究，可用来研究这些疾病的流行因素、防制效果，亦可为医疗发展规划和质量评价提供科学依据。由于患病率受到发病率和病程的双重影响，因此对其意义要仔细分析。

4. 感染率 感染率是指在检查人群中某病现有感染人数所占的比例。感染率主要用于隐性感染率较高的疾病的研究。

$$感染率 = \frac{检查发现阳性人数}{受检总人数} \times 100\%$$

5. 续发率 续发率是指在某些传染病最短潜伏期到最长潜伏期之间易感接触者中发病的人数占所有易感接触者总数的百分率。

$$续发率 = \frac{易感接触者中发病的人数}{易感接触者总数} \times 100\%$$

续发率可用于比较传染病传染力的强弱，分析传染病的发病因素，包括年龄、性别、家庭人口数等不同条件对传染病传播的影响及评价卫生防疫措施效果等。

（二）描述病死频率的指标

1. 死亡率 死亡率是指某人群在一定期间内的总死亡人数与该人群同期平均人口数之比。

$$死亡率 = \frac{某时期内某人群的死亡总数}{同期平均人口数} \times k$$

k=1000‰。

死亡率反映一个人群总的死亡水平，一般为一年，是衡量人群因病伤死亡危险大小的指标，是一个国家或地区卫生、经济和文化水平的综合反映。不同地区、年代死亡率的比较必须先标化。死亡率如按疾病的种类、人群的年龄、性别、职业等分类计算，则称为病死专率。病死专率中婴儿死亡率至关重要，它是指年内周岁内婴儿的死亡数占年内活产婴儿数的比值，一般以千分率表示。它是反映社会经济及卫生状况的一项敏感指标。

2. 病死率 病死率表示一定时间内，患某病的人群中因该病而死亡者的比值。病死率可用来说明疾病的严重程度和医院的医疗水平。

$$病死率 = \frac{某时期内因某病死亡人数}{同期患某病的患者数} \times 100\%$$

病死率多用于急性病，较少用于慢性病。用病死率评价不同医院的医疗水平时，要注意可比性。

3. 生存率　　生存率又称存活率，是指在随访期末仍存活的病例数与坚持随访的病例总数之比。

$$n年生存率 = \frac{随访满n年尚存活的病例数}{随访满n年的病例数} \times 100\%$$

n 年生存率是评价慢性、病死率高的疾病的远期疗效的重要指标。一般可以确诊日期、手术日期或住院日期为随访的起算时间。

五、描述疾病流行强度的常用指标

疾病的流行强度是指某病在某地一定时期内发病数量的变化及其特征，提示疾病的社会影响或效应。

（一）散发

散发是指某病在一定地区的发病率呈现历年来的一般水平，且病例间无明显联系。散发所指的地区一般是指区、县以上的范围，不适于小范围的人群。历年的一般发病率水平可参照当地前三年该病发病率的平均水平的 95% 的可信区间上限。

（二）流行

流行是指某地区某病发病率明显超过历年的散发发病率水平。流行与散发是相对的流行强度指标。不同时间、不同地点及不同病种流行的实际水平有很大差别。

（三）大流行

大流行是指疾病在一定时间内迅速蔓延、涉及地域广，发病率远远超过一般流行水平。在短期内可越过省界、国界、甚至洲界。例如，流行性感冒和霍乱等疾病在历史上曾发生过多次世界性大流行。

（四）暴发

暴发是指在集体单位或小居民区短时间内突然出现许多相似病例的现象。例如，麻疹、手足口病、腮腺炎等容易在学校、托幼机构等人群密集的地方暴发流行。

第三节　常用的流行病学研究方法

流行病学研究方法主要包括观察法和实验法。观察法包括描述性研究和分析性研究。

流行病学研究设计的基本内容包括：①查阅有关文献提出研究目的；②根据研究对

象确定研究内容；③结合具体条件选择研究方法；④按照研究方法确定研究对象并区别目标人群、源人群、研究对象之间的关系；⑤根据研究内容设计调查表格；⑥控制研究过程，保证研究质量；⑦理顺分析思路得出正确结论。

一、描述性研究

描述性研究又称描述流行病学。描述性研究是利用已有的资料或对专门调查的资料，按不同地区、不同时间及不同人群特征分组，把疾病或健康状态的分布情况真实地描述出来，从而发现病因线索并提出病因假设，为进一步的分析性研究提供依据，是流行病学研究的基础步骤。

（一）疾病暴发应急调查

疾病暴发应急调查是指对特定人群在短时间内突然发生同一种疾病的大量病例进行的调查，属于流行病学研究方法中的描述性研究。疾病暴发后，根据已掌握的信息尽快组织力量展开调查研究，查明原因，同时采取控制措施扑灭疫情。疾病暴发应急调查的步骤和内容如下。

1. 核实诊断，确认暴发　接到疫情报告后，首先立即做好现场调查，成立调查小组，成员包括流行病学人员、临床医生、检验人员、后勤保障人员及有关部门专家和领导等，同时准备好现场使用的检测仪器、试剂、日常生活用品及宣传手册等。到达现场后，首先需要对疾病暴发的全面情况进行一般了解，确定暴发的存在后再展开初步调查，包括核实诊断、发现新病例、确定暴发的范围、识别所有的处于危险期的患者，并掌握暴发疾病的临床和流行病学分布特征，收集当地所有可能发生与发病有关的水、食物、空气等样本的基础资料及相关设施的资料，并根据调查结果提出有关病因或暴发原因的假说。

2. 现场调查　现场调查是疾病暴发应急调查的核心，其内容与步骤为：

（1）调查人员的个人防护：现场调查人员应采取适当可靠的防护措施，充分做好个人的安全防护工作，确保自身不受到暴露或感染以及其他危险因素的威胁。

（2）病例调查：采用专门设计的病例调查表对暴发期内的全部病例进行登记调查，分析病例的宿主特征，如年龄、性别、民族、职业、当地居住时间、饮食史及最近活动情况等。

病例收集的方法与途径：在此期间，可利用各种宣传媒体介绍该病的常见症状与体征、可疑传播途径、建议的预防措施，发现可疑症状后应到何处就诊，向何人报告等。除利用登记报告系统对病例进行监测外，还可采用医生询问调查、电话调查、入户调查、病原体分离与培养及血清学调查等方法主动发现病例。

（3）采集标本：采集标本是为了分离、鉴定病原体，这对于查明暴发原因、采取有针对性的预防控制措施具有重要意义。标本的范围可包括患者标本、相关动物标本及环境标本等。标本的储存和运输应严格按规定的要求和程序进行。

3. 资料整理与分析　通过深入细致的现场调查，可以收集到详细的临床资料、流行病学资料和实验室资料，应及时针对这些资料进行整理和分析以验证假设。分析临床资料，可以了解疾病的临床过程、疾病的临床表现、诊断、治疗和预后等；分析流行病学资料，可以计算发病率、病死率，绘制"标点地图"和流行曲线，描述疾病分布，发现可疑病因；分析实验室资料，可确定病原体，了解人群感染状况和免疫状况。通过以上综合分析，并结合相关知识和经验，可以探明疾病暴发的病原体以及传染源和传播途径。在现场调查过程中，应同时进行资料分析，并根据分析结果及时修改与完善预防控制措施，才能尽快扑灭疫情。

4. 总结报告　总结报告应成为疾病暴发应急调查的重要一环。一项成功的调查，总有特别值得注意的地方、成功的经验及值得借鉴之处，应及时总结并力争发表，使所有公共卫生人员都能受益。不仅如此，疾病暴发应急调查报告还可供卫生行政当局决策时参考，有时还具有法律效应。因此，总结报告要认真、全面、准确、实事求是，有时还需得到官方的允许方能公布。疾病暴发应急调查报告一般包括：调查过程、调查内容与方法、疾病暴发经过、采取的措施与效果、经验教训与结论等内容。报告中应尽可能地采用数字及图表来说明问题，语言简练，结果准确可靠。最后将总结报告报送上级机关。

（二）普查

普查是指为了了解某病的发病率或某人群的健康状况，在一定时间内对一定范围的人群中每一个个体所作的调查或检查。一般控制在 1～2 天或 1～2 周，大规模的普查可于 2～3 个月完成。

1. 普查的目的　普查的目的主要是为了早期发现患者并给予及时治疗；了解疾病的基本分布情况；了解人群健康水平；了解人体生理生化指标的标准等。

2. 普查的优缺点　普查的优点除了早发现、早诊断、早治疗患者，并能寻找出全部病例外，尚可以普及医学卫生知识；另外，普查的资料虽然往往比较粗糙，但由于没有抽样误差，而能较全面地描述疾病的分布与特征，为病因分析研究提供线索。但是，普查在实际工作中的应用存在着诸多局限性，其主要缺点在于：普查由于工作量大而不易细致，诊断可能不够准确；如果仪器等设备及人力等不足会影响检查的速度与精确性；不适用于发病率低、无简便易行诊断手段的疾病；普查的费用往往较大。

3. 确定普查对象　普查就是要对一定范围内每一个成员进行调查，因此首先要确定普查范围。普查范围可以是整个社区、某个居民区的全体成员，也可以是某个地区或某几个年龄组成员或从事某项职业人群中的每一人。普查要求对每一个成员进行调查或检测，但大规模普查难免漏查。一般普查率应在 95% 以上，罕见病也应在 85% 以上。漏查率在 30% 以上的调查已无实际代表意义。

4. 筛检　筛检是指在一个比较短的时间内对较多普查对象中检测某种疾病或某种健康状态，必须选择一种简单易行的检查方法，筛检的目的主要是为了早期发现可疑患者，以便能进一步确诊，达到早期治疗的目的，因此筛检是临床前期预防的主要措施。筛检实际可看作普查过程中一个较早的组成部分。

（1）筛检的原则

①要筛检的疾病应具备以下特点：该病是当前存在的重大公共卫生问题，对人群健

康有较大危害；该病有可识别的早期症状或体征；该病有进一步确诊的条件和可被接受的治疗方法。例如，苯丙酮尿症、儿童听力及视力障碍等可开展筛检。

②要有一个快速、经济、安全、易为群众接受的筛检试验，并且该试验应有较高的灵敏度和特异度。

③要对欲筛检疾病的自然史有足够的了解，以便准确地判断筛检试验的效果。

④筛检计划应是一个长期计划，不能筛检一次就停止。对可疑患者的进一步确诊及治疗也应该纳入该计划。

⑤要考虑当地卫生事业经济状况，对整个筛检、诊断和治疗的成本与效益进行评价。

(2) 筛检试验的评价：从方法学上评价一项筛检试验时要考虑到真实性即效度、可靠性即信度和收益等方面。

①真实性：又称效度，指测量值与实际值相符合的程度，又称准确性，包括灵敏度和特异度两方面。前者是指一项诊断试验能将实际患病的病例正确地判断为患某病的能力，后者是指一项诊断试验能将实际未患某病的病例正确地判断为未患某病的能力。评价一项筛检试验的真实性常用灵敏度、特异度、误诊率和漏诊率指标。评价一项筛检试验的真实性时，运用标准诊断方法，在"盲法"的条件下将病例区分为实际有病和无病两组，再将待评价的诊断试验与相同病例诊断的结果作比较，然后列出四格表（见表 7-1）。

标准诊断方法是指可靠的、公认的诊断方法即金标准，它能正确地区分有病和无病。临床上常用的标准诊断方法包括病理学检查、外科手术所见以及长期随访病例所获得的肯定结论。例如，冠心病的标准诊断方法是冠状动脉造影，诊断肾炎的标准方法是肾组织活检和尸体解剖，诊断胆结石的标准方法是手术所见。

表7-1 筛检试验资料归纳表

诊断实验	金标准		合计
	有病	无病	
阳性	a（真阳性）	b（假阳性）	a+b
阴性	c（假阴性）	d（真阴性）	c+d
合计	a+c	b+d	a+b+c+d

灵敏度：又称为真阳性率、敏感性，即实际有病而被筛检试验判定为有病的百分率。

$$灵敏度（真阳性率）=\frac{a}{a+c}\times100\%$$

特异度：又称为真阴性率，即实际无病而被该筛检试验判定为无病的百分率。

$$特异度（真阴性率）=\frac{d}{b+d}\times100\%$$

漏诊率：又称为假阴性率，即实际有病而被该筛检试验错判为无病的百分率。

$$漏诊率（假阴性率）=\frac{c}{a+c}\times100\%$$

误诊率：又称为假阳性率，即实际无病而被该筛检试验判定为有病的百分率。

$$误诊率（假阳性率）=\frac{b}{b+d}\times100\%$$

约登指数：是灵敏度与特异度之和减去1，表示筛检方法发现真正的患者与非患者的总能力。

约登指数＝（灵敏度＋特异度）－1=1－（漏诊率＋误诊率）

在考核某一项筛检试验时，分别对一组已知有某病和另一组已知无该病的人进行检查，然后确定此筛检试验的灵敏度、特异度和约登指数，借以衡量此试验的真实性。

为了提高筛检的灵敏度与特异度，可以采用多项筛检试验方法检查，这种形式称为联合试验。联合的方法有串联和并联两种。

串联：用两种以上筛检试验，只有全部结果均为阳性者才定为阳性，凡有一项结果阴性者都作为阴性。串联可提高特异度。

并联：同时进行几项筛检试验，只要有一项结果阳性者就作为阳性，可提高筛检试验的灵敏度。

②可靠性：又称信度，指某一筛检方法在相同条件下重复测量同一受试者时，所获结果的一致性。影响结果不一致的原因是多方面的：个体本身的差异；测量仪器、试剂等实验条件所致的变异；观察变异。

③收益：即收获量，指经筛检后能使多少原来未发现的患者能得到诊断和治疗。与筛检有关的因素如下：人群中某病的发病率越高，筛检出的病例数就越多；筛检试验的灵敏度；以前筛检的次数。

预测值，亦是评价筛检试验收益的另一种指标。预测值包括阳性预测值和阴性预测值。阳性预测值是指筛检阳性中患该病的可能性。阴性预测值是指在筛检阴性中未患该病的可能性。预测值除了受灵敏度和特异度的变动而有所改变之外，也受现患率的影响。

（三）抽样调查

抽样调查是指从总体中随机抽取部分观察单位作调查，以样本的统计量来估计总体参数所在范围，是一种比普查更常用的现况研究方法。

1.抽查的目的　抽样调查的目的主要是描述疾病在时间、空间和人群特征上的分布及其影响分布的因素。

2.抽查的基本原则　抽样调查应遵循随机抽样、样本量适宜、调查对象变异小的基本原则。

3.抽查优缺点　与普查相比，抽样调查具有省时间、省人力、省物力和由于调查范围小使工作易于做得细致的优点。但是，抽样调查的设计、实施与资料分析均比普查要复杂；抽样调查时重复或遗漏不易被发现；对于变异过大的资料和需要普查普治的情况不适合用抽样调查；发病率太低的疾病也不适合抽样调查，如果抽样比大于75%，则不如进行普查。

4.抽样方法　常见的随机抽样方法有单纯随机抽样、系统抽样、分层抽样、整群抽样和多级抽样。

(1)单纯随机抽样：也称为简单随机抽样，是指从总体 N 个对象中，利用抽签或如随机数字等方法抽取 n 个，构成一个样本。它的重要原则是总体中每个对象被抽到的概率相等，且均为 n/N。例如，从某校 800 名护理学生中随机抽取 100 名参加护理技能比赛，先将这 800 名护理学生编号，再通过随机方法从中抽取 100 名学生。单纯随机抽样是最简单、最基本的抽样方法，适用于小型调查。

(2)系统抽样：系统抽样又称机械抽样，是指按照一定顺序，机械地每隔若干单位抽取一个单位的抽样方法。例如，某镇有 10 000 户，拟抽 1 000 户，先将这 10 000 户编号。以随机方法从 1～10 中抽取一个数字，假如为 2，则每间隔 9 户抽取尾数为 2 的一户，组成的样本为 2，12，22，…，9 992 等序号的居民户。该方法简便易行，代表性较好，有时也可能抽出偏性样本。

(3)分层抽样：是指先将总体的单位按某种特征分为若干次级总体即层，然后再从每一层内进行单纯随机抽样，组成一个样本。例如，调查某校学生肥胖情况，可按性别分两层。若男生为 2 000 人，女生为 1 000 人，每层抽取 10% 的研究对象，则男生抽取 200 人，女生抽取 100 人构成一个 300 人的样本。该方法抽样误差小，各层可独立分析，层间可比较分析。缺点是在抽样前不仅需要一个完整的研究人群名单，而且还应了解人群的主要特征。

(4)整群抽样：是将总体分成若干群组，抽取其中部分群组作为观察单位组成样本。例如，欲了解某校学生上网情况，可从该校随机抽取若干个班级进行调查。该方法易于组织实施，可节省人力、物力；缺点是抽样误差较大。

(5)多级抽样：是指先从总体中抽取范围较大的单元，称为一级抽样单位，如省、市，再从每个抽得的一级单元中抽取范围较小的二级单元，如县、乡、镇等，依次类推，直至最小的观察单位。例如，要调查某市初中生的吸烟情况，将全市中学按质量分成好、中、差三层，每层抽出若干学校，再在抽出的学校中，按年级分成三层，每个年级按整群抽样抽取若干班进行调查。多级抽样适用于大型调查，但应注意多阶段的连续性。

5.样本含量

(1)对均数做抽样调查时的样本含量的确定：

$$n=(\frac{u_\alpha\sigma}{\delta})^2$$

式中：n 为样本含量，u_α 为正态分布中自左至右的累积概率为 $\sigma/2$ 时的 u 值，如 $u_{0.05}=1.960$，$u_{0.01}=2.576$，σ 是标准差，δ 是允许误差。

也可用如下方法确定样本含量：

$$n=(\frac{t_\alpha S}{\delta})^2$$

式中：S 为样本标准差，代替总体标准差 σ，以 t 分布中的 t_α 代替正态分布中的 u_α。当样本含量 $n<30$ 时，用后一种方法更合适。

例：欲调查某病患者血红蛋白含量，据以往的经验，σ=3.0 g/100 mL，要求误差不超过 0.5 g/100 mL，并定 α=0.05，则该调查样本大小为：

$$n = (\frac{t_\alpha S}{\delta})^2 = (\frac{1.96 \times 3.0}{0.5})^2 \approx 139（人）$$

（2）对率做抽样调查时的样本含量的确定：

$$n = \frac{K \times Q}{p}$$

p 为预期阳性率，Q=1–p。当容许误差为 10％时，K=400；容许误差为 15％时，K=178；容许误差为 20％时，K=100。（见表 7–2）

表 7–2　按不同预期阳性率和容许误差时现况调查样本大小

预期阳性率	容许误差		
	0.1 p	0.15 p	0.2 p
0.05	7 600	3 382	1 900
0.075	4 933	2 193	1 328
0.10	3 600	1 602	900
0.15	2 264	1 000	566
0.20	1 600	712	400
0.25	1 200	533	300
0.30	930	415	233
0.35	743	330	186

二、分析性研究

描述性研究结果一般只能提供病因线索，建立病因假说，而要验证假说，则需要采用分析性研究或实验研究方法。分析性研究方法有病例对照研究和队列研究两种。例如，描述性研究提示肝癌可能与乙型肝炎病毒感染有关。为研究两者之间是否存在因果关系，可以建立"患肝癌者比未患肝癌者的乙肝病毒感染率更高"或"乙肝病毒感染者比未感染者更容易发生肝癌"，可分别用病例对照研究和队列研究来加以验证。

（一）病例对照研究

病例对照研究是分析流行病学最基本、最重要的研究类型之一，使用和理解病例对照研究是现代流行病学方法学的一个重要进展。

1.基本原理　病例对照研究是将研究对象分为患某病的病例组和不患该病的对照组，比较病例组与对照组过去对可疑病因的暴露情况，分析暴露因素与该病是否有联系及联系强度。病例对照研究是一种回顾性的、由果推因的研究方法，通常又称为回顾性研究。（如图 7–1 所示）

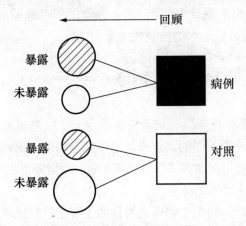

图 7-1 病例对照研究示意图

图 7-1 病例对照研究示意图中，"暴露"是流行病学的一个术语，是指研究对象曾经接触过某些因素或具备某些特征，如接触过的某些化学物质或物理因素，进食过的某种食品、饮料或药物，人的性别、年龄、职业、身长、体重、血型，某些生化指标、遗传指标等等。

2. 研究对象的选择

（1）病例的选择：病例的来源主要有两种。一是选择某社区人群中在某时期内发生的全部病例，可以是通过普查或抽样调查获取的，也可以是疾病监测中发现的。这种样本代表性好，但不易得到。二是选择一所或几所医院在某一时期内诊断的全部病例。这种样本更容易获得，合作好，故更为常用，但选择偏倚较大。在选择病例时要尽量采用国际通用或国内统一的标准，若需自定标准，应注意均衡诊断标准的假阳性率与假阴性率的大小。

（2）对照的选择：对照一般要求从病例所来人群中随机选择，应不患所研究的疾病或病因相似的疾病。如病例是从人群中选择的，对照可从该人群的非病例中随机选取；病例是从医院中获取的，对照则可从同一医院同一时间就诊或住院的其他患者中选择，也可从医院所在地的健康人群中选择，或选择病例的配偶、同胞、亲戚、同学、同事等。

（3）病例与对照的匹配：匹配是使病例组与对照组在除研究因素外的其他有可能与疾病有关的因素，如年龄、性别、文化程度、种族等方面尽可能一致。这些因素并不是所研究的暴露因素，但对暴露因素或对所研究疾病可能存在影响，从而产生混杂偏倚。匹配的方法主要有以下几种。

频数匹配：匹配的因素所占的比例在对照组与在病例组一致。如病例组中男女各半，60 岁以上者占 1/3，则对照组中也如此。

个体匹配：即以病例和对照的个体为单位进行匹配。

进行匹配的因素应该是已知的混杂因子。匹配的同时也增加了选择对照的难度，故匹配的项目不宜过多，如把不必要的项目列入匹配，企图使病例与对照尽量一致，就可能丢失信息，增加工作难度，结果反而降低了研究效率。这种情况称为配比过度，应注意避免。

（4）样本量的估计：病例对照研究选择病例时往往采用医疗机构或社区人群中的全部病例，一般不需要抽样。只有当病例数较多时，才需要进行随机抽样，其样本量主要取决于下列因素：对照组的估计暴露率（P），预期的相对危险度（RR）或比值比（OR）；要求的检验水准（α）；所希望达到的检验把握度（$1-\beta$）。

3.资料的收集

（1）来源：病例对照研究资料主要来自医疗记录，如门诊病历、住院病历、检验记录、健康档案等。

（2）收集方法：主要有查阅现有记录资料、询问、检测等方法，其中以询问法最为常用。病例组与对照组使用相同的调查表，运用完全相同的询问方式和检测手段，由经过统一培训的调查员按照相同的方法进行；有关的检测指标也应采用相同的方法、仪器、试剂等，以保证获得真实可靠的信息。

4.资料的整理与分析　病例对照研究的目的主要是通过比较病例组与对照组暴露的比例，并由此估计暴露与疾病之间有无联系及联系的程度，从而验证病因假说。

（1）资料的整理：首先，应对所收集的资料进行核查、修正、验收、归档等一系列步骤，以保证资料尽可能完整和真实可靠；再将原始资料分组、归纳，或编码输入计算机处理。一般将病例对照研究资料整理成四格表形式（表7-3）。

表7-3　病例对照研究资料整理表

暴露史	病例	对照	合计
有	a	b	$a+b$
无	c	d	$c+d$
合计	$a+c$	$b+d$	$a+b+c+d$

（2）数据的分析：

①两组资料的 χ^2 检验：例如，Doll 与 Hill 报告的吸烟与肺癌关系的病例对照研究结果如表 7-4 所示。

表7-4　病例对照研究资料整理表

吸烟史	病例	对照	合计
有	711	673	1 384
无	23	61	84
合计	734	734	1 468

计算 χ^2 值，得：

$$\chi^2 = \frac{(ad-bc)^2 \cdot n}{(a+b)\times(c+d)\times(a+c)\times(b+d)} = 18.23$$，查 χ^2 界值表，$P<0.01$。

说明既往吸烟史与肺癌的发生有联系。

②估计联系的强度：如经假说检验得出某因素与疾病之间存在联系，需进一步估计

其联系强度的大小，常用的指标有相对危险度（*RR*）和比值比（*OR*）。

相对危险度是指暴露人群发病率与非暴露人群发病率之比，一般情况下，病例对照研究资料中没有总人口资料，不能计算发病率，所以不能直接计算 *RR*。因此，在病例对照研究中常用比值比来反映疾病与暴露之间联系强度的大小。比值比又称为比数比，为病例组的暴露比（*a/c*）与对照组的暴露比（*b/d*）之比。

$$OR = \frac{a/c}{b/d} = \frac{ad}{bc}$$

本例比值比为：$OR = \dfrac{ad}{bc} = \dfrac{711 \times 61}{673 \times 23} = 2.80$

说明吸烟比不吸烟发生肺癌的概率高 2.80 倍。*OR* 的含义与 *RR* 相同，指暴露组的疾病危险性为非暴露组的多少倍。*OR*>1 说明疾病的危险度因暴露而增加，暴露与疾病之间为正关联；*OR*<1 说明疾病的危险度因暴露而减少，暴露与疾病之间为负关联。

5. 病例对照研究方法的优缺点　传统的病例对照研究相对于队列研究而言，存在以下优点：所需样本量小，特别适用于罕见病的研究，往往是罕见病病因研究的唯一选择；研究周期短，容易组织实施，节省人力、物力；可以同时调查多种因素与某种疾病的关系，特别适合多病因疾病的病因研究；适合临床医生利用医院内资料开展实施，为最常用的分析性流行病学方法。同时，也存在如下缺点：不适用于研究人群中暴露比例很低的因素；选择研究对象时，难以避免选择偏倚；获取既往信息时，难以避免回忆偏倚；不能直接计算发病率或病死率。

（二）队列研究

队列研究又称为定群研究。所谓队列是指具有某种共同特征的一群研究对象。

1. 基本原理　队列研究是根据是否暴露于某个待研究的暴露因素或不同的暴露水平而将研究对象分成暴露组和非暴露组，观察比较各组的结局，从而验证该暴露因素与疾病的关系。如果暴露组某疾病的发生率明显高于非暴露组，则可推测暴露因素与疾病之间存在因果关系。其结构模式见图 7-2。

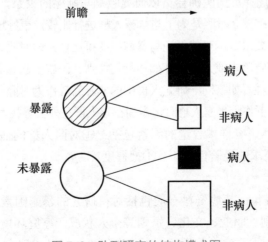

图 7-2　队列研究的结构模式图

队列研究是一种由因推果的研究方法。经典队列研究是从研究对象尚未患病或死亡时开始，追踪观察一段时间，才能得到发病或死亡的结局，即从现在追踪到将来，故又称为前瞻性研究。其特点包括：

（1）属于观察法：队列研究中的暴露是在研究之前已客观存在的，这是队列研究区别于实验研究的一个重要方面。

（2）设立对照组：与病例对照研究相同，队列研究也必须设立对照组来与暴露组进行比较。对照组可与暴露组来自同一人群，也可以来自不同的人群。

（3）由因推果：在队列研究开始时知道研究对象的暴露情况，然后探求暴露因素与疾病的关系，即先确知其因，再追踪观察而究其果，这一点与病例对照研究相反。

（4）能确定因果关系：观察者能准确地计算出暴露组与非暴露组某结局的发生率，估计暴露人群发生该结局的危险程度，从而判断其因果关系。

2. 确定研究因素及结局

（1）研究因素：研究因素在队列研究中常称为暴露因素或暴露变量，暴露因素通常是在描述性研究和病例对照研究的基础上确定的。在研究中要考虑如何选择、规定和测量暴露因素。一般应对暴露因素进行定量，除了暴露水平以外，还应考虑暴露的时间，以估计累积暴露剂量。暴露的测量应采用敏感、精确、简单和可靠的方法。

（2）结局变量：也叫结果变量，简称为结局，是指随访观察中将出现的预期结果事件。研究结局的确定应全面、具体、客观。结局不仅限于发病、死亡，也有健康状况和生命质量的变化；既可是终极的结果如发病或死亡，也可是中间结果如分子或血清的变化；结局变量既可是定性的，也可是定量的，如血清抗体的滴度、尿糖及血脂等。

3. 选择研究对象　　研究对象包括暴露组和对照组，暴露组中有时还有不同暴露水平的亚组。根据研究目的和研究条件的不同，研究对象的选择有不同的方法。

（1）选择暴露人群：暴露人群即对待研究因素有暴露的人群。根据研究目的可选择一些高暴露人群如职业人群或特殊暴露人群，容易发现暴露与疾病之间的关联。也可选择一般人群或有组织的人群团体，如机关、社会团体、学校或部队成员等，以便于追踪观察，如 Doll 和 Hill 选择英国医师会员以研究吸烟与肺癌的关系，就是一个好例子。

（2）选择对照人群：设立对照是为了与暴露人群进行比较，更好地分析暴露的作用。因此，选择对照组的基本要求是尽可能保证与暴露组的可比性，即对照人群除未暴露于所研究的因素外，其他各种影响因素或人群特征如年龄、性别、民族、职业等，都应尽可能地与暴露组相同，即具有可比性。如将同一研究人群中的非暴露者作为对照，称为内对照；当选择职业人群或特殊暴露人群作为暴露人群时，常需在该人群之外去寻找对照组，称为外对照。

4. 确定样本大小　　影响样本含量的因素包括：①对照人群的估计发病率；②暴露人群的估计发病率；③要求的显著性水平；④把握度（$1-\beta$）。

5. 资料收集与随访

（1）基线资料的收集：基线资料一般包括对待研究的暴露因素的暴露状况，疾病与健康状况，年龄、性别、职业、文化、婚姻等个人状况，家庭环境、个人生活习惯及家族疾病史等。来源有：①医院、单位及个人健康保险的记录或档案；②访问研究对象等。

③体格检查和实验室检查；④环境调查与检测。

（2）随访研究：对象的随访是队列研究中一项至关重要的工作，随访的对象、内容、方法、时间、随访者等都直接与研究工作的质量相关，应事先计划、严格实施。

不论是暴露组或对照组都应采用相同的方法同等地进行随访，在整个随访过程中，随访方法应保持不变，并坚持追踪到观察终止期。随访方法包括对研究对象的直接面对面访问、电话访问、自填问卷、定期体检，环境与疾病的监测、医院医疗与工作单位的出勤记录的收集等。

重点收集的随访内容是结局变量，其具体项目视研究目的与研究设计而不同。将各种随访内容制成调查表在随访中使用，并贯彻始终。有关暴露状况的资料也要不断收集，以便及时了解其变化。

（3）观察终点：一般情况下，观察终点是疾病或死亡，但也可是某些指标的变化，如尿糖转阳、血脂升高、血清抗原的出现等，根据研究的要求不同而不同。对观察终点的判断应在设计中定出明确的标准，规定明确的判断方法，这种规定自始至终不能改变，即使是实际医疗工作中已有所改变，但在本研究中也不能改变，以免造成误差。发现终点的方法要敏感、可靠、简单、易被接受。

6. 资料的整理与分析

（1）数据整理：队列研究随访工作结束后，首先审核资料，并进行纠错和补漏，对缺失的资料要作适宜的处理，不可简单删除。将审核合格的资料归纳整理成表 7-5。

表 7-5　固定队列研究资料整理表

	病例	非病例	合计	发病率
暴露组	a	b	a+b	a/(a+b)
非暴露组	c	d	c+d	c/(c+d)
合计	a+c	b+d	a+b+c+d	

（2）显著性检验一般用 χ^2 检验或 u 检验。

（3）估计关联强度：队列研究可以直接计算出研究对象的结局的发生率，因而也就能够直接计算出暴露组与对照组之间的率比和率差，即相对危险度（RR）与归因危险度（AR），从而可直接准确地评价暴露的效应；也可通过计算人群归因危险度（PAR）来估计暴露对整个人群的危险度。

①相对危险度（RR）：

$$RR = \frac{I_e}{I_0}$$

式中，I_e 和 I_0 分别表示暴露组和非暴露组的发病率或病死率。

RR 的意义和 OR 的意义相同，表示暴露组发病或死亡的危险性是对照组的多少倍。RR 值越大，表示暴露与疾病的联系强度越大。

②归因危险度（AR）：归因危险度也称特异危险度或率差，为暴露组与非暴露组的率之差。

$$AR = I_e - I_0$$

AR 表示暴露人群中因某暴露因素的作用而增加发病率或病死率，如果暴露人群中去除这个因素则可减少相应的发病率或病死率。

③归因危险度百分比（*AR%* 或 *ARP*）：又称为病因分值，是指暴露人群的发病归因于暴露的成分占全部发病的百分比。

$$AR\% = \frac{I_e - I_0}{I_e} \times 100\% = \frac{RR-1}{RR} \times 100\%$$

④人群归因危险度（*PAR*）：人群归因危险度是总人群中某病发病率或病死率与非暴露组人群发病率或病死率的差值，表示总人群中因某暴露因素的作用而增加的发病率或病死率。

$$PAR = I_t - I_0$$

式中，I_t 为总人群的发病率或病死率；I_0 为非暴露人群的发病率或病死率。

⑤人群归因危险度百分比（*PAR%*）：

$$PAR\% = \frac{I_t - I_0}{I_t} \times 100\%$$

7. 队列研究的优缺点

（1）优点：暴露资料较真实可靠，一般不存在回忆偏倚；可计算发病率或病死率；检验病因假说的能力较强，一般可证实病因联系；可同时研究分析一种暴露与多种疾病的关系。

（2）缺点：不适于发病率很低的疾病的病因研究；由于随访时间较长，容易产生失访偏倚；耗费的人力、物力较多；研究设计的要求高，实施难度大。

三、实验研究

实验研究又称为流行病学实验研究，是将人群随机分为实验组和对照组，以研究者人为控制的措施给予实验组的人群，而对照组不给予该措施，随访并比较两组人群的结局，以评价该措施的效果。与观察性研究比较，实验性研究中处理因素及其水平数是由研究者设置并控制的，通常要有平行的试验组和对照组，研究对象的分组是随机分配的。实验性研究是前瞻性研究，需要对研究对象进行追踪观察。在实验性研究中，研究者通过有效地控制非研究因素对效应的影响，减少误差，提高效率。

流行病学实验性研究的研究对象是人群，包括社区正常人群和患者。与实验室研究不同，流行病学实验性研究通常是现场研究，对各种影响因素控制难度相对较大。流行病学实验也不同于动物实验，早期的流行病学实验也曾以动物为对象，但动物实验结果不能简单地外推到人类，而只能作为一种参考。由于流行病学实验对象是人群，故必须遵循人体实验研究的伦理学原则，实验措施不能损害研究对象的健康，特别是不能造成严重的、不可逆转的伤害，研究对象可能得到的益处必须大于其可能受到的伤害。任何违背伦理学原则的实验性研究都是不道德的，也是不允许的。

（一）实验性研究的主要用途

1. 用于观察某项措施对疾病的防治效果，如免疫制剂、预防药物和各种预防措施的考核和评价。

2. 探讨疾病的病因，如消除某种可疑因素后，观察某患者在人群中的变化，以验证病因假设，确立因果关系。

3.筛选和评价某种新药的疗效、疗法或制剂的效果及副作用。

4.用于医疗保健服务效率和质量评价。

5.通过实验性研究，阐明某种病原体的特异性病理、临床及传播过程。

(二)实验性研究的分类

通常把实验性研究分为临床试验和社区试验。临床试验又可分为治疗试验和干预试验，治疗试验是用某种治疗药物或方法解除疾病症状，恢复患者健康或者提高其生存率；干预试验是指某病尚未发生之前对增加疾病的危险因素进行干预。社区试验也称预防性试验，是指用此试验对预防制剂或方法的效果作评价。特别强调的是，由于实验性研究的对象是人群，因此实验不能损害研究对象的健康，特别是不能造成严重的、不可逆转的伤害，研究对象可能得到的益处必须大于其可能受到的伤害。

(三)实验性研究的基本要素

实验性研究是比较不同处理因素作用于研究对象所产生的效应，因此实验设计中首要明确三个基本要素：处理因素、受试对象和实验效应。

1.处理因素 处理因素是指由研究人员施加于受试对象并能产生一定试验效应的因素。医学科研中常用的处理因素主要有：物理因素如电、磁、光、声、温度、射线、微波、超声波等；化学因素如药物、营养素、激素、毒物、各种有机和无机化合物等；生物因素如寄生虫、真菌、细菌、病毒及其生物制品等。

除了"处理因素"以外的对实验结果产生影响的其他影响因素称为非处理因素。在非处理因素中，有的可以控制，有的不能控制。因此在确定处理因素的同时，根据专业知识与实验条件，尽可能找出对研究结果产生影响的非处理因素，以便进行控制。

在实验研究中，由于影响试验结果的因素很多，有时则十分复杂。因此，在安排施加处理因素时，应考虑下列几个方面。

(1)抓住实验中的主要因素：任何一项实验研究都有其主要的方面或主要矛盾。

(2)确定处理因素和非处理因素：实验研究中应根据研究目的确定处理因素和非处理因素。一般情况下，两者的区别并不困难。

(3)处理因素标准化：是指在进行同一个实验研究时，施加于多个受试对象的处理因素是相同一致的。不能随意加以改变。尤其是用于患者的药物。

2.受试对象 受试对象是指在实验研究中研究人员所要观察的客体，即处理因素作用的对象。受试对象主要包括人、动物、微生物以及人或动物的试验材料，如器官、组织、细胞、血液、尿液、粪便等。

受试对象是处理因素作用的客体，应该根据研究目的来确定。受试对象的选择一般有以下几种情形：一般医学科研常用动物、离体标本或人体内取得的某些样本作为受试对象；新药的临床前试验一般用动物作为受试对象；新药的临床试验阶段一般用人作为受试对象。新药临床试验一般分为4期，在1期临床试验阶段，通常用健康志愿者作为受试对象；而在其他各期临床试验阶段，常用患特定疾病的患者作为受试对象。选择什么样的患者，应有严格的规定。

选择受试对象应有明确的纳入标准和排除标准。首先，受试对象应满足两个基本条件：一是对处理因素敏感；二是反应必须稳定。其次，为使研究结果有普遍性和推广价值，需保证受试对象的同质性和代表性。

3. 实验效应　实验效应是指处理因素施加于受试对象并经过一定时间，受试对象产生的各种反应及表现。这些反应可以是主观的，也可以是客观的。

(1) 观察指标：实验效应可以用各种各样的具体指标来表示。观察实验效应，应尽可能选择客观指标以及容易检测及分析的指标。观察指标可以分为定量指标、分类指标和等级指标。

①定量指标：可以用具体的度量衡单位来表示的指标。例如，人体的身高用厘米表示，体重用公斤表示，脉搏用每分钟的次数来表示。计量指标可以根据具体指标的要求，精确到小数点后面若干位。

②分类指标：按受试对象的属性或特征先分类，再计数各类的个数。用绝对数或相对数来表示。例如，某检测指标的结果可以用"是"或"否"，"阴性"或"阳性"来表示。

③等级指标：按实验效应的程度分为若干等级，并计数各等级的个数。该指标介于定量及分类指标之间。例如，用某治疗方案治疗患者，其观察结果可以分为四个等级，即无效、显效、好转、痊愈。这四个等级可以用一个或多个具体量度指标来确定。

(2) 注意问题：在选择观察指标时应注意以下几个问题。

①关联性：是指观察指标与研究目的有着本质而密切的联系，能够确切反映处理因素的实验效应。这些指标可以通过查阅文献或根据以往经验而获得。

②客观性：是指选择能够借助各种检测手段及方法进行观测记录的指标，如血压、红细胞数、心电图、尿铅含量等指标。

③精确性：精确性包括两层含义，即准确度和精密度。

准确度是指实际测量值与真值的接近程度。准确度越高，测量值越接近真值，误差则越小。尽管真值往往未知，但准确度越高，指标的可靠性越高。

精密度是指在重复观察及测量时，观察值与其平均值的接近程度。精密度越高，说明重复的测量值越接近，检测设备或手段的稳定性越好。

④稳定性：是指观察指标变异度的大小。稳定性高，则变异度小，指标的代表性强，反之亦然。稳定性一般可以用该指标的变异系数来表示。如果变异系数不超过15%～20%，则该指标的稳定性较好。

⑤灵敏性：是指各种检测手段和方法能够检测出实验效应微小变化的能力。灵敏性越高，则检测出实验效应微小变化的能力越强。随着科学技术的快速发展，检测手段的灵敏性将会越来越高。

⑥特异性：是指检测指标的排他性，是观察指标对某种特殊实验效应及结果的反应能力。特异性越强，观察指标反映某种实验效应的能力越强。特异性对诊断严重疾病的意义非常重要。例如，果某检测指标特异性强，则该指标对确诊和早期发现严重疾病具

有直接意义。例如，检测指标甲胎蛋白对确诊早期肝癌具有重要意义。

（四）实验性研究的基本原则

1. 随机原则　随机化是采用随机的方式，使每个受试对象都有同样的机会被抽到或分配到实验组和对照组。随机化使大量的难以控制的非处理因素在试验组和对照组中的影响相当，并可归于实验误差之中；它是对资料进行统计推断的前提，各种统计分析方法都是建立在随机化的基础之上。

随机化应贯穿于实验研究的全过程，在受试对象的抽样、分组以及实验实施过程中均应遵循随机化原则。它主要体现在以下两方面。一是随机抽样：每个符合条件的受试对象被抽取的机会相等，即总体中的每一个个体都有相同的机会被抽到样本中去；二是随机分组：每个受试对象被分到各处理组的机会相等，它保证了大量难以控制的非处理因素在对比中尽可能地均衡，以提高组间的可比性。随机原则的实施主要是通过运用"随机数"实现随机化，在一般情况下运用"随机排列表"和"计算机或计算器产生伪随机数"实现随机化。

2. 对照原则　在确定接受处理因素的实验组时，应同时设立对照组，只有通过设立对照，才能使处理因素的效应显示出来，消除非处理因素的影响。同时，设立对照还可消除和减少实验误差，如果在实验中不设立对照，往往会将非处理因素造成的偏倚当成处理因素造成的效应，从而得出错误的结论。对照有多种形式，可根据研究的目的和内容不同而加以选择。常用的有以下几种选择。

（1）空白对照：对照组不施加任何处理因素，在动物实验和实验室方式研究中最常见，常用于评价测量方法的准确度，评价实验是否处于正常状态等。在临床试验中，空白对照虽简单易行，但涉及伦理学方面的问题，且实施过程中容易引起试验组和对照组在心理上的差异，从而影响结果的可靠性，因此较少使用。

（2）实验对照：对照组不施加处理因素，但施加某种实验因素。例如，观察赖氨酸对儿童发育的影响，实验组儿童的课间餐为加赖氨酸的面包，对照组为不加赖氨酸的面包。处理因素是赖氨酸，而面包量这一实验因素保持相同，使两组均衡。

（3）自身对照：对照与实验在同一受试对象身上进行。例如，身体对称部位或实验前后两阶段分别接受不同的实验因素，一个为对照，一个为实验，比较其差异。

（4）标准对照：不设立对照组，而是用现有的标准或正常值作为对照。此种方法在临床试验中用得较多，因为在很多情况下不给患者任何治疗是不道德的。例如，试验指标收缩压的对比，即可用正常值 90～120 mmHg 作对照。实验研究一般不用标准对照，因为实验条件不一致，常常影响对比结果。

（5）相互对照：指不另设对照组，而是几个实验组相互对照，在等组实验法中，大都是运用相互对照，较好地平衡和抵消了无关变量的影响，使实验结果更具有说服力。

（6）历史对照：又称为文献对照或回顾对照，此种方法也无对照组，它是与他人或本人过去研究的结果进行对比。由于这种比照不易均衡，所以一般不宜使用，只能作为讨论的参考。

3. 重复原则　重复是消除非处理因素影响的又一重要手段。重复程度表现为样本含量的大小和重复次数的多少，即在相同实验条件下必须做多次独立重复实验，以提高实验的可靠性和科学性。广义上讲，重复包括三种情形。

（1）整个实验的重复：它确保了实验的重现性，从而提高了实验的可靠性。不可重复的实验是没有科学性的。

（2）用多个受试对象进行重复：它避免了把个别情况误认为普遍情况，把偶然或巧合的现象当成必然的规律，将实验结果错误地推广到群体。

（3）同一受试对象的重复观察：它确保了观察结果的精密度。例如，测量脉搏时可连续测量 3 次，以 3 次的平均数作为最终结果。

4. 均衡原则　均衡就是指在设立对照时除给予的处理因素不同外，对照组和实验组的其他重要的、可控制的非处理因素应保持一致。在整个实验过程中应该严格控制这种一致性，一致性越好，就越能显示实验的处理因素，从而减少非处理因素对结果的影响。一个实验设计方案的均衡性好坏，关系到实验研究的成败。应充分发挥具有各种知识结构和背景的人的作用，群策群力，方可有效地提高实验设计方案的均衡性。

5. 盲法原则　在实验性研究中，研究人员及受试对象由于各自的心理偏见而在观察或描述实验效应时产生误差。例如，医护人员容易认为自己使用的治疗方案要好于其他人的治疗方案；患者则容易受医院规模大小、医疗设备的先进程度、医院医疗水平的高低、权威医护人员或普通医护人员治疗等方面的心理影响，这些影响可以导致患者主观感觉的偏见。消除上述心理偏见的方法一般是使用盲法设计，即在整个实验中，研究者或研究对象不知道每个研究对象所属的组别。如果仅使研究对象不知道自己属于实验组还是对照组，称为单盲法；如果研究者和研究对象都不知道具体的分组情况，称为双盲法；研究者和研究对象不了解分组情况，而且负责资料收集和分析的人员也不了解分组情况，称为三盲法。

实验性研究中比较常用的是双盲法。为保证盲法真正得以实施，通常要以安慰剂作为对照。盲法的实施还必须有一套有效的保密制度，一般采用代码制度。在实验过程中要有安全保证，通常由一位不参加具体研究工作的人员来监督整个实验过程，一旦发生意外或不良反应，能及时查明情况，确定对策。

（五）常用实验设计

医学研究中常用的实验设计类型包括完全随机化设计、配对设计、配伍组设计、拉丁方设计、析因设计、正交设计等。

（六）实验性研究的设计、实施与结果评价

实验设计包括实验性研究的总体计划和具体实施方案。科学合理的实验设计方案不仅要求根据研究的目的确定研究内容、技术路线和方法，还要保证用较少的人力、物力和时间完成实验，最大限度地减少误差，从而获得准确、可靠的结果。

实验方案一旦确定，一般情况下不应中途更改，在整个研究的实施、数据分析和总结报告过程中，都应严格按照设计的要求进行。在实验研究设计、实施和总结过程中特别要注意下列问题。

1. 实验现场的确定　一般选择某病的高发地区作为实验性研究的现场，这样比较容易观察到干预措施的效果，缩短研究周期。

2. 预实验　在进行正式实验之前，还要在小范围的人群中做预实验，以检验实验设计的可行性，若发现问题，应进一步完善设计。

3. 随访 要有一个完善的随访方案，尽量获得全部研究对象的结果，失访率一般不应超过 10%，否则，很可能产生选择偏倚。随访过程中最好采用盲法收集资料。

4. 依从性 依从性是指研究对象对所施加的干预或治疗措施接受和执行的程度。依从性是影响实验质量的重要因素，因此，在流行病学实验中要努力提高研究对象的依从性。研究对象接受防治措施一定要坚持自愿而不能强迫。实验措施针对性要强，操作简单易行，所给予的防治措施应该是有效的，且没有严重不良反应。

5. 数据整理分析 在进行结果分析之前，首先要对各组间在非处理因素的一致性、实验数据的真实性和可靠性等方面进行评价，排除偏倚对研究结果的影响。如果存在偏倚，下结论时要慎重，并在报告研究结果时加以说明。要对全部研究对象的观察结果进行综合分析，不能仅对坚持到实验结束的实验对象的结果进行分析研究。

6. 医德 流行病学实验性研究的对象是人群，在实验中必须遵循人体实验研究的道德准则，实验措施不能增加患者痛苦或损害研究对象的健康，要尽可能让研究对象在实验过程中受益。研究对象有知情权，必要时要获得研究对象的书面同意。

7. 安慰剂的应用 临床试验和评价疫苗效果的现场实验中，应尽量采用安慰剂对照，这样可减少非处理因素对研究结果的影响，特别是观察指标为主观或半客观指标时，安慰剂对照的作用尤为重要。

实验性研究结束后，应按要求撰写研究报告或科学论文，研究结果应尽快发表或推广，以产生较大的社会效益和经济效益。

学习检测

1. 流行病学的研究对象是（　　）。

A. 疾病　　　　　　B. 患者　　　　　　C. 人群

D. 健康人　　　　　E. 亚临床型患者

2. 流行病学中的群体是指（　　）。

A. 有典型症状的患者　　　　　　B. 无症状的健康人

C. 在一定范围内的人群，可以小到一个家庭，大到全人类

D. 传染病患者　　　　　　E. 病原携带者

3. 关于流行病学，下列哪种说法是正确的？（　　）

A. 从个体的角度研究疾病和健康状况及其影响因素

B. 只研究传染病的流行和防治

C. 只研究慢性病的危险因素

D. 研究人群中疾病和健康状况的分布及其影响因素

E. 只研究疾病的防制措施

4. 流行病学研究中使用最多的研究方法是（　　）。

    A. 观察法　　　　　　B. 实验法　　　　　C. 理论法

    D. 方法学研究　　　E. 以上都不是

5. 流行病学主要应用于（　　）。

    A. 研究疾病的病因　　　　　　　　B. 评价人群的健康状况

    C. 研究疾病预防和控制　　　　　　D. 考核疾病的防制效果

    E. 以上均对

6. 漏诊率是指（　　）。

    A. 实际无病，试验阳性　　　　　　B. 实际有病，试验阴性

    C. 实际有病，试验阳性　　　　　　D. 实际无病，试验阴性

    E. 试验阳性，实际有病的可能

7. 流行病学的定义可概括为（　　）。

    A. 研究各种疾病的学科

    B. 研究传染病的发生、发展以及如何防制的科学

    C. 研究人群中疾病与健康状况分布及其影响因素，并研究如何防制疾病及促进健康的策略和措施的科学

    D. 研究疾病的诊断、治疗及预防的科学

    E. 研究各类公共卫生问题的学科

8. 流行病学的主要研究方法包括（　　）。

    A. 描述性研究　　　B. 分析性研究　　　C. 实验性研究

    D. 理论性研究　　　E. 以上均包括

9. 通过现场调查把疾病在时间、地区及人群中分布的特征加以描述经比较后，提出致病因素的假设的过程是（　　）。

    A. 分析性研究　　　B. 描述性研究　　　C. 实验性研究

    D. 理论性研究　　　E. 临床研究

10. 美国、芬兰等国提出：早期发现并治疗高血压，提倡不吸烟或戒烟，推广健康饮食以控制高血脂等来预防冠心病。这是因为（　　）。

    A. 冠心病是这些国家的主要死因

    B. 流行病学调查研究找出了该病的危险因素，提供了对该病的预防途径

    C. 冠心病是由多病因造成的

    D. 通过生活方式等的改变可以去除或减轻冠心病的这些危险因素

    E. 这些危险因素已为广大人民所承认

第八章
疾病预防与控制

学习目标

1. 掌握常见疾病的三级预防策略。

2. 熟悉常见疾病的发生要素、病因及传染病的传播途径。

3. 了解医源性疾病和伤害的预防与控制。

学习导入

20 世纪 40 年代以前，鼠疫、天花和霍乱等烈性传染病以及伤寒与副伤寒、疟疾、血吸虫病、性病等常见传染病威胁着人类的生存与健康，死亡不计其数。随着医学的发展，人类对传染病的预防控制取得了举世瞩目的成就。然而自 20 世纪 70 年代以来，在全球范围内又先后发现 30 多种新的传染病，如艾滋病、军团病、传染性非典型肺炎等。WHO 曾表示，目前我们正面临着有史以来最严重的疾病负担，这就是传染病、慢性非传染性疾病和伤害。

思考

针对这些疾病的流行，我们有哪些基本的预防策略与措施？

中华人民共和国成立以来，由于贯彻了预防为主的方针，一些严重危害人民健康的传染病得以消灭和控制。但随着工业发展，交通发达，人群流动，对外交流活动频繁，在疾病谱中影响大的传染性疾病仍不能忽视。此外，随着人们生活水平的提高，生活方式的改变，以及人口的老龄化，慢性病的发生率一直在上升，并影响着死亡谱。认识并预防和控制这些疾病，对于提高人群健康水平、延长寿命都具有重要意义。

■ 第一节　传染病的防制

传染病是由各种病原体感染引起的能在人与人、动物与动物或人与动物之间相互传播的一类疾病。传染病预防和控制是我国乃至世界各国卫生工作的重点。

一、传染病的流行过程

传染病的流行过程是指传染病在人群中发生、蔓延和终止的全过程。构成传染病的流行过程必须具备传染源、传播途径和易感人群三个基本条件，统称为传染病流行过程的三个基本环节。

（一）传染源

1. 患者　患者是最重要的传染源，因患者体内存在着大量有毒力的病原体且患者的某些症状亦有利于病原体从体内排出。患者作为传染源的意义因其发病类型、病程和活动范围不同而有所不同，主要取决于各阶段排出的病原体的数量和频度。

2. 病原携带者　指外表无症状但携带并能排出病原体的人。带菌者、带毒者和带虫者统称为病原携带者。按其携带状态和疾病分期的关系，分为三类。

（1）潜伏期病原携带者：指在潜伏期内携带病原体的人。只有少数传染病，如麻疹、白喉、痢疾、水痘、霍乱等，存在这种病原携带者，多在潜伏期后期排出病原体。

（2）恢复期病原携带者：指临床症状消失后继续携带和排出病原体者，如伤寒、白喉、乙肝等恢复期患者。对慢性病原携带者管理不善，往往可引起疾病暴发或流行。

（3）健康病原携带者：指整个感染过程中均无明显临床症状与体征而排出病原体者。例如，白喉、脊髓灰质炎、流脑等常有健康病原携带者，可成为非常重要的传染源。

3. 受感染的动物　动物作为传染源的流行病学意义，主要取决于人与动物的接触机会与密切程度，且与动物的种类和密度有关。

（二）传播途径

病原体由传染源排出后再侵入另一个易感机体，它在外界环境中所经历的全部过程称传播途径。一种传染病可通过一种或多种途径传播，常见的传播途径有以下几种。

1. 经空气传播　呼吸道传染病主要通过该途径传播，可通过飞沫、飞沫核和尘埃三种形式进行传播。经空气传播传染病的流行特征为：①传播广泛，传播途径易实现，发病率高；②冬春季高发；③少年儿童多发；④在未免疫预防人群中发病率常有周期性升高；⑤常与居住条件和人口密度有关。

2. 经水传播　这是肠道传染病、寄生虫病及某些人兽共患病常见的传播途径之一。它包括经饮水传播和经疫水传播两种方式。

3. 经食物传播　肠道传染病、某些寄生虫病、个别呼吸道传染病，如白喉、结核病及少数人畜共患病如炭疽病等可经食物传播。经食物传播的传染病流行特征有：①患者有进食某一食物史，不食者不发病；②一次大量污染可致暴发；③停止供应污染食物后，暴发可平息。

4. 经接触传播　接触传播分为直接接触传播和间接接触传播。

5. 经节肢动物传播　又称虫媒传播，其传播方式分为机械性传播和生物性传播。

6. 经土壤传播　易感者通过各种方式接触了被病原体污染的土壤所引起的传播。

7. 医源性传播　医源性传播是指在医疗及预防工作中，由于未严格执行规章制度和操作规程，人为地造成某种传染病的传播。

8. 垂直传播　又称母婴传播，是指病原体由母体传给子代的传播，主要传播方式有经胎盘传播、上行性传播和经分娩传播。

（三）易感人群

易感人群是指容易发生传染病感染的人群。人群作为一个整体对传染病易感的程度称为人群易感性。某一人群对某种传染病易感水平的高低，可根据该病以往在人群中的流行情况、该病的预防接种情况及人群中该病抗体水平的检测结果而定。

1. 影响人群易感性升高的主要原因　①新生儿的增加；②易感人口的迁入；③免疫人口的死亡；④免疫人口免疫功能自然消退。

2. 影响人群易感性下降的主要原因　①预防接种；②传染病流行后免疫人口增加；③隐性感染后免疫人口增加。

二、影响传染病流行过程的两个因素

传染病在人群中流行既是生物学现象又是社会现象。流行过程受自然环境因素与社会环境因素的影响。

（一）自然环境因素

自然环境因素包括气候、地理、土壤、动植物等因素，其中以气候与地理因素尤为重要。

（二）社会环境因素

社会环境因素包括社会制度、生产劳动及居住生活条件、风俗习惯、卫生设施、医疗条件、文化水平、防疫工作、经济、宗教等人类活动所形成的一切条件。

三、传染病的预防与控制

传染病的防制遵循三级预防原则，分别包括第一级预防、第二级预防和第三级预防。

（一）第一级预防

第一级预防是病因预防，是在疫情未出现时对易感人群和可能存在病原体的外环境、媒介昆虫、动物等所采取的预防性措施。

1.健康教育　核心是通过提倡有益健康的行为和生活方式来预防疾病。健康教育工作包括面向全社会的卫生宣传工作和学校的卫生保健教育，以及卫生保健指导、健康咨询、家庭探视和卫生检测等。

2.改善卫生条件　采取涉及环境卫生、食品卫生、个人卫生在内的措施等。

3.卫生检疫　分为国境卫生检疫、国内卫生检疫和疫区卫生检疫。

4.医院管理　各类医疗机构必须建立健全的消毒隔离制度，杜绝医源性传播。

5.托幼机构管理　托幼机构要严格执行预防传染病传播的卫生保健制度。

6.预防接种　预防接种的目的是使人体产生特异性免疫力，提高人群免疫水平，阻断传染病的传播。我国预防接种已实行计划免疫。

（1）预防接种的种类：

①人工自动免疫：将免疫原性物质接种人体，使人体自行产生特异性免疫。免疫原性物质包括处理过的病原体或其提炼成分及类毒素等。自动免疫制剂有活菌（疫）苗、死菌（疫）苗和类毒素三种。

②人工被动免疫：以含抗体的血清或制剂接种人体，使人体获得现成的抗体而受到保护。抗体的半衰期短，一般不超过25天，主要在有疫情时应用，分别有免疫血清、免疫球蛋白，如丙种球蛋白及胎盘球蛋白。

③被动自动免疫：是指有疫情时用于保护婴幼儿及体弱接触者的一种免疫方法，兼有被动及自我免疫的长处，但只能用于少数传染病。

（2）计划免疫：其免疫程序根据有关传染病的流行病学特征、免疫因素、卫生设施等条件而制订。免疫程序内容包括初种月龄、接种生物制品的间隔时间、加强免疫的时间等。我国的免疫程序见表8-1。

表8-1　我国的免疫程序

疫苗名称	卡介苗	脊髓灰质炎活疫苗	百白破疫苗	麻风疫苗	乙型肝炎疫苗
出生	第1次				第1次
1月龄					第2次
2月龄		第1次			
3月龄		第2次	第1次		
4月龄		第3次	第2次		
5月龄			第3次		
6月龄					第3次
8月龄				第1次	
1.5~2周岁			第4次		
4岁		第3次			

（3）注意事项：

①各种生物制品的接种对象、剂量、次数、间隔时间、接种途径及保存条件等均应严格按说明书要求执行。

②接种的禁忌证：各种传染病患者及恢复期患者；各种器质性疾病患者，包括循环、消化、泌尿系统疾病等；有过敏史者；孕妇及哺乳期母亲；年老及过度体弱者等都不予接种。

③接种时间：一般在该传染病流行季节前1～2个月完成。在流行性乙型脑炎（乙脑）流行期禁用乙脑疫苗，避免激发潜伏感染者发病。

（二）第二级预防

第二级预防是临床前期预防，是在疫情发生后采取的针对传染源、传播途径和易感人群三个环节的预防措施。

1. 早期发现、早期诊断　早期发现传染病的患者是减少、控制及消灭传染病的重要步骤。有些传染病如甲型肝炎等，在发病早期传染性最强，能否早期发现全部患者，在很大程度上取决于群众对传染病的认识，因此要利用各种宣传工具，普及传染病的防制知识，提高群众识别传染病的能力。其次要健全基层卫生组织，提高医务人员的业务水平，他们是早期发现患者的第一线战士，亦是传染病的法定报告人。传染病的早期诊断，主要根据疾病早期独特的临床症状或体征，如麻疹的柯氏斑等，结合流行病学资料及实验室检查进行综合分析而确定。

2. 传染病报告　2004年颁布的《中华人民共和国传染病防治法》，并经2013年修订，规定的病种分为甲、乙、丙三类，其中甲类2种，乙类26种，丙类11种，共39种。

甲类传染病：包括鼠疫、霍乱。

乙类传染病：包括传染性非典型肺炎、艾滋病、病毒性肝炎、脊髓灰质炎、人感染高致病性禽流感、麻疹、流行性出血热、狂犬病、流行性乙型脑炎、登革热、炭疽、细菌性或阿米巴痢疾、肺结核、伤寒和副伤寒、流行性脑脊髓膜炎、百日咳、白喉、新生儿破伤风、猩红热、布鲁氏菌病、淋病、梅毒、钩端螺旋体病、血吸虫病、疟疾。

丙类传染病：包括流行性感冒、流行性腮腺炎、风疹、急性出血性结膜炎、麻风病、流行性和地方性斑疹伤寒、黑热病、丝虫病、包虫病、除霍乱、细菌性和阿米巴性痢疾、伤寒和副伤寒以外的感染性腹泻病。

凡执行职务的医疗保健人员、卫生防疫人员皆为疫情责任报告人。责任报告人发现传染病患者、病原携带者、疑似患者应依法向当地疾病预防控制机构报告。责任报告单位对甲类传染病和乙类传染病中传染性非典型肺炎、肺炭疽、脊髓灰质炎，或发现其他传染病和不明原因疾病暴发时应于2小时内报告。对其他乙类、丙类传染病患者、疑似患者和规定报告的病原携带者在诊断后24小时内报告。

3. 早期隔离与治疗　早期隔离患者是防止疾病扩散的最有效的方法，隔离期限根据各种传染病的最长传染期及参考检验结果而定。患者应及时正确彻底治疗，使受感染者早日恢复健康，不再起传染源的作用，也可防止某些传染患者变成慢性携带者。

4.对动物传染源的措施　有经济价值的动物，例如牛感染血吸虫病等，由兽医部门进行治疗。对无经济价值的感染动物，例如鼠类等可进行杀灭等处理。

5.对接触者处理　接触者是指曾接触过传染源或可能已感染而处于潜伏期的人。对接触者采取医学观察或留验，根据接触者的免疫状态分别进行处理。

6.对传播途径的措施　切断传播途径是许多传染病防制的主要措施。

（三）第三级预防

第三级预防是临床期预防，即对传染病患者进行正确、及时、有效的治疗，彻底治愈传染患者，其目的是尽早终止传染过程，减弱或消除传染源的作业，防止传染病患者成为病原携带者。

第二节　常见慢性非传染性疾病防制

一、心脑血管疾病的防制

心脑血管疾病是指心脏和脑动脉血管发生硬化而引起心脏和脑的缺血或出血的心血管疾病和脑血管疾病的统称，泛指由于高脂血症、血液黏稠、动脉粥样硬化、高血压等所导致的心脏、大脑及全身组织发生缺血性或出血性疾病，是当今人类生命和健康受到严重威胁的疾病之一。自 20 世纪 50 年代以来，在西方发达国家，由于传染病得到有效的控制，一些非传染性疾病，如心、脑血管及肿瘤等病的死因顺位前移，构成疾病的前三位死亡原因。世界 57 个国家的资料揭示，心脑血管病列在前三位死因的有 40 个。

WHO 发布的《2012 年世界卫生统计》报告显示，全世界 1/3 的成年人患有高血压。且研究表明，心脑血管疾病的发病率高，致残率及病死率也高，给患者本人、家庭及社会均带来了极大的痛苦及经济损失。每千人中有 5～10 名存活下来的脑血管病患者，其中 3/4 的人不同程度地丧失劳动能力。2013 年 8 月，国家心血管病中心发布的《中国心血管病报告 2012》报告指出，我国个人行为生活方式和生活习惯导致的疾病负担逐步增加，常见的不良生活习惯包括膳食不合理、吸烟、饮酒和缺乏运动等，由此导致的心血管病危险因素流行趋势明显，结果是心血管病患者数呈快速增长态势。在心脑血管疾病中，目前危害人民健康最严重的、主要致死的是脑卒中和冠心病，而高血压是两者的基础。我国目前正进行的心脑血管病人群防群治工作中，也以此三病为重点。

（一）冠心病的流行特征

1.时间分布　心脑血管疾病发病与死亡水平在全球发生了巨大的变化，但各国变化趋势不尽一致。与 20 世纪 60 年代以前相比，发达国家如美国等心脑血管疾病发病率与病死率呈下降趋势，而发展中国家则呈上升趋势。同时心血管病虽然一年四季均可发生，但其病死率以每年 11 月至翌年 1 月为最高，5～7 月为最低。如脑出血在冬季发病率明显增多，高血压以冬春季发病率最高。

2. 地区分布　心血管病在世界不同国家之间的分布具有很大差异。不同国家和地区的人群所患心血管病的病种也各不相同。冠心病的发病率中，芬兰、美国、澳大利亚等国为冠心病的高发国，日本、希腊为低发国，发病率相差 10 倍左右。冠心病的发生与各国居民的生活习惯、膳食构成等因素有关，冠心病高发地区人们多食肉等富含脂肪的食品。反之，以植物性膳食为主者，血清胆固醇偏低，冠心病的发病率也低。在同一国家的不同地区，冠心病的发病率、病死率也不同。我国北方高于南方，如青岛男性冠心病发病率是安徽滁州市的 17 倍，其发病率各为 146.1/10 万和 8.4/10 万。

3. 人群分布

(1) 年龄、性别分布：冠心病为中、老年的主要疾患，在 30 岁以前很少发病，此后随年龄增大而增加。有资料报道，40 岁以后每增加 10 岁，发病率增加 1 倍，一般男性高于女性，女性较男性晚 10 年左右发病，绝经期后，女性发病率明显增加，逐渐接近男性水平。女性发病以心绞痛较多，男性心肌梗死较多，猝死以男性多见。冠心病虽在中年以后发病，但冠状动脉的病变也可起源于童年时代。

(2) 职业分布：脑力劳动者冠心病发病的机会较体力劳动者为高，在经常处于精神紧张及注意力高度集中的职业人群中发病更高。脑力劳动者与体力劳动者发病的比例约为 2 : 1。

(3) 种族差异：冠心病有明显的种族差异。国家间对比，中国、日本等远比欧美国家低。美国 16 年的随访资料显示：黑人心血管病的病死率明显高于白人。在我国，哈萨克、藏、蒙古等民族的发病率较同地区汉族高；贵州苗族、布依族明显低于当地汉族。民族间的差异可能与饮食情况、劳动强度、生活习惯、水质硬度和水中微量元素种类与浓度有关。

(二) 冠心病的主要危险因素

高血压、糖尿病、肥胖、吸烟、高胆固醇、不良生活方式、缺少运动等是心血管病主要的危险因素。

1. 高血压　高血压是发生冠心病的重要因素，无论是收缩压还是舒张压增高，发生冠心病的危险性都随之增高。血压愈高，动脉粥样硬化程度愈严重，发生冠心病或心肌梗死的可能性也明显增高。

美国一项研究表明，血压超过 21.3/12 kPa(160/90 mmHg) 者比血压在该水平以下者的冠心病发病率高 2.3 倍；开始患高血压年龄越早，以后患冠心病的危险性越大；舒张压超过 12.5 kPa(94 mmHg) 者患冠心病的危险性比正常血压者高 3.6 倍。

美国 Framingham 地区对 5 209 例 50～60 岁男性进行了 16 年随访研究，发现心力衰竭、动脉粥样硬化性血栓性脑梗死、冠心病和间歇性跛行 4 种主要心血管疾病的发病率，均随血压升高而增加。

2. 高胆固醇　高血脂和高胆固醇血症人群血清总胆固醇水平与冠心病的发病率和病死率成正比。血清胆固醇浓度与引起冠心病有关。高胆固醇血症患者发生冠心病的相对危险度为 5。胆固醇在体内与蛋白质结合成脂蛋白，其中低密度脂蛋白胆固醇（LDL–C）为粥样斑块中胆固醇的主要来源，高密度脂蛋白胆固醇（HDL–C）水平与冠心病的发生呈负相关。故近来人们很重视 HDL–C 与血清总胆固醇（TC）比值的作用，把 TC/HDL–C 作为冠心病的预报指标，当其比值大于 4.4 时，冠心病发病的危险性明显升高。血清总胆固醇水平升高的年龄越早，今后发生冠心病的机会也越多。

3. 超重和肥胖　超标准体重的肥胖是冠心病的易患因素。肥胖能使血压和血清胆固醇升高。国外研究显示：体重增加 10%，血压平均增加 0.86 kPa(6.5 mmHg)，血清胆固醇平均增加 18.5 mg。超过平均体重 10% 的人，其发生冠心病的危险性为正常体重者的 1.3～3.4 倍。35～44 岁男性体重增加 10%，冠心病危险性增加 38%，体重增加 20%，冠心病危险性增加 86%。

4. 糖尿病　冠心病是糖尿病患者最常见的并发症，糖尿病不仅有糖代谢异常，还有脂代谢紊乱如血清胆固醇升高，引起心脏营养障碍，左心室舒张期顺应性降低，收缩功能异常，易导致心脏功能衰竭。由于这类患者冠状动脉病变广泛，使心肌梗死发生率明显增加。糖尿病较严重时，由于糖化作用，还可使血小板功能异常，易于聚集，动脉壁功能障碍，内皮受损，通透性增高等，也促进了冠心病的发展。有糖尿病的高血压患者，患冠心病的机会较无糖尿病的高血压患者高 1 倍。

5. 生活方式

（1）吸烟：为冠心病的重要危险因素之一。尼古丁可刺激血管收缩，使血管内膜受损，亦可引起冠状动脉痉挛，诱发心绞痛和心肌梗死。一氧化碳造成的缺氧，可损伤动脉内膜，促进动脉粥样硬化的形成。吸烟者冠心病死亡的危险性随着吸烟量的增加而增加，存在剂量–反应关系。Doll 和 Hill 等的研究结果提示：戒烟者较吸烟者冠心病的病死率低。戒烟时间越长者，冠心病病死率也越低。

（2）不合理饮食：冠心病高发地区人们的饮食中往往富含脂肪，尤其是肉和乳制品。植物油和鱼富含不饱和脂肪酸，有降低血脂、甘油三酯和低密度蛋白水平的作用。膳食纤维又有降低血脂的作用。我国膳食中碳水化合物的比例相对较高，但近年来，膳食中脂肪比重正在逐步上升，膳食纤维正随着食物加工的精细程度而减少，应引起必要的重视。

（3）体力活动：随着生活方式的现代化，体力活动及体力劳动强度趋向减少及下降，加以生活节奏的加快，在一些脑力和注意力高度集中的人，冠心病的危险度增加。缺乏体力活动的人患冠心病的相对危险度是正常活动量者的 1.5～2.4 倍。且与冠心病的危险性呈等级相关。

（4）过量饮酒：饮酒与冠心病的关系也较为密切。大量饮酒可增加心脏的负担。乙醇会直接损害心肌，还可使血中的甘油三酯增高，促进冠心病的形成。

6. 情绪　血液中脂质浓度可随情绪发生变化，精神紧张、忧虑、时间紧迫感等均可使血脂增高，使冠心病发病率增加。在冠心病中，以时间紧迫、进取心和竞争性强的 A 型性格所占比例为高。目前认为 A 型行为类型中的"有害成分"，即愤怒或敌对特征导致心血管高反应性，引起高血压或冠心病。

7. 遗传　许多研究证实，高血压和冠心病有明显的家族聚集现象，其遗传方式表现为多基因遗传，是遗传因素与环境因素共同作用的结果。具有冠心病家族史的人群，其冠心病的病死率为一般人群的 2.4 倍。父母双方血压均高，其子女有 45.5% 的人血压高于正常值；父母双方中一人患有高血压，其子女中有 28.3% 的人血压高于正常值。

8. 水的硬度及微量元素含量　饮用水水质的硬度与冠心病亦有一定的关系。硬度是指溶于水中的钙、镁盐类的总含量。水中铁、锰、铝等盐类也会造成硬度。水的硬度与心血管疾病病死率呈负相关。钾、氯、硒、铬、锰、锌等微量元素的存在也可能有利于脂质、糖的代谢，而钙、镁离子对维持心肌正常代谢有重要作用，铅、钴、镉等元素可能有促进动脉粥样硬化的作用。

9. 多种危险因素的联合作用　冠心病是多种因素引起的，联合危险因素越多，动脉粥样硬化或发生合并症的可能性越大。曾有研究揭示，具有三种主要危险因素的个体 [血清胆固醇 ≥6.46 mmol/L(250 mg/100 mL)，舒张压 ≥12 kPa，有吸烟史]，冠心病发病率比之完全没有这三种因素的人高 8 倍，比具有两种危险因素者高 4 倍。

（三）心脑血管疾病的防制措施

预防心脑血管疾病的措施主要是采取三级预防处理原则，即针对普通人群的一级病因预防、高危人群的第二级预防和已患病人群的第三级预防措施。

1. 第一级预防　心脑血管疾病的第一级预防是对一般人群开展的病因预防，即针对引起心脑血管疾病的可能的致病因素积极采取综合性防治措施。

（1）健康教育：是第一级预防的重要环节。利用一切有效传播方式，使人群充分认识心脑血管疾病的危险因素和对健康的危害，自觉改变不健康的生活习惯和行为。提倡"不吸烟、少吃盐、合理膳食、经常运动"的健康生活方式，达到降低危险因素水平，促进健康的目的。实践证明，在童年期减低心脑血管疾病的危险因素，最终降低成人上述疾病的发病率是完全可行的。故在防制心血管疾病中健康教育应以全人群为对象，而针对不同人群的特征有重点地进行，提高疾病防制的卫生知识普及率，以降低人群中主要危险因素水平。

（2）疾病危险因素的干预：

①限制食盐摄入量：WHO 提出成人每人每日盐摄入量应控制在 5 g 以内。人群中每日食盐平均减少 5 g，则舒张压平均下降 4 mmHg，在限盐的同时增加膳食钾的摄入量，是预防高血压的重要措施之一。

②戒烟和限酒：为预防心脑血管疾病，最好不抽烟，戒烟是高血压患者预防心血管疾病最有效的措施之一，可使心血管疾病危险性下降 50%。有饮酒习惯的高血压患者应建议限制饮酒量，男性每日乙醇量不超过 20～30 g，女性不超过 10～20 g。

③合理膳食：控制高能量高脂肪的食物摄入，以维持理想体重。饱和脂肪酸摄入不超过总能量的 10%，胆固醇摄入量不超过 300 mg/d，食用油以植物油为主，少吃猪油和肥肉；摄入一定量的谷类、大豆及其制品和膳食纤维，多食新鲜的蔬菜和水果；一日三餐定时定量等。

④加强体育锻炼：适量运动能增加心血管的功能，延缓动脉粥样硬化，改善呼吸功能，减轻体重，对预防心脑血管疾病有极大好处。

（3）控制高血压：高血压本身是一个最常见、最重要的心血管病，它又是冠心病和脑卒中最直接、最明显的危险因素。因此降低人群的血压水平是预防心血管疾病的关键。因此高血压应早期、严格、持久地控制，特别要定期进行人群体检，及早发现无症状的高血压患者。

（4）调整心态：性格类型、精神紧张、心理素质等均是心血管病的危险因素，所以有效地调整心理状态，维持一个稳定平衡的心理状态，在预防心血管疾病中起积极的作用。

2. 第二级预防　第二级预防即临床前期预防，又称"三早"预防，强调早发现、早诊断、早治疗。第二级预防的基本措施是定期体检，早期发现患者并及早治疗；对高危人群普查、筛检并定期随访。

高血压是一种隐匿性疾病，患者因无明显症状多数不去就医。为此，国家卫生健康委员会倡导 35 岁以上成人每年应至少测量一次血压，医疗机构建立一项制度，对 35 岁以上成人就诊时常规测量血压，以早期发现高血压。美国心脏协会为早期筛检出无症状冠状动脉疾病的患者，对影响公共安全的职业人群、久坐作业者、进行剧烈运动的人、有两个以上危险因素的人群，若年龄超过 40 岁，进行运动后的心电图检查。对临界高血压者，要定期血压随访；对高血压患者，根据血压情况进行临时随访，建立家庭病床或住院治疗。对心血管病的高危人群要建立健康档案，进行定期检查和随访。

3. 第三级预防　第三级预防即临床期预防。主要是针对患者所采取的各种治疗措施，包括常规治疗和重症抢救，积极治疗预防并发症，减少残疾，并进行心理和功能康复治疗。防止疾病的复发、延长寿命也是第三级预防的措施。

二、恶性肿瘤的防制

恶性肿瘤是由 100 多种不同部位的肿瘤组成的一类疾病。目前，恶性肿瘤已成为威胁人类健康的最严重疾病之一。近几十年来，恶性肿瘤在大多数国家总体发病率和病死率呈上升趋势。恶性肿瘤已成为一类严重危害人民生命和健康的常见病、多发病。2014年 WHO 发布的《世界癌症报告》显示 2012 年全世界共新增 1 400 万癌症病例，并有820 万人死亡；并且预测全球癌症病例将呈现迅猛增长态势，由 2012 年的 1 400 万人，逐年递增至 2025 年的 1 900 万人，到 2035 年将达到 2 400 万人。报告还显示，非洲、亚洲和中南美洲的发展中国家癌症发病形势最为严峻。其中，中国新增 307 万癌症患者并造成约 220 万人死亡，分别占全球总量的 21.9% 和 26.8%。全国每 6 分钟就有 1 人被确诊为癌症，每天有 8 550 人成为癌症患者，每 7~8 人中就有 1 人死于癌症。因此，恶性肿瘤已成为全人类共同关心的重大问题。

（一）恶性肿瘤的分布

1. 地区分布特点　恶性肿瘤的发病率和病死率自 20 世纪 20 年代以来逐年上升。世界各个国家或地区、各个民族都有肿瘤发生。恶性肿瘤广泛地分布于世界各地，不同国家和地区之间存在着差别。

虽然恶性肿瘤在世界各国分布广泛，但在不同国家、不同地区和不同民族各类恶性肿瘤的发病率和病死率存在很大的差别，高、低发地区之间的发病率相差可达 10 倍乃至数百倍。在同一国家内，不同地区恶性肿瘤分布也是不同的。如美国东部地区恶性肿瘤病死率明显高于西部地区，而东部地区也不均匀。我国也有类似情况。有些恶性肿瘤的高发区和相对高发区相当明显。每一个国家或地区，都有各自恶性肿瘤的特点，有些恶性肿瘤高发，有些恶性肿瘤低发，如日本胃癌高发，乳腺癌、肠癌较少见。北美国家，如美国和加拿大则相反，乳腺癌、肠癌高发，胃癌、肝癌较少见。英国以肺癌为高发。肝癌多见于亚洲、非洲和欧洲东南部。在我国，肝癌以江苏启东及广西扶绥地区较为多见。胃癌在甘肃、青海、宁夏、上海等地较为突出。食管癌病死率则以河南、河北、山西三省交界地区为最高。肺癌病死率在北京、天津、上海、东北三省及浙江沿海地区较高。宫颈癌的病死率以内蒙古、山西、陕西等地为高。鼻咽癌在世界大多数国家极为罕见，而我国华南地区及东南亚国家相对高发。

　　恶性肿瘤的分布在城、乡之间也有差别。如我国由于城市在经济、卫生、生活条件等方面较农村为优，因此，在食管癌、胃癌、肝癌、宫颈癌等方面，城市病死率低于农村。以食管癌表现最明显，农村病死率为城市的 2 倍多。但在另一方面，城市受大气污染和其他方面因素的影响，肺癌、乳腺癌、膀胱癌、肠癌等的病死率大大高于农村。在我国，恶性肿瘤病死率最高的是上海和江苏，最低的是云南、贵州、湖南、广西等地区。

　　2. 人群分布特点

　　（1）年龄分布：任何年龄都可发生恶性肿瘤，但发病率多随年龄同步增长，老年人发生癌症的危险性最高。儿童期最多见的是白血病、脑瘤及恶性淋巴瘤；青壮年时期常见的是肝癌、白血病和胃癌；中年及老年期多以胃癌、食管癌、宫颈癌、肝癌及肺癌为主。乳腺癌则多见于青春期及围绝经期（更年期）的两个高峰。

　　（2）性别分布：恶性肿瘤在男女间发病率有所不同，除女性特有的恶性肿瘤以外，一般来说，恶性肿瘤男性比女性多发，约为 1.99∶1。女性比男性高的只有胆囊、甲状腺、乳腺及生殖道恶性肿瘤。有些部位的恶性肿瘤男女发病的性别比例较高，如喉癌 10.5∶1，支气管癌 6.79∶1，食管癌 4.77∶1，舌癌 4.0∶1，口腔癌 4.0∶1。这种性别比例关系可以为病因提供线索。肿瘤病死率亦男性高于女性，男女比例为 1.68∶1。

　　（3）婚育状况分布：早婚多育妇女宫颈癌多发，说明与性行为有关，未婚者及犹太人妇女中罕见，认为后者与犹太族男性有幼时割包皮习俗有关。宫颈癌低发区宫体癌及乳腺癌发病率较高。

　　（4）种族分布：不同种族的恶性肿瘤发病率和病死率也有区别。如鼻咽癌多见于中国广东人；原发性肝癌多见于非洲班图人；印度人中口腔癌发病多；哈萨克人食管癌较常见。皮肤癌和不同人种皮肤色素沉着多少有关。恶性肿瘤的种族差异究竟是种族易感性不同造成的，还是各民族的生活习惯不同造成的，有待进一步的研究。

　　（5）职业分布：恶性肿瘤的职业因素早就为人们所注意。职业性皮肤癌与职业的关系很早就已明确，其致癌原主要为煤焦油和石油产品行业。职业性膀胱癌主要发生在染料生产、橡胶与电缆制造等行业；职业性肺癌以接触石棉、砷、铬、镍以及放射性矿开采等行业为多。

　　（6）移民中分布：移民是一类遗传性相对稳定，已经脱离原籍旧环境，甚至生活习惯、饮食习惯也有改变的特殊人群。如日本胃癌病死率高，美国很低，相差约 5 倍；美国肠癌病死率高，日本很低，相差也约 5 倍；美籍日本人中胃癌病死率下降，在美出生的第二代日本人胃癌病死率更低，而肠癌病死率在逐渐上升，说明这两种癌的发病可能与环境因素密切，而与遗传因素的关系较小。

3. 时间分布特点　近年来，无论发达国家还是发展中国家，恶性肿瘤的发病和死亡均呈明显上升的趋势。如 1975 年，世界恶性肿瘤新发病例数为 590 万人，死亡数为 380 万人；1980 年，分别上升为 635 万人和 400 万人；到 1985 年分别为 760 万人和 500 万人。2002 年全世界死于恶性肿瘤者约为 702 万人，占死亡总数的 13%；2008 年为 1 270 万人和 760 万人；2012 年 1 400 万人和 820 万人。WHO 预测 2025 年新发病例数将逐年递增至 1 900 万人，到 2035 年新发病例数将达到 2 400 万人。中华人民共和国成立初期，恶性肿瘤居我国死因的第九位，20 世纪 70 年代已上升为第三位，80 年代死亡人数已增加至 70 年代中期的 1.3 倍，自 1990 年以来，城市居民的死亡原因中，恶性肿瘤已跃为第一位；在农村居民死亡原因中亦高居第二位。2002 年恶性肿瘤无论是在城市还是在农村，均在死因谱中占首位，前者占全死因的 23.53%，后者占 20.67%，病死率分别为 135.38/10 万和 84.34/10 万。2012 年中国新增癌症病例高居世界第一位。在肝癌、食管癌、胃癌和肺癌 4 种恶性肿瘤中，中国新增病例和死亡人数均居世界首位。

造成世界各地大部分恶性肿瘤发病率上升的主要原因如下。

（1）人口老龄化：随着全球经济发展、医疗条件改善、传染病得到有效的控制以及居民营养保健水平的提高，导致病死率降低，人群的平均预期寿命延长，加上不少国家还伴随有出生率的下降，人口老龄化进程加快。恶性肿瘤高年龄组比例增加与人口老龄化和平均寿命延长密切相关。

（2）行为生活方式的变化：随着社会经济的发展，人们的生活模式、食物结构、饮食习惯和行为特征等都会发生相应的变化，如吸烟、酗酒、高脂肪饮食、焦虑、紧张等现象增多。这些变化促使部分恶性肿瘤发病的危险性上升及少数恶性肿瘤危险性下降。

（3）环境的改变：工业化和城市化的过程，往往伴随着生态环境的改变，空气、水、土壤的污染，臭氧层、自然生态平衡的破坏、食品污染等，使人群恶性肿瘤发病的危险性增加。

（二）恶性肿瘤的危险因素

1. 行为及生活方式

（1）吸烟：卷烟烟雾中包括了 3 800 多种已知的化学物质。有害成分包括尼古丁等生物碱、胺类、腈类、酚类、醛类、烷烃、醇类、多环芳烃、脂肪烃、杂环族化合物、羟基化合物、氮氧化合物、一氧化碳、重金属元素镍、铬、镉、钋及有机农药等，潜在性致癌物至少有 40 种。据多次流行病学调查、病理学研究和实验研究已确定吸烟是致病的重要原因之一。

1/3 的恶性肿瘤与吸烟有关。许多研究报告证实，吸烟者发生多种恶性肿瘤的危险性显著高于不吸烟者。与吸烟关系最强的是肺癌，吸烟年龄较早，数量越多，发生肺癌的机会越大，其间有明显的正相关关系。吸烟者不仅害己，而且危害别人，其周围人群包括妻儿，由于长期被动吸烟，肺癌的发病率也明显高于一般人。吸烟除导致肺癌外，还可导致喉癌、食管癌、膀胱癌等多种癌症。戒烟后癌危险度渐趋下降，5 年后可保持在比一般人略高的水平。

（2）饮酒：国内外很多文献报道饮酒与口腔癌、咽癌、喉癌、食管癌、胃癌、直肠癌有联系。长期饮酒可导致肝硬化继而导致肝癌的发生。现已证实，乙醇确为乙型肝炎病毒、丙型肝炎病毒及化学致癌物的促进因素，因而与肝癌有关。德国、美国曾在啤酒和威士忌中检出过有致癌性的亚硝胺类物质。亦有报道酒类饮料中存在着其他已知或潜在的致病原，如多环芳烃等。同时饮酒又吸烟者可增加某些恶性肿瘤的危险性。

（3）饮食：饮食与癌症的关系，一方面是食物中含有致癌物或被致癌物污染，另一方面是由于饮食不均衡导致营养失调，从而失去了正常食物营养成分的保护作用。饮食致癌的可能途径、方式大约有以下几种。

①天然食物或食品添加剂中存在致癌物：如亚硝胺有强致癌作用，并不一定要长期慢性作用，而只需一次足够的"冲击量"即可诱发恶性肿瘤。亚硝胺前身以稳定形式广泛存在于自然界中，特别在植物中亚硝酸盐极易由硝酸盐形成。过多使用硝酸盐肥料与土壤中缺钼都易造成植物中硝酸盐的积累。储存的蔬菜、水果中易存在高浓度的亚硝酸。

食用色素中具致癌性的有二甲氨基偶氮苯、邻氨基偶氮甲苯、碱基菊灯等。香料及调味剂中具致癌作用的有黄樟素、单宁酸及甘素。

②食物受致癌物污染：黄曲霉菌污染米、麦、高粱、玉米、花生、大豆等食物。黄曲霉毒素有 12 种，其中 AFB_1 致癌作用最强，在低剂量长时期作用下，几乎可使全部动物致癌。AF 在紫外线及可见光照射下仅能部分分解；加热 100℃，2 小时后，只能减毒 30%；180℃ 3 小时可大部被破坏。15 磅压力下 120℃ 4 小时方降至对肝脏无害的微量。其他污染食物的致癌物还有展青霉素、黄米霉素、杂色曲霉素、环氯霉素等，它们的致癌力不及 AF，如杂色曲霉素仅为 AF 的 1/10，但其分布较 AF 广。由于它们一般都极为稳定，不易为高温破坏，故危险性大，不可忽视。

③食物加工或烹调过程中产生致癌物：烟熏、炙烤及高温烹煮食物时由于蛋白质热解，特别在烧焦的鱼、肉中可产生有致突变和致癌性的多环有机化合物。据估算，50 g熏肠所含致癌物苯并（a）芘的量相当于一包香烟烟雾中所含的量，或等于大工业中心居民在 4～5 昼夜期间所吸入污染空气中的数量。一盒油浸熏制鱼的苯并（a）芘量相当于60 包香烟或一年内所吸入空气中致癌物的数量。油被连续和重复加热及添加到未加热的油中都会促进致癌物及辅癌物生成。

④营养缺乏时的间接致癌作用：食品粗糙、长期缺铁、营养不足时发生食管癌和胃癌的危险性增加。硒的平均摄入量、血硒水平、饮食中硒浓度均与发生恶性肿瘤的危险性呈负相关。长期缺碘或碘过多与甲状腺癌的发生有关。

⑤过多营养的间接致癌作用：食物热量过高、纤维素过少，特别是脂肪总摄入量过高，可使乳腺癌、结肠癌、前列腺癌发病率增加。动物实验表明，高脂肪膳食又缺乏胆碱、叶酸、维生素 B_1 及蛋氨酸时，可增强各种化学致癌物的致癌性。

2. 环境因素　WHO 的调查资料表明，80%～90% 的人类癌症与环境有关，其中最主要的是化学因素。

（1）化学因素：环境中的化学致癌物主要来自烟草、食品、药物、饮用水以及工业、交通和生活污染等。一类致癌物即确认致癌物主要有砷、铬化合物、石棉、苯并（a）芘、联苯胺、氯乙烯、甲醛、镉、亚硝胺类化合物、黄曲霉毒素；二类致癌物即可疑致癌物有黄樟素、沥青、铅等；三类致癌物即致癌的可能性非常小，如苏丹红、印刷油墨、汞及汞的有机物等；四类致癌物即不太可能有致癌。

（2）物理因素：物理致癌因素很多，诸如电离辐射、紫外线、慢性灼伤、机械性和外伤性刺激等。

①电离辐射：电离辐射诱发人类癌症问题自 16 世纪以来一直受到人们关注。1945 年 8 月原子弹在日本广岛和长崎爆炸，爆炸后的幸存者中，白血病发病率明显增高，1950～1954 年达到高峰，而且距爆炸中心越近，接受辐射剂量越大者，白血病发病率越高。又如 1925～1943 年美国放射科医生的白血病病死率较一般医生高 10 倍以上。电离辐射可引起人类多种癌症，如急性和慢性细胞白血病、其他类型急性白血病、多发性骨髓瘤、恶性淋巴瘤、骨肉瘤、皮肤癌、肺癌、甲状腺癌、乳腺癌、胃癌、胰腺癌、肝癌、喉癌、脑瘤、神经母细胞瘤、肾脏细胞瘤及鼻窦癌等。

②紫外线：长期受强烈日光照射的海员、渔民、农民、牧民等在暴露部位可以发生皮肤癌。患者多为老年男子，平均年龄在 70 岁以上。

（3）生物因素：在人类恶性肿瘤中，已有证据证明乙型肝炎病毒和丙型肝炎病毒与原发性肝癌、EB 病毒与鼻咽癌的关系比较肯定，幽门螺杆菌是胃癌的致病因子，人乳头状瘤病毒（HPV）16 型和 18 型是宫颈癌的致病因子。在一定条件下，病毒基因可部分或全部整合到宿主细胞染色体中，从而导致细胞恶变。

3. 社会心理因素　人是生活在社会环境中的有各种心理活动的高级动物，社会心理因素刺激主要通过中枢神经、内分泌和免疫系统对机体产生作用，从而影响健康。精神刺激和心理紧张因素在恶性肿瘤的发生中起到不可忽视的促进作用。

（1）生活事件：大量的研究证明，生活中巨大的精神刺激引起恶劣情绪往往是癌细胞的"激活剂"。我国学者研究发现，家庭的不幸事件、工作学习紧张过度、人际关系不协调等这些独特的生活史大多影响或决定了患者以后的精神状态并可导致癌症的发生。影响恶性肿瘤发病的重大生活事件一般都先于癌症起病前 6～8 个月。对乳腺癌患者的大量观察也证实了生离死别的忧郁、悲伤和焦虑多出现在发生癌症前一年左右。

（2）个体的性格特征：据研究，发现具有 C 型个性特征者患恶性肿瘤者较多，是恶性肿瘤的易患性格。C 型个性特征表现为性格内向、怪僻、时而小心翼翼，时而情绪冲动，多愁善感，要求的目标忽高忽低。长期处于孤独、矛盾、失望、压抑状态，是促进恶性肿瘤生长的重要因素。

4. 遗传因素　癌症与遗传有一定关系。欧美国家妇女中最常见的乳腺癌有约 30% 的病例有遗传倾向；我国多见的鼻咽癌的遗传倾向比较明显。在我国肝癌、食管癌高发地区也发现了一定数量的高发家族。国外对一些家族进行长期的调查研究，发现有血缘亲属 650 余人中已有 96 人患恶性肿瘤，其中患结肠癌并伴有其他器官腺癌的患者，亲代中只要有一方是恶性肿瘤患者，则其子女中就有 25%～45% 的人患此癌。此外，胃癌、肝癌、肺癌以及宫颈癌等恶性肿瘤都有一些类似的报道。

5. 药物因素　国际癌症研究中心宣布的 30 种致癌物中已包括有被确认的致癌药物，目前已证实可诱发恶性肿瘤的药物有多种，如砷剂与皮肤癌、环磷酰胺与急性非淋巴细胞性白血病、放射性镭与骨肉瘤、鼻窦瘤等。

（三）恶性肿瘤的防制

虽然肿瘤发生不是完全可避免的，但是肿瘤是可以预防的。目前对肿瘤的病因认识显示，多数肿瘤是由环境因素造成的，通过环境改造、个人自我保健等措施，是可以推迟或防止肿瘤发生的。鉴于目前恶性肿瘤的晚期疗效较差，故其防治措施主要是第一级预防和第二级预防。

1. 第一级预防　第一级预防是针对病因采取的预防措施。可通过加强环境保护，在人群中进行健康教育、合理膳食，以改变人们不良的行为生活方式等措施来预防肿瘤的发生。

（1）加强防癌健康教育：特别对高危人群更应提高他们的认识和自我保健能力。如日本国立癌症中心提出 12 条防癌要求并认为如果注意这些要求，有可能控制或消除许多致癌因素，达到预防癌症的目的。这些要求主要是：①注意饮食营养的平衡，不偏食；②不反复吃完全相同的饮食，也不长期服用同一种药物；③饮食适度，不过饱；④不吸烟；⑤适量摄入富含维生素 A、维生素 C、维生素 E 和纤维素的食物；⑥避免过多饮酒；⑦少吃过咸、过热的食物；⑧不吃烧焦的食物；⑨不吃发霉的食物；⑩避免过度日晒。

（2）改变不良的行为生活方式：如戒除或节制烟酒以防止有关癌症的高发；注意口腔卫生保健对防止口腔癌症有益；注意性器官卫生对防止生殖器官癌症有重要作用。

（3）消除职业致癌因素：尤其加强对已经明确可以引起肿瘤的物质的检测、控制与消除。这是预防职业性肿瘤的重要措施。

（4）改善环境，消除环境致癌因素：近年来，肺癌的增加被认为和吸烟、大气污染和室内空气污染有关，为保护大气，有些国家限制致癌物的排放，并制定了大气和车间空气最高容许浓度的标准。

2. 第二级预防　第二级预防是临床前期预防。高危人群的筛查与监测是癌症的第二级预防措施。其内容包括癌症早期筛检、高危人群监测和自我监护。

（1）癌前筛检。①乳腺癌的监测：对 30 岁以上妇女应推行乳房自我检查，40 岁以上妇女应每年做一次临床检查，50～59 岁妇女每 1～2 年应进行临床及必要时 X 线摄影筛查。应注意 30 岁以后初孕、12 岁以前月经初潮、50 岁以后绝经、肥胖症、高脂膳食者、有卵巢患病史及患子宫内膜炎等高危人群。②宫颈癌的监测：一切有性生活的妇女均有发生宫颈癌的危险，妇女从有性生活开始起应 2～3 年进行一次宫颈脱落细胞涂片检查。③结肠、直肠癌的监测：40 岁以上人群应每年进行一次肛门指检，限 7～8 cm 深度，50 岁以上的人群，特别是有家族肿瘤史、家庭息肉史、息肉溃疡史及结肠直肠癌病史者，应每年进行一次大便隐血试验；每隔 3～5 年做一次直肠镜检查。④肺癌的监测：

对无症状人群不必进行常规肺癌胸部放射线检查和痰脱落细胞检查。

（2）自我监护。由于人体所患的恶性肿瘤约有75%以上发生在身体易于查出和易于发现的部位，为便于及早发现肿瘤，应注意常见肿瘤的十大症状。

①身体任何部位如乳腺、颈部或腹部的肿块，尤其是逐渐增大的；

②身体任何部位如舌、颊、皮肤等处没有外伤而发生的溃疡，特别是经久不愈的；

③不正常的出血或分泌物，如中年以上妇女出现不规则阴道流血或分泌物增多；

④进食时胸骨后闷胀、灼痛、异物感或进行性加重的吞咽不顺；

⑤久治不愈的干咳、声音嘶哑或痰中带血；

⑥长期消化不良，进行性食欲减退、消瘦，又未找出明确原因的；

⑦大便习惯改变或有便血；

⑧鼻塞、鼻出血、单侧头痛或伴有复视时；

⑨赘生物或黑痣的突然增大或有破溃、出血，或原来有的毛发脱落的；

⑩无痛性血尿。

若发现这些问题，应及早到医院进行检查和处理。

3.第三级预防　第三级预防是临床期预防。主要是通过对肿瘤患者加强综合治疗、术后康复、体能支持、疼痛的治疗、临终关怀等，提高患者的治愈率、生存率，减轻痛苦，延长生命。同时，积极开展肿瘤患者的社区康复工作，使更多的患者获得康复医疗服务，提高生活质量，延长生命。

三、糖尿病的防制

糖尿病是一组以高血糖为特征的代谢性疾病。高血糖则是由于胰岛素分泌缺陷或其生物作用受损，或两者兼有引起。糖尿病是长期存在的高血糖，导致各种组织，特别是眼、肾、心脏、血管、神经的慢性损害、功能障碍。WHO已将糖尿病列为三大疑难病之一，并把每年的11月14日定为"世界糖尿病日"。糖尿病为全身性和终生性疾病，并发症多，病残和病死率仅次于心血管疾病和癌症，已成为继心血管疾病、恶性肿瘤之后严重危害人类健康的第三顽症。

（一）糖尿病的危险因素

糖尿病的病因至今尚未明确，一般认为是一种多病因的代谢疾病，是由于遗传因素、环境和行为因素联合作用所导致的慢性高血糖病理状态。

1.遗传因素　1型糖尿病具有一定的遗传易患性，2型糖尿病有较强的家族聚集性。双生子研究显示，1型糖尿病在同卵双生子中同病率高于异卵双生子。

2.超重和肥胖　2型糖尿病患者中约60%是超重或肥胖。体质指数（BMI）与2型糖尿病的发生呈正相关关系，向心性肥胖与糖尿病的关系更为密切。男女各年龄组中，体重指数≥25的超重和肥胖者糖尿病发病率显著高于非超重者3～5倍。

3.膳食因素　高能量饮食是2型糖尿病的重要膳食危险因素。高膳食纤维特别是谷物中的水溶性纤维素可增加胰岛素的敏感性，缓解胰岛素抵抗，可降低糖尿病的危险性。妇女中饮酒者2型糖尿病的发病率升高。

4. 体力活动减少 体力活动不足是 2 型糖尿病发生的危险因素，每日静态生活时间超过 4 小时者与不足 1 小时者相比，糖尿病发病率增加 50%。

5. 其他 生命早期营养及喂养方式、吸烟行为、脂肪代谢紊乱，尤其是高甘油三酯血症、社会心理因素、文化程度、服药史等，在糖尿病的发生中都有一定的意义。

（二）糖尿病的防制

1. 第一级预防 第一级预防是针对一般人群采取的病因防制措施，以达到降低糖尿病发病率的目的。主要通过健康教育，普及糖尿病预防知识，改变人们的不良行为方式来实现。

（1）健康教育：世界卫生组织糖尿病专家委员会第二次报告中指出"教育是有效的治疗和医学预防的基础。有效的治疗目的在于争取糖尿病患者短期和长期的身体健康，并有益于医院病床的有效使用和卫生经济的改进"。在人群中开展多种形式的健康教育是糖尿病预防的重要措施。糖尿病教育的内容包括糖尿病基础知识、饮食控制、体育锻炼、降糖药物的使用、低血糖的预防与处理、尿糖和血糖的自我监测等。

（2）保持健康的心理和生活方式：积极参加有益健康的社交活动，保持乐观稳定的情绪，克服各种心理紧张和压力，保持有利于健康的生活方式，戒烟、戒酒，防止和纠正肥胖等。

（3）合理膳食：膳食结构要合理，控制总热能摄入，合理分配碳水化合物、脂肪和蛋白质的比例，限制脂肪摄入量，多吃蔬菜及纤维素。

（4）适当增加体育锻炼：参加适当的体育锻炼，有助于维持正常的体重，降低血糖，提高胰岛素的敏感性，增强器官功能，在心理、生活上有充实感和欣快感，是预防糖尿病的有效措施。注意运动量要循序渐进，运动方式可多种多样。

2. 第二级预防 第二级预防是临床前期预防，主要措施是三早：早发现、早诊断、早治疗。通过体检、医院门诊检查等方式对高危人群进行筛查，及早发现无症状糖尿病患者，及早进行诊断和治疗，以减少和延缓糖尿病的发生。

3. 第三级预防 第三级预防是临床期预防，对已确诊糖尿病患者应进行综合性治疗，以减少或延缓糖尿病并发症的发生和发展，降低发病率和病死率，提高患者的生活质量。

第三节 医源性疾病防制

一、概述

医源性疾病是指由于医护人员在诊断、治疗、护理或预防过程中，言行和措施不当而引起的不利于身心健康的一类疾病。医源性疾病涉及面较广，包括医院内感染、药源性疾病等。

医源性疾病的特点包括：①受害对象广泛，包括患者、医务人员、陪护者、探视者以及其他人员；②影响因素众多，受医院管理、环境、医务人员、患者自身等多种因素的影响，在多种因素的综合作用下导致医源性疾病发生；③医源性疾病的类型及危害是多种多样的，可发生于预防、诊断、治疗、护理等任何一个环节，并且多种因素均可引起，因此医源性疾病的类型及危害也多种多样。

二、主要危险因素

（一）医源性感染涉及面广，原因复杂

1. 病原体的特征　主要决定于病原体的致病性、毒力大小、耐药性及其在环境中的抵抗力强弱。引起医源性感染的常见细菌有大肠埃希菌、副大肠埃希菌、铜绿假单胞菌等革兰染色阴性菌和葡萄球菌、链球菌、厌氧菌等革兰染色阳性菌。正常情况下，人体皮肤、鼻咽、消化道、泌尿生殖道等均有菌群寄生，对人体有益甚至是必需的。只有当正常菌群发生失调时才易发生感染。

2. 管理制度不严　在医疗卫生实践中有的单位或个人医德医风不良、不认真履行有关规章制度、医务人员不负责任、粗心大意等，如将传染性患者误诊为非传染病或隔离措施不当将不同传染病患者收住一起等，易发生医源性感染。

3. 消毒灭菌不彻底　在诊断、治疗、护理过程中，消毒灭菌对防止医源性感染具有重要意义，由于消毒不严引发疾病的事故屡见不鲜。公用诊疗器材、手术者均应严格消毒，有时虽然能做到清洗消毒，但由于条件限制、清洗消毒不彻底或再污染，尤其是监护室、烧伤病房、新生儿室、儿科病房、地面、物品等不坚持定期彻底清洗消毒均可诱发医源性感染。一些诊疗设备如纤维内镜、麻醉机、血液透析机等由于结构复杂，清洗消毒难度大，加之介入性操作常常损伤人体皮肤黏膜屏障，易引起医源性感染。

4. 污染物处理不当　患者的排泄物、实验室检查过的标本、实验用过的标本、实验用过的动物及尸体未经消毒而随便丢弃，诊疗用过的器材和污染物品未经彻底清洗或消毒处理等，均可以引起医源性感染。

（二）药源性疾病的主要原因

1. 毒性作用　所谓毒性，是指正常用量和用法情况下所发生的毒性反应。药物的性质和毒性各不相同，其严重程度是随着剂量增加而增强，一般是在用药剂量大，疗程超过限量时才发生，毒性反应主要表现为中枢神经、消化、呼吸、血液、循坏和泌尿等系统的功能和器质性损害。这些作用一般是药物作用延伸的结果，大多数是可以预期的，但有时药物产生的不良反应和毒性反应不易区别。

2. 不良反应　药物的不良反应与其理化特性和剂量有关，在常规治疗剂量时，除治疗作用外，常出现一些与治疗作用无关的不良反应，给患者带来不适或病痛，一般作用轻微，多是可以恢复的功能性变化。例如，使用阿托品时常有口干等不良反应。

3. 过敏作用　患者对药物的敏感和耐受性不同，应用小于常见剂量的药物就能引起和一般人中毒时间相同的反应，或者个别具有过敏体质的患者，由某种药物产生的特殊反应为过敏反应。这些反应一般与药物作用和剂量无关，反应性质各异，不易预知，致

敏原可能是药物本身也可能是药物在体内的代谢产物。

4.治疗后的继发反应 它是指在停止使用某药物后，药物的浓度已降至阈浓度以下时残存的生物效应，多指难以恢复的效应或不可逆性的器质性损害。例如，长期使用广谱抗生素，敏感的细菌被杀灭，而不敏感的细菌或真菌大量繁殖，导致菌群失调而继发感染，长期大量应用链霉素可引起难以恢复的耳聋。

5.药物的相互作用 两种以上的药物同时并用或先后使用所产生的效应为药物的相互作用。这种作用既有有益的一面，也有有害的一面。同时应用药物的种类越多，发生此作用的可能性越大，以致引起累积反应。临床联合用药时必须考虑药物间的配伍禁忌。

6.首剂反应 少数患者首次常规使用某药物时可发生意外的严重不良反应，如降压药哌唑嗪是最常见的药物，多在用药30～90分钟后出现低血压、心动过缓、心力衰竭、休克或死亡，连续用药时极少发生此反应。

7.撤药反应 某些药物经长期或较大剂量使用，由于机体对该药产生依赖或耐受性，若突然停用或减量过快而引起机体调节失控、功能紊乱，出现病情或临床症状反跳、复发甚至恶化。

三、医院内感染

医院内感染是指患者在住院期间获得的感染，简称医院内感染或院内感染。在住院期间获得，出院后才发病者应列入。而住院前获得的感染，入院时正值潜伏期，住院后发病者不作为院内感染。院内感染的确定可根据潜伏期推算、流行病学调查和同源性测定方法来进行。除患者外，医护人员或来访者也可获得院内感染。

（一）院内感染的种类

1.交叉感染 是指在医院内获得而引起的微生物感染。它可以从患者传给患者；从患者传给医务人员或从医务人员传给患者或其他患者；患者亲属作为带菌者传给患者。

2.环境感染 是指接触到被污染过的物品，如尿布、被单、床架、床头柜、擦桌布、病历卡、门把手、拖把、餐具、玩具等所获得的微生物感染。

3.内源性感染 是指来自患者自身的感染。患者本身是病原体携带者，由于全身抵抗力低下而引起自身感染。

（二）污染途径

各种来源的污染可以经一条或几条途径，直接或间接进入人体。

1.经空气传播 患者近距离接触时，微生物在飞沫中或直接传给他人。轻度咳嗽时飞沫可传播2～3米远。一些存活力强的微生物如结核杆菌甚至可在飞沫核或尘埃中存在较长时间并经较远距离传播。有的呼吸道病毒，如流行性感冒病毒，尽管对外界抵抗力不强，但经空气传播危险性甚大。

2.经手传播 手的接触面广泛，最易受污染和传播微生物。这种间接传播对易感者来说获得的微生物量不大，但由于患者机体抵抗低下，对感染剂量要求低，从而引起传播。

3.医疗器械 医疗器械是共享的，有的每次用后消毒，但达不到消毒效果。

4. 药品　血制品传播肝炎，静脉用和口服制品受污染引起院内感染机会甚多。有些不宜进行灭菌的非无菌制剂，受微生物污染机会甚多。一些口服液剂，包括糖浆、饮剂等含糖较多的液剂，因呈酸性，不适于细菌生长，但易受真菌污染。一些外用制剂往往在配制过程中受污染。消毒剂、抗菌制剂，原是用来杀灭或抑制微生物生长的，但常因配制时所用洗涤剂或容器被污染而引起制剂污染。

（三）预防与控制

1. 医院合理布局　在医院设计时就应考虑防止交叉感染，并兼顾方便患者就诊和治疗的方便，妥善处理各种废弃物，以免污染环境。例如，传染病科应设在单独建筑内；传染病房污水应有消毒处理设施。候诊室最易发生交叉感染，应分科设立，尤其是儿科，应设预检查，发现有传染可疑时，即送隔离诊断室诊察，并有专用通道。

2. 建立健全规章制度　如严格的隔离消毒制度、无菌操作规程、亲属探望制度、病区清扫制度、污物处理制度、合理使用抗生素及限制性使用抗生素制度、高危患者定时巡视制度、高危病区如手术室等严格消毒制度等。隔离包括传染源隔离和反隔离即将非传染病患者与有传染可能的人隔开，以免遭病原体侵袭。入院时已确诊为传染病者均应进行分类，进入相应的传染病病区。隔离时间和长短视疾病传染期长短和药物治疗效果而定。

3. 加强监测控制　监测控制是控制感染的关键。每个医院建立院内感染有关的组织，执行院内感染监测制度。各临床科室有专兼职人员负责日常工作以及早发现和统计院内感染病例，及时发现危险因素、病原菌及其耐药性问题，为采取有效控制措施提供依据。监测制度要求：①各科医务人员严格掌握、正确使用院内感染诊断标准，做好院内感染病例登记工作；②各科医生必须在住院患者住院病史上认真记录感染病例的详细情况；③医院控制感染科应按月统计院内感染病例数并进行统计分析；④对院内感染监测资料进行定期或不定期核查，以统计漏报率及发现监测中存在的问题；⑤定期进行抗生素敏感试验。

■ 第四节　伤害预防与控制

一、概述

伤害是指由于运动、热量、化学、电或放射线的能量交换超过机体组织的耐受水平而造成的组织损伤和由于窒息而引起的缺氧，以及由此引起的心理损伤。伤害包括躯体伤害和精神伤害两个方面。

根据造成伤害的意图可将伤害分为故意伤害和非故意伤害。故意伤害包括自杀、他杀、虐待、斗殴、行凶、遗弃、与乙醇和毒品消耗相关的伤害、暴力性伤害和战争等；非故意伤害包括交通伤害、坠落、跌倒、医疗事故、烧烫伤、中毒、溺水和窒息、运动和休闲伤害等。

二、预防策略与措施

1. 第一级预防　即病因预防，其目标是通过减少能量传递或暴露的机制来预防导致伤害发生的事件。一级预防通过如下策略实现：

（1）全人群策略：针对全人群可以是社区居民、工厂所有职工、学校所有师生开展伤害预防的健康教育。

（2）高危人群策略：针对伤害的高危险人群有针对性地开展伤害预防教育与培训。

（3）健康促进策略：①把伤害预防纳入企业政策；②由雇员与雇主共同讨论建立一个安全的工作环境；③通过岗位培训和职业教育加强工人的伤害预防能力；④通过投资改善不合理的生产环境；⑤明确雇主和雇员在职业伤害预防中的责任；⑥共同参与伤害预防活动等，使工作场所的伤害得到有效控制。

2. 第二级预防　即临床前期预防，其目的是伤害发生时，减少伤害的发生及其严重程度。

3. 第三级预防　即伤害已经发生后，控制伤害的结果，在伤害发生后期阶段施行康复和照料等措施。

三、常见意外伤害的预防与控制

交通伤害、自杀、溺水、跌倒与职业伤害和中毒目前造成的死亡超过了全部伤害死亡的 80% 以上，伤害带来的潜在寿命损失和疾病负担已明显高于癌症和心血管疾病，是现阶段预防控制工作的重点。

（一）自杀的防制

自杀是指个人在意识清楚的情况下，自愿地，而不是被别人所逼迫地采取伤害、结束自己生命的行为。自杀可分为自杀未遂和自杀死亡两类。

1. 危险因素　自杀的主要危险因素是精神障碍、负性生活事件和年老，如重大疾病、乙醇或其他物质滥用、绝望或冲动、寻求卫生保健障碍、人际或社会关系丧失、失业或经济困难、自杀未遂史或家族史等。

2. 防制措施　①提高心理健康素质。②普及自杀危害的知识，懂得识别基本的自杀危险信号，对有自杀意念或自杀未遂者，能够采取一种同情，而不是歧视的态度。③建立专门的预防自杀的机构，如自杀预防中心、危机干预中心、救难中心等。④加强人员培训。⑤减少自杀工具的可及性。⑥加强社区健康教育和咨询服务。

（二）溺水的防制

溺水是非故意伤害的一种。溺水是造成中小学生意外死亡的第一杀手。

1. 危险因素　因溺水者年龄小、不识水性、不识环境、游泳或失足落水以及车船事故等原因导致溺水。

2. 防制措施　①开展社区健康教育，加强对儿童等高危人群的监管保护。②隔绝水体，提高安全性，在危险地带设立警示标志或防护措施。③开展救护技能培训，提高溺水后及时援助或急救的能力。④针对水上作业人员作业特点，进行安全教育，严格遵守操作规程。⑤加强监测，提高管理服务能力。

学习检测

1. 构成传染病流行的三个基本环节是（　　）。

    A. 传染源、传播途径和易感者　　　　B. 病原体、宿主和环境

    C. 传染源、传播途径和易感人群　　　D. 病原体、易感人群和环境

    E. 传染源、环境和易感人群

2. 传染源是指（　　）。

    A. 体内有病原体的人

    B. 体内有病原体的人和动物

    C. 能排出病原体的人

    D. 体内有病原体繁殖并且能排出病原体的人

    E. 体内有病原体繁殖并且能排出病原体的人或动物

3. 从感染后至症状出现前能排出病原体的人属于（　　）。

    A. 恢复期病原携带者　　　　　　　　B. 潜伏期病原携带者

    C. 病原携带者　　　　　　　　　　　D. 健康病原携带者

    E. 非典型患者

4. 确定对某传染病接触者留验或医学观察的主要依据是该传染病的（　　）。

    A. 传染期　　　　　　　　　　　　　B. 潜伏期

    C. 临床症状期　　　　　　　　　　　D. 恢复期

    E. 病原携带期

5. 儿童获得对常见传染病的免疫主要通过（　　）。

    A. 人工自动免疫获得　　　　　　　　B. 人工被动免疫获得

    C. 隐性感染获得　　　　　　　　　　D. 化学药物获得

    E. 显现感染获得

第九章
突发公共卫生事件与应急处理

学习目标

1. 掌握突发公共卫生事件的概念、特点、危害。

2. 熟悉突发公共卫生事件的分类、分级、应急处理。

3. 了解各类突发公共卫生事件处理。

4. 能够在实际工作中协助有关部门做好突发公共卫生事件的调查与应急处理工作。

学习导入

2002年11月16日，"非典"最早出现在广东省佛山市。由于患者出现肺炎病征，所以当时将其归入非典型肺炎类别，简称其为"非典"。其后，此病经由旅游、商贸、移民人群迅速扩散到了香港，并由香港再扩散至越南、新加坡、中国台湾及加拿大的多伦多。全球因"非典"死亡人数919人，病死率近11%。中国内地累计病例5 327例，死亡349人；中国香港1 755例，死亡300人；中国台湾665例，死亡180人。加拿大251例，死亡41人；新加坡238例，死亡33人；越南63例，死亡5人。

思考

1. 这是一种什么事件？

2. 其特点有哪些？

3. 应该如何处理？

伴随全球一体化和信息多元化的发展，突发公共卫生事件日益成为世界各国政府部门关注的焦点。它既是医学问题，又是社会问题，还可以衍生成一个很复杂的系统。突发公共卫生事件不仅威胁生命安全、损害身体和心理健康，还可以造成严重的经济损失以及国家或地区形象的负面影响。

■ 第一节　突发公共卫生事件概述

突发公共卫生事件是指突然发生，造成或者可能造成社会公众健康严重损害的重大传染病疫情、群体性不明原因疾病、重大食物和职业中毒以及其他严重影响公众健康的事件。

该定义中的"重大传染病"并非专指甲类传染病，乙类与丙类传染病暴发或多例死亡、罕见的或已消灭的传染病、临床及病原学特点与原有疾病特征明显异常的疾病、新出现的传染病病例或疑似病例等均包含其中。

一、突发公共卫生事件的特点与危害

（一）突发公共卫生事件的特点

1. 突发性事件　没有固定的发生时间、发生地点、发生方式和发生人群，往往突然发生，来势凶猛，有很大的偶然性和瞬时性，如自然灾害引起的重大疫情、公共场所发生的恐怖暴力事件等。突发性事件的发生与转归具有一定的规律性，虽不能预报但可以预警及预见，从而将危害降低。

2. 群体性事件　所涉及的对象不只是特定的个体，而是不确定的社会群体，往往同时累及多人，甚至波及整个社区，出现伤亡病例，打乱一定区域内人群的正常生活、生产秩序，尤其是儿童、老年人、妇女等人群受到的影响更为突出。例如，2016 年 3 月 22 日，比利时首都布鲁塞尔市郊的扎芬特姆机场和市内欧盟总部附近地铁站先后发生爆炸，造成至少 31 人遇难，300 余人受伤。

3. 严重性　由于事发突然，导致人员突然发病，病情发展迅速，一时难以采取最有效的措施，而且由于累及人数众多，损失巨大，往往会产生不良的社会影响。

4. 综合性　许多突发公共卫生事件不仅仅是一个公共卫生问题，还是一个社会问题。事件发生后的应急处理需要在各级政府的统一领导和指挥下，公安、交通、环保等多个部门与卫生部门密切配合，采取有效措施共同应对。

5. 国际化　伴随国际交往的日益增多，突发公共事件呈现国际化趋势。2016 年 1 月，巴西暴发寨卡病毒病，随后，俄罗斯、韩国、新加坡也出现病例，并可能通过商业航空旅行等途径进一步引发国际传播。

（二）突发公共卫生事件的危害

突发公共卫生事件对公众健康的影响不仅表现为直接危害，还包括间接危害。直接危害一般为直接对公众的身心健康造成损害。间接危害一般为事件的继发性损害或危害。例如，事件引发公众恐惧、焦虑情绪等，对自然环境、社会政治、经济产生影响。

突发公共卫生事件的危害可概括为：①造成人员伤亡；②造成重大财产损失；③影响社会稳定；④阻碍经济发展；⑤使环境、水源、食品污染，生态环境受到破坏；⑥媒介生物滋生；⑦相关传染病流行；⑧人群心理受到伤害和打击等。

二、突发公共卫生事件的分类与分级

（一）突发公共卫生事件的分类

1. 重大传染病疫情　即局部地区或集体单位短时间内发生多例同一种传染病病例、疑似病例，包括鼠疫、肺炭疽和霍乱的暴发，动物间鼠疫、布鲁菌病和炭疽等流行，乙类或丙类传染病暴发或多例死亡，罕见或已消灭的传染病、新发传染病病例或疑似病例等，还包括地震、洪涝灾害等引发的疫情。

2. 各种重大急性中毒事件　人数超过 30 人或出现死亡 1 人以上的饮用水和食物中毒事件；短期内发生 3 人以上或出现死亡 1 例以上的职业中毒；有毒有害化学品、生物毒素等引起的集体性急性中毒事件等。

3. 群体性不明原因的疾病　在一定时间内，某个相对集中的区域内，同时或相继出现临床表现相同的患者，且病例不断增加，又暂时不能明确诊断的疾病。

4. 其他严重影响公众健康的事件　医源性感染暴发；放射性物质或有毒化学性物质丢失、泄漏事件；药品或免疫接种引起的群体性反应或死亡事件；有潜在威胁的传染病动物宿主、媒介生物发生异常事件；上级卫生健康管理行政部门临时规定的其他重大公共卫生事件。

（二）突发公共卫生事件的分级

根据突发公共卫生事件的性质、危害程度、涉及范围，突发公共卫生事件分为特别重大（Ⅰ级）、重大（Ⅱ级）、较大（Ⅲ级）和一般（Ⅳ级）四级。

1. 有下列情形之一的为特别重大突发公共卫生事件（Ⅰ级，用红色标示）

（1）肺鼠疫、肺炭疽在大、中城市发生并有扩散趋势，或肺鼠疫、肺炭疽疫情波及 2 个以上省份，并有进一步扩散趋势。

（2）发生传染性非典型肺炎、人感染高致病性禽流感病例，并有扩散趋势。

（3）涉及多个省份的群体性不明原因疾病，并有扩散趋势。

（4）发生新传染病或我国尚未发现的传染病发生或传入，并有扩散趋势，或发现我国已消灭的传染病重新流行。

（5）发生烈性病菌株、毒株或其他致病因子等丢失事件。

（6）周边以及与我国通航的国家和地区发生特大传染病疫情，并出现输入性病例，严重危及我国公共卫生安全的事件。

（7）国务院卫生健康行政部门认定的其他特别重大突发公共卫生事件。

2. 有下列情形之一的为重大突发公共卫生事件（Ⅱ级，用橙色标示）

（1）在一个县（市）行政区域内，一个平均潜伏期内（6 天）发生 5 例以上肺鼠疫、肺炭疽病例，或者相关联的疫情波及 2 个以上的县（市）。

(2) 发生传染性非典型肺炎、人感染高致病性禽流感疑似病例。

(3) 腺鼠疫发生流行，在一个市（地）行政区域内，一个平均潜伏期内多点连续发病 20 例以上，或流行范围波及 2 个以上市（地）。

(4) 霍乱在一个市（地）行政区域内流行，1 周内发病 30 例以上，或波及 2 个以上市（地），有扩散趋势。

(5) 乙类、丙类传染病波及 2 个以上县（市），1 周内发病水平超过前 5 年同期平均发病水平 2 倍以上。

(6) 我国尚未发现的传染病发生或传入，尚未造成扩散。

(7) 发生群体性不明原因疾病，扩散到县（市）以外的地区。

(8) 发生重大医源性感染事件。

(9) 预防接种或群体性预防性服药出现人员死亡。

(10) 一次食物中毒人数超过 100 人并出现死亡病例，或出现 10 例以上死亡病例。

(11) 一次发生急性职业中毒 50 人以上，或死亡 5 人以上。

(12) 境内外隐匿运输、邮寄烈性生物病原体、生物毒素造成我境内人员感染或死亡的。

(13) 省级以上人民政府卫生健康行政部门认定的其他重大突发公共卫生事件。

3. 有下列情形之一的为较大突发公共卫生事件（Ⅲ级，用黄色标示）

(1) 发生肺鼠疫、肺炭疽病例，一个平均潜伏期内病例数未超过 5 例，流行范围在一个县（市）行政区域以内。

(2) 腺鼠疫发生流行，在一个县（市）行政区域内，一个平均潜伏期内连续发病 10 例以上，或波及 2 个以上县（市）。

(3) 霍乱在一个县（市）行政区域内发生，1 周内发病 10～29 例或波及 2 个以上县（市），或市（地）级以上城市的市区首次发生。

(4) 1 周内在一个县（市）行政区域内，乙、丙类传染病发病水平超过前 5 年同期平均发病水平 1 倍以上。

(5) 在一个县（市）行政区域内发现群体性不明原因疾病。

(6) 一次食物中毒人数超过 100 人，或出现死亡病例。

(7) 预防接种或群体性预防性服药出现群体心因性反应或不良反应。

(8) 一次发生急性职业中毒 10～49 人，或死亡 4 人以下。

(9) 市（地）级以上人民政府卫生健康行政部门认定的其他较大突发公共卫生事件。

4. 有下列情形之一的为一般突发公共卫生事件（Ⅳ级，用蓝色标示）

(1) 腺鼠疫在一个县（市）行政区域内发生，一个平均潜伏期内病例数未超过 10 例。

(2) 霍乱在一个县（市）行政区域内发生，1 周内发病 9 例以下。

(3) 一次食物中毒人数 30～99 人，未出现死亡病例。

(4) 一次发生急性职业中毒 9 人以下，未出现死亡病例。

(5) 县级以上人民政府卫生健康行政部门认定的其他一般突发公共卫生事件。

第二节　突发公共卫生事件的应急处理

一、突发公共卫生事件的应急处理原则

突发事件应急处理，要贯彻统一领导、分级负责、反应及时、措施果断、依靠科学、加强合作的原则。

（一）统一领导

在突发事件应急处理的各项工作中，必须贯彻统一领导的原则。应急处理指挥部的总指挥统一领导和指挥，各有关部门都要在突发事件应急处理指挥部的领导下，按照应急预案规定的工作方案以及应急处理指挥部根据突发事件的具体情况作出的部署，依照《突发公共卫生事件应急条例》的规定，开展各项与本部门有关的应急工作。

（二）分级负责

根据突发事件发生的区域及其级别和性质分级负责。全国性的和跨省的突发事件应急处理工作由中央负责，国务院设立全国突发事件应急处理指挥部，负责统一领导和指挥；属于地方突发事件的，由地方负责，突发事件发生地的省级人民政府要设立地方突发事件应急处理指挥部，负责统一领导和指挥。在实践中，突发事件有按照事件对公众健康造成或者可能造成的严重程度划分级别的做法，根据事件的具体情况，分级负责，而具体的级别划分和处理，在应急预案中有明确规定。

（三）反应及时、措施果断

反应及时、措施果断是有效控制突发事件事态的前提。事件发生后，要求有关人民政府及其有关部门应当及时作出反应，采取正确的果断的措施，迅速处置，不可优柔寡断，贻误时机。应该积极主动地作出反应，立即了解情况，紧急组织调查，果断采取控制措施。

（四）依靠科学、加强合作

处理突发事件要尊重并依靠科学，各有关部门、科研单位、学校等都要通力合作，资源共享。在防治非典型肺炎中，医疗卫生机构积极救治患者，军队和地方的科研机构、医疗卫生机构积极寻找传染源和诊断、治疗与预防办法，采取措施，想方设法切断传播途径，广泛宣传，动员全社会，共同抗击非典型肺炎，最终有效地对非典型肺炎进行了防控，就是依靠科学、加强合作的重要体现。

因此，各级人民政府、卫生行政部门和有关部门，应当贯彻统一领导、分级负责、反应及时、措施果断、依靠科学、加强合作的原则，做好突发事件应急处理工作。

二、突发公共卫生事件的应急处理程序

突发公共卫生事件调查通常采用现场流行病学方法进行调查，并采取边调查、边处理、边抢救、边核实的办法，以有效控制事态的发展。

（一）工作准备

平时应开展监测工作，做好人员培训、物资储备等各项准备工作，坚持应急队伍值班制度。接到突发公共卫生事件的报告时，能够立即出发。

1. 交通工具和通信工具　交通车辆要有明显的标志；通信工具主要包括移动电话及其辅助设备。

2. 现场采样用具　主要用于对患者、接触者、环境等进行标本的采集，包括器械、无菌用品、培养基及诊断试剂等。

3. 防护器材　主要包括消毒杀虫器材和药品，如各种喷雾器、配药桶、工具箱、消毒药品、控制病媒生物的杀虫剂、预防性药品和预防用生物制品等。

4. 其他物品　疫情登记本、计算器或便携式计算机、手电筒、皮卷尺、照相机、电子录音笔等。

（二）现场主要工作

1. 核实诊断　进入现场后，调查人员首先应进一步核实每一个病例的诊断。一般根据以下几个方面情况予以核实：①患者的主要临床症状和体征；②现有实验室检验结果；③流行病学资料，如当地类似本病的既往流行史、流行季节、发病年龄、职业特点、接触史、预防接种史等，要特别注意疾病的流行病学特征是否与初步诊断相符合。

2. 建立病例定义　如果确定为突发公共卫生事件，应根据病例的接触史、症状、体征及实验室情况制定一个现场诊断标准，为了最大限度地发现病例，可以使用较为宽松的病例定义。流行病学资料常常可提供重要的诊断依据。

3. 了解发病的基本情况

（1）病例调查：主要包括基础资料、临床资料和流行病学资料。

（2）基本情况调查：在对病例进行调查的同时，通过访谈或走访了解当地的一般情况，如人口资料、生产与生活状况、环境条件、饮水情况等。

（3）防疫措施：对传染源、传播途径、易感人群的防疫措施。

4. 初步分析发病情况　通过对病例及该地区的基本情况展开调查后，用描述性流行病学方法，初步分析本次事件的三间分布情况。其内容包括：①初步分析病例数量及分布，如首发病例时间、高峰时间、趋势及高发的单位和人群等；②以往当地和邻近地区是否有类似疾病发生；③近期群众生活、生产和集体活动情况；④与发病有关的因素、已采取的措施及效果。

5. 确定暴发，划定疫区　根据疾病发生概况及暴发的定义，确定是否发生了暴发；根据疫区的概念划定疫区的范围。

6. 提出假设，采取措施　根据初步分析结果，可以提出一个或多个初步假设，如疾病暴发的可能原因及不明原因疾病的病因线索等。同时，要根据初步假设采取必要措

施，以控制暴发的再发展和蔓延。

7. 调查分析，验证假设　根据初步分析形成的假设，进一步收集资料，结合实验室检查以及现场观察等进行分析，验证假设。

8. 采取措施，评价效果　调查与实施防治措施要紧密结合，做到边调查、边分析、边采取措施，并不断对防治措施进行补充和修订，以便及时控制疫情，防止疾病继续蔓延。

第三节　常见的突发公共卫生事件

一、重大传染病疫情

常见的重大传染病包括人感染高致病性禽流感、手足口病、传染性非典型肺炎、甲型肝炎等。

（一）人感染高致病性禽流感概述

人感染高致病性禽流感是由禽甲型流感病毒某些亚型中的一些毒株如 H5N1、H7N7、H7N9 等引起的人类急性呼吸道传染病。近年来，H5N1 型禽流感病毒在全球蔓延，不断引起人类发病，这一病毒还可能通过基因重配或突变演变为能引起人类流感大流行的病毒如 H7N9。我国《传染病防治法》将其列为乙类传染病进行管理。

人感染高致病性禽流感的主要临床表现为发热和流感样症状，小儿和老人易并发肺炎，部分严重病例可出现急性呼吸窘迫综合征，最终发展为全身多脏器功能衰竭而死亡。

（二）人感染高致病性禽流感疫情分级

根据疫情的性质、危害程度和涉及范围，人感染高致病性禽流感疫情分为四级：

1. 一般高致病性禽流感疫情（Ⅳ级）　本地区内尚未发现动物和人禽流感疫情，但其毗邻国家或相邻地区发生动物或 / 和人禽流感疫情。

2. 较重高致病性禽流感疫情（Ⅲ级）　本地区内发生了动物禽流感疫情，但尚未发现人禽流感病例。

3. 严重高致病性禽流感疫情（Ⅱ级）　本地区发现散发或聚集性人禽流感病例，但局限在一定范围内，没有出现扩散现象。

4. 特别严重高致病性禽流感疫情（Ⅰ级）　证实人禽流感疫情出现人间传播病例并有扩散趋势。

（三）人感染高致病性禽流感应急处理

各地应根据以下不同情况采取相应的应对措施。

1. 一般高致病性禽流感疫情（Ⅳ级）

（1）密切关注国内外动物禽流感及人禽流感疫情动态，做好疫情预测预警，开展疫情风险评估。

（2）做好各项技术及物资准备。

（3）开展常规疫情、人禽流感、不明原因肺炎病例、不明原因死亡病例的监测。

（4）医疗机构开展不明原因肺炎的筛查工作。

（5）开展人禽流感知识的健康教育，提高公众防控人禽流感知识水平。

（6）配合有关部门开展动物禽流感疫情监测工作，防止疫区受感染动物以及产品的输入。

2. 较大突发公共卫生事件（Ⅲ级）

（1）与农业部门紧密协作，立即开展现场流行病学调查、密切接触者追踪和样品采集工作。

（2）启动人禽流感应急监测方案，疫区实行人禽流感疫情零报告制度。

（3）做好密切接触者的医学观察。

（4）按照职责分工，做好疫点内人居住和聚集场所的消毒处理工作。

（5）医疗机构要做好患者接诊、救治、医院内感染控制等准备工作。

（6）做好疫情调查处理等人员的个人防护。

3. 重大突发公共卫生事件（Ⅱ级）

（1）启动人禽流感应急监测，实行人禽流感病例零报告制度。

（2）按照人禽流感病例流行病学调查方案迅速开展流行病学调查工作，查明病例之间的相互关联，判定是否发生人传人现象。

（3）按照密切接触者判定标准和处理原则，确定密切接触者，并做好医学观察。

（4）按照职责分工，做好疫点内人居住和聚集场所的消毒处理工作。

（5）医疗机构要做好人禽流感病例隔离、救治和医院内感染控制工作，并协助疾病预防控制机构开展流行病学调查和病例的主动搜索、标本采集等工作。

（6）做好疫情调查处理、医疗救治、实验室检测等医务人员的个人防护。

（7）及时向本地区有关部门和邻近省（区、市）人民政府卫生行政部门通报有关情况。

（8）进一步加强健康教育，提高公众卫生意识和个人防护意识，减少发生人禽流感的危险性，做好公众心理疏导工作，避免出现社会恐慌。

（9）如经调查证实发现人传人病例，要根据疫情控制的需要，划定疫点和疫区范围，报请当地人民政府批准，采取学校停课、部分行业停业等防控措施。

4. 特别重大突发公共卫生事件（Ⅰ级）

（1）医疗救治：县级以上卫生行政部门根据流感流行情况，调动一切医疗资源，加强危重患者的救治，在必要时，建立和启用临时医疗救治点。医疗机构就诊的所有呼吸道疾病患者均须佩戴口罩。

（2）监测策略：调整流感监测重点为收集和报告流感样病例就诊数、住院病例数和严重病例、死亡病例情况，患者药品使用和耐药情况、疫苗和其他物品的使用情况，为掌握疫情进展、疾病严重程度以及医疗救治、疫苗和药物合理使用提供决策信息和依据。

（3）疫苗、药物：应急指挥机构及时组织评估、预测疫苗和药物需求量，组织生产厂家扩大生产规模，最大限度地满足药物、疫苗的需求。

（4）国家卫生与健康委员会每日向社会公布疫情、监测和防治工作情况。

（5）其他公共卫生措施：各级人民政府要组织制订宣传方案，运用广播、电视和报纸等媒体及宣传画、传单等多种形式开展健康教育，向群众普及防治知识，劝阻群众取消或推迟赴疫区国家非必要的旅行，劝阻疫区群众取消或推迟赴非疫区的旅行。

各地卫生健康行政部门根据疫情流行情况，就实施疫区封锁、交通检疫、停产、停业、停课等措施向当地政府提出建议。

各级卫生健康行政部门设立统一的咨询热线电话，24小时解答群众有关流感防治的咨询、举报和投诉。

二、急性中毒

急性中毒包括食物中毒、职业中毒、有毒有害化学品和生物毒素等引起的集体性中毒事件等。

（一）急性化学中毒的概念和特点

1. 急性化学中毒的概念　是指一种或多种有毒化学物质在生产、储存、运输和使用过程中发生泄漏、燃烧或爆炸，短时间内损害人体健康或污染环境，造成众多人员的急性中毒、化学损伤、残疾甚至死亡。

2. 急性化学中毒的特点　急性化学中毒发病快、潜伏期短、病死率高，近几年发病率呈上升趋势。其具有以下特点：①发生突然，防救困难；②病变特异，演变迅速；③扩散迅速，受害广泛；④污染环境，不易洗消；⑤影响巨大，危害久远。

（二）急性化学中毒的诊断

诊断的关键是掌握吸收毒物（病因）及吸收毒物后引起损害（疾病）的根据，综合分析其因果关系，做好鉴别诊断，以得出正确的结论。

诊断的分析方法包括：①病因诊断，即根据中毒的特异性症状和体征进行诊断；②定位诊断，即根据中毒的临床表现，推导毒物作用的靶器官或对病变部位进行诊断；③鉴别诊断。

（三）急性化学中毒的处理程序

发生急性化学中毒一般按组织抢救、清除毒物、解毒药物、对症支持治疗、观察病情、健康教育指导的程序进行处理。

遇有中毒患者，应有专人组织抢救工作，做好人员以及物品的准备。急性化学中毒事故应遵循以下程序处理。

1. 及时报告　一旦发生事故，应立即向单位报告，单位领导应立即赶到现场，同时在第一时间向主管部门报告。报告中要具体汇报事故发生的时间、地点、人员情况。对于发生事故原因不明的可在后续报告中说明情况；事故处理的进展在后续报告中说明。

2. 启动应急处理小组

（1）做好现场抢救，落实现场抢救人员，减轻中毒程度，防止并发症，为救治患者争取时间，为进一步治疗创造条件。对于病情危重的应立即采取应急抢救措施：呼吸心跳停止的，立即进行心肺复苏；呼吸衰竭的立即进行气管插管辅助呼吸；休克的立即进行补液、补血等。根据接触的毒物应用特效解毒药物：①有机磷中毒者应用复能剂和阿托品；②亚硝酸盐中毒者应用亚甲蓝；③急性酒精中毒者应用纳洛酮；④氟乙酰胺中毒者应用乙酰胺；⑤氰化物中毒者应用亚硝酸钠—硫代硫酸钠等。

（2）做好现场疏散工作，控制事故势态的扩大。

（3）及时向上级报告。

（4）做好安抚工作，控制事态，维持秩序，并及时做好随访工作。

3. 现场抢救

（1）气体或蒸气中毒：应立即将中毒者移到新鲜空气处，松解中毒者颈、胸部纽扣和裤带，以保持呼吸道的畅通，冬季要注意保暖，毒物污染皮肤时应迅速脱去污染的衣服、鞋袜等物，用大量清水冲洗，冲洗时间15～30分钟。

（2）经口中毒：毒物为非腐蚀性者应立即用催吐的办法，使毒物吐出，现场可压迫舌根催吐。

（3）对于中毒引起呼吸、心跳停止者：应立即实施心肺复苏术。

（4）及时送医院急救，给医务人员提供引起中毒的原因、毒物的名称等情况，送医院途中人工呼吸不能中断。黄磷灼伤者转运时创面应湿包。

4. 其他　做好信息收集、现场保护及取证等工作；做好安抚工作；保险介入；必要时公安介入。

三、群体性不明原因疾病

（一）群体性不明原因疾病的概念和特点

1. 概念　群体性不明原因疾病是指一定时间内（通常2周），在某个相对集中的区域（社区、学校）内同时或者相继出现3例及以上相同临床表现，经县级及以上医院组织专家会诊，不能诊断或解释病因，有重症病例或死亡病例发生的疾病。

2. 特点　群体性不明原因疾病具有临床表现相似性、发病人群聚集性、流行病学关联性、健康损害严重性的特点。这类疾病可能是传染病包括新发传染病、中毒或其他未知因素引起的疾病。

（二）群体性不明原因疾病的分级

1. Ⅰ级　即特别重大群体性不明原因疾病事件：指在一定时间内，发生涉及两个及以上省份的群体性不明原因疾病，并有扩散趋势，或由国务院卫生行政部门认定的相应级别的群体性不明原因疾病事件。

2. Ⅱ级　即重大群体性不明原因疾病事件：指一定时间内，在一个省多个县（市）发生群体性不明原因疾病，或由省级卫生行政部门认定的相应级别的群体性不明原因疾病事件。

3. Ⅲ级　即较大群体性不明原因疾病事件：指一定时间内，在一个省的一个县（市）行政区域内发生群体性不明原因疾病，或由地市级卫生行政部门认定的相应级别的群体性不明原因疾病事件。

（三）群体性不明原因疾病应急处理的工作原则

1. 统一领导、分级响应的原则　发生群体性不明原因疾病事件时，事发地的县级、市（地）级、省级人民政府及其有关部门按照分级响应的原则，启动相应工作方案，做出相应级别的应急反应，并按事件发展的进程，随时进行调整。特别重大群体性不明原因疾病事件的应急处置工作由国务院或国务院卫生行政部门和有关部门组织实施，开展相应的医疗卫生应急、信息发布、宣传教育、科研攻关、国际交流与合作、应急物资与设备的调集、后勤保障以及督导检查等工作。事发地省级人民政府应按照国务院或国务院有关部门的统一部署，结合本地区实际情况，组织协调市（地）、县（市）人民政府开展群体性不明原因疾病事件的应急处置工作。特别重大级别以下的群体性不明原因疾病事件的应急处置工作由地方各级人民政府负责组织实施。超出本级应急处置能力时，地方各级人民政府要及时报请上级人民政府和有关部门提供指导和支持。

2. 及时报告的原则　报告单位和责任报告人应在发现群体性不明原因疾病2小时内以电话或传真等方式向属地卫生健康行政部门或其指定的专业机构报告，具备网络直报条件的机构应立即进行网络直报。

3. 调查与控制并举的原则　对群体性不明原因疾病事件的现场处置，应坚持调查和控制并举的原则。在事件的不同阶段，根据事件的变化调整调查和控制的侧重点。若流行病学病因不明，应以调查为重点，尽快查清事件的原因。对有些群体性不明原因疾病，特别是新发传染病暴发时，很难在短时间内查明病原的，应尽快查明传播途径及主要危险因素，立即采取针对性的控制措施，以控制疫情蔓延。

4. 分工合作、联防联控原则　各级业务机构对于群体性不明原因疾病事件的调查、处置实行区域联手、分工合作。在事件性质尚不明确时，疾病预防控制机构负责进行事件的流行病学调查，提出疾病预防控制措施，开展实验室检测；卫生监督机构负责收集有关证据，追究违法者法律责任；医疗机构负责积极救治患者；有关部门如农业部门、食品药品监督管理部门、安全生产监督管理部门等，应在各级人民政府的领导和各级卫生行政部门的指导下，各司其职，积极配合有关业务机构开展现场的应急处置工作；同时对于涉及跨区域的群体性不明原因疾病事件，要加强区域合作。一旦事件性质明确，各相关部门应按职责分工开展各自职责范围内的工作。

5. 信息互通、及时发布原则　各级业务机构对于群体性不明原因疾病事件的报告、调查、处置的相关信息应建立信息交换渠道。在调查处置过程中，发现属非本机构职能范围的，应及时将调查信息移交相应的责任机构；按规定权限，及时公布事件有关信息，并通过专家利用媒体向公众宣传防病知识，传达政府对群众的关心，正确引导群众积极参与疾病预防和控制工作。在调查处置结束后，应将调查结果相互通报。

（四）群体性不明原因疾病应急处理

各级人民政府根据本级人民政府卫生行政部门的建议和实际工作需要，决定是否成立地方应急指挥部。迅速组织群体性不明原因疾病专家组，由传染病学、临床医学、流行病学、食品卫生、职业卫生、免疫规划、卫生管理、健康教育、医学检验等相关领域具有高级职称的专家组成。根据需要在专家组中可分设专业组，如传染病防控组、中毒处置组、核与放射处置组、医疗救治组和预测预警组等。

处置要点：①现场调查与病因分析，临床救治原则；②现场控制措施；③样本采集和实验室检测；④防护措施；⑤事后评估。

1. 无传染性的不明原因疾病

（1）积极救治患者，减少死亡。

（2）对共同暴露者进行医学观察，一旦发现符合本次事件病例定义的患者，立即开展临床救治。

（3）移除可疑致病源。如怀疑为食物中毒，应立即封存可疑食物和制作原料，职业中毒应立即关闭作业场所，怀疑为过敏性、放射性的，应立即采取措施移除或隔开可疑的过敏源、放射源。

（4）尽快疏散可能继续受致病源威胁的群众。

（5）在对易感者采取有针对性保护措施时，应优先考虑高危人群。

（6）开展健康教育，提高居民自我保护意识，群策群力、群防群控。

2. 有传染性的不明原因疾病

（1）现场处置人员进入疫区时，应采取保护性预防措施。

（2）隔离治疗患者。根据疾病的分类，按照呼吸道传染病、肠道传染病、虫媒传染病隔离病房要求，对患者进行隔离治疗。重症患者立即就地治疗，症状好转后转送隔离医院。患者在转运中要注意采取有效的防护措施。治疗前注意采集有关标本。出院标准由卫生行政部门组织流行病学、临床医学、实验室技术等多方面的专家共同制定，患者达到出院标准方可出院。

（3）如果有暴发或者扩散的可能，符合封锁标准的，要向当地政府提出封锁建议，封锁的范围根据流行病学调查结果来确定。发生在学校、工厂等人群密集区域的，如有必要应建议停课、停工、停业。

（4）对患者亲属和密切接触者进行医学观察，观察期限根据流行病学调查的潜伏期和最后接触日期决定。

（5）严格实施消毒，按照《中华人民共和国传染病防治法》要求处理人、畜尸体，并按照《传染病人或疑似传染病病人尸体解剖查验规定》开展尸检并采集相关样本。

（6）对可能被污染的物品、场所、环境、动植物等进行消毒、杀虫、灭鼠等卫生学处理。疫区内重点部位要开展经常性消毒。

（7）疫区内家禽、家畜应实行圈养。如有必要，报经当地政府同意后，对可能染疫的野生动物、家禽家畜进行控制或捕杀。

（8）开展健康教育，提高居民自我保护意识，做到群防群治。

（9）现场处理结束时要对疫源地进行终末消毒，妥善处理医疗废物和临时隔离点的物品。

根据对控制措施效果的评价以及疾病原因的进一步调查结果，及时改进、补充和完善各项控制措施。一旦明确病因，即按照相关疾病的处置规范开展工作，暂时无规范的，应尽快组织人员制定。

学习检测

1. 下列哪项不是突发公共卫生事件的特点？（　　）

　A. 群体性　　　　　B. 局限性　　　　　C. 严重性

　D. 突发性　　　　　E. 综合性

2. 在你所在地有高致病性禽流感流行时，当你接诊一位主诉发热、头痛，且有禽接触史的患者时，你不应该采取的措施是（　　）。

　A. 验血并进行禽流感快速血清诊断　　　B. 采集患者呼吸道标本

　C. 隔离患者　　　　　　　　　　　　　D. 开感冒药让其回家

　E. 及时报告

3. 1周内同一学校、幼儿园、社区、建筑工地等集体单位发生20例以上感染性腹泻，属于（　　）突发公共卫生事件。

　A. Ⅰ级　　　　　　B. Ⅱ级　　　　　C. Ⅲ级

　D. Ⅳ级　　　　　　E. 以上都不是

4. 医疗机构发现重大食物中毒事件时，应当在（　　）内向所在地县级人民政府卫生行政主管部门报告。

　A. 30分钟　　　　　B. 1小时　　　　　C. 2小时

　D. 12小时　　　　　E. 24小时

5. 县级以上政府有关部门对已经发生或发现可能引起突发公共卫生事件的情形时，应当向（　　）部门通报。

　A. 同级卫生行政部门　　　　　　　　　B. 同级政府

　C. 上级政府　　　　　　　　　　　　　D. 下级政府

　E. 卫生厅

6. 进行突发公共卫生事件现场调查时，首先要做的工作是（　　）。

　A. 调查物品准备　　B. 核实诊断　　　C. 开展实地调查

　D. 总结报告　　　　E. 现场预防

实训一 食物中毒案例分析

一、目的和要求

（1）描述常见细菌性食物中毒的流行病学特点、中毒潜伏期及主要临床表现。

（2）叙述细菌性食物中毒事件应急处理原则。

（3）列出细菌性食物中毒的流行病学调查步骤和分析方法。

（4）概括细菌性食物中毒预防控制措施。

二、学时

2 学时。

三、方法和步骤

阅读案例资料，并回答相关问题。

2017 年 4 月 15 日中午，S 市某自助烤肉餐厅共有 261 人就餐。当日下午 17 时，1名就餐者出现发热、腹痛和腹泻。随后陆续有新病例发生，且症状相似。截至 4 月 16日中午 14 点，共有 19 人发病，以消化道症状伴发热为主，临床以抗感染和补液治疗为主，无死亡病例。该市疾病预防控制中心（CDC）于 16 日下午 4 点接到报告后，立即组织赴现场进行调查。

调查结果显示：该自助餐厅的营业时间为每日 11:30～14:00 和 17:30～21:00，从业人员 30 人，经营烤肉类、凉菜类、热菜类、主食类、饮料类五大类，以自助烤肉为主，可容纳 400 人同时就餐，饮用水为市政供水。

此次食物中毒事件起始于 4 月 15 日午餐后，截止到 4 月 16 日午餐后，各餐次均有病例发生。共同就餐者 261 人，发病者 26 人，发病率为 9.96%，发病者年龄最大 41岁，最小 11 岁。首例患者出现在 4 月 15 日 17 时，末例在 18 日 18 时，最短潜伏期 4小时，最长潜伏期 48 小时，平均潜伏期 15 小时。患者主要症状为发热、腹痛、腹泻。腹泻每日数次至 10 余次，多为黄绿色水样便；50%（13/26）的患者有发热症状，体温为38.3～39.6℃；70%（18/26）的患者有腹痛，主要为脐周和上腹绞痛；部分患者有恶心、呕吐等症状。所有患者均无黏液脓血便或里急后重等肠道传染病症状。

市（CDC）调查组依据"报告信息"，进一步了解、核实时间的严重程度、波及范围、控制情况、可能的病因物质，初步判断可能是一起细菌性食物中毒，并提出初步处置建议：①组织流调队开展现场流行病学调查；②尽快取得剩余食物样品和中毒患者的生物样品；③撰写一份初步调查报告，作为会商疫情使用。问题如下：

（1）本案例初步判断的依据是什么？

（2）细菌性食物中毒的流行病学特点、中毒潜伏期及主要临床表现有哪些？

（3）市 CDC 调查组的建议是否正确，还有其他补充意见吗？

调查过程中，调查人员对可疑食品、剩余食品、加工餐具和发病者的粪便等进行了采样。实验室检验结果显示：剩余食物五香鸡肝中检出肠炎沙门菌，3 份患者粪便培养结果为沙门菌阳性，其他样品均未检出沙门菌。

（4）食物中毒的流行病学调查步骤和分析方法有哪些？

（5）如何才能有效地预防此类事件的再次发生？

实训二　职业中毒案例讨论

一、目的和要求

（1）掌握职业病的特点、诊断、治疗及防治原则。
（2）熟练掌握职业病的诊断及防治方法。

二、学时

2 学时。

三、实训内容

某县皮鞋厂女工张某，女，21 岁，因月经过多，于 2017 年 4 月 17 日至卫生院门诊，诊治无效。4 月 19 日到县中心医院就诊，遵医嘱于 4 月 21 日又去该院血液病门诊就医，因出血不止，收入院治疗。骨髓检查诊断为再生障碍性贫血。5 月 8 日因大出血死亡。住院期间，曾有一位医生怀疑该病员的疾病与职业病有关，但未进一步确诊。

5 月 9 日举行追悼会，与会同车间工人联想到自己也有类似现象。其中两名女工于 5 月 10 日至县中心医院就诊均被诊断为再生障碍性贫血，但当时未考虑职业危害因素。

上述两位患者住院后，医生告诉患者亲属病难治好，至此车间工人惶惶不安。乡党委和工厂领导重视此事，组织全体工人去乡卫生院检查身体，发现体检人群中周围血白细胞数减少者较多。乡卫生院随即向县卫生防疫站报告。

此后，县卫生防疫站向市卫生防疫站报告。由市卫生防疫站开展调查研究。结果发现：

该厂制帮车间生产过程为：鞋帮坯料→用胶水黏合→缝制→制成鞋帮。制帮车间面积 56 m²，高 3 m，冬季门窗紧闭。制帮用红胶含纯苯 91.2%。每日消耗苯 9 kg 以上，均蒸发在此车间内。用甲苯模拟生产过程，测车间中甲苯空气浓度为卫生标准（100 mg/m³）的 36 倍。而苯比甲苯更易挥发，其卫生标准比甲苯低 2.5 倍，为 40 mg/m³，故可推测生产时，苯的浓度可能更高。经体检确诊为苯中毒者共 18 例，其中包括生前未诊断苯中毒的死亡者一例。制帮车间 14 例，其中重度慢性苯中毒者 7 例。

对该厂的职业卫生与职业医学服务情况调查结果如下：该厂于 2014 年 1 月投产。投产前未向卫生防疫站申报，所以未获必要的卫生监督。接触苯作业工人均未获就业前体格检查。对该厂无职业病的卫生宣传教育。全厂干部和工人几乎都不知道黏合用的胶水有毒。全部中毒者均有苯中毒的神经系统症状。但仅 7 人在中毒死亡事故发生之前就诊，其余 11 人（占 61.1%）直至事故发生后由该厂组织体检时才就医，致使发生症状至就诊的间隔时间平均长达半年左右。对该厂接触苯作业工人无定期体检制度。上述 7 名在事故发生前即因苯中毒症状就诊者，平均就诊 2.14 次。分别被诊断为贫血、再生障碍性贫血、白血病、或无诊断而只给对症处理药物。事故发生后由职业病防治机构对全厂职工普遍进行体格检查，治疗中毒患者，并进行随访。

四、实训方法

阅读上述案例资料，并回答下列相关问题。

（1）引起再生障碍性贫血的最常见毒物是什么？

（2）为什么怀疑该患者疾病与职业有关？应采取哪些步骤证实这种关系？该医师为什么不采取这些步骤进行病因学诊断？

（3）如果你在一个月内连收三名来自同一工厂的再生障碍性贫血病例，你有何想法？如何证实你的想法？

（4）乡党委和厂领导组织工人体检属于三级预防中的哪一级预防？

（5）乡卫生院向县卫生防疫站报告的意义是什么？

（6）简述慢性苯中毒的主要临床表现。

（7）如何衡量该事件的严重程度？

（8）欲了解发生此事件中医疗卫生方面的问题，还需做哪些调查？

（9）指出造成此重大事故的主要原因。

（10）如何防止再发生这类严重事故？

■ 实训三　计量资料的统计分析

一、目的和要求

(1) 能正确制作频数分布表。

(2) 学会计算集中趋势和离散趋势指标，正确理解各指标的意义。

(3) 会进行假设检验。

二、学时

2 学时。

三、实习内容与方法

1. 计量资料的统计分析例 1

尸检中测得北方成年女子 80 人的肾上腺重量 (g) 如下。试编制频数表，并计算中位数、均数和标准差。

19.0	12.0	14.0	14.0	8.2	13.0	6.5	12.0	15.0	17.2
12.0	12.7	25.0	8.5	20.0	17.0	8.4	8.0	13.0	15.0
20.0	13.0	13.0	14.0	15.0	7.9	10.5	9.5	10.0	12.0
6.5	11.0	12.5	7.5	14.5	17.5	12.0	10.0	11.0	11.5
16.0	13.0	10.5	11.0	14.0	7.5	14.0	11.4	9.0	11.1
10.0	10.5	8.0	12.0	11.5	19.0	10.0	9.0	19.0	10.0
22.0	9.0	12.0	8.0	14.0	10.0	11.5	11.0	15.0	16.0
8.0	15.0	9.9	8.5	12.5	9.6	18.5	11.0	12.0	12.0

2. 计量资料的统计分析例 2

某市 20 岁男学生 160 人的脉搏均数 76.10 次 / 分钟，标准差为 9.32 次 / 分钟。经正态性检验服从正态分布。

(1) 试估计脉搏数的 95%、99% 参考值范围。

(2) 根据大量调查得知健康成年男子的平均脉搏数为 72 次 / 分钟。能否认为该市男学生的脉搏均数与健康人不同？

实训四 计数资料的统计分析

一、目的和要求

(1) 能正确计算及使用率及构成比。

(2) 根据资料的类型选择正确的 χ^2 检验方法，并对结果作出合乎科学的判断。

二、学时

2 学时。

三、实习内容与方法

1. 计数资料的统计分析例 1

某地某年肿瘤普查资料整理如下表。

某地某年肿瘤普查资料

年龄（岁）	人口数	肿瘤患者数	构成比（%）	发病率（1/万）
0～	633 000	19	（　　）	（　　）
30～	570 000	71	（　　）	（　　）
40～	374 000	486	（　　）	（　　）
50～	143 000	574	（　　）	（　　）
60～	30 250	242	（　　）	（　　）
合计	1 750 250	1 492	（　　）	（　　）

据上述资料：

(1) 计算各年龄组构成比与肿瘤发病率并填空。

(2) 分析并讨论哪个年龄组最易患肿瘤，哪个年龄组的患者最多？

2. 计数资料的统计分析例 2

为研究脑外伤综合征患者的心理护理效果，某院 58 例脑外伤后综合征患者随机分为两组，每组 29 例，对照患者按传统服药，观察组患者在服药的同时予以心理护理，结果如下表，问对脑外伤后综合征患者进行心理护理是否有效？

组别	例数	痊愈数
观察组	29	20
对照组	29	8

3. 计数资料的统计分析例3

某医院为了寻找三效热原灭活剂（简称"三效"）对注射器去除热原的最有效的洗涤方法，试验了"三效"浸泡后三种不同的洗涤方法，对注射器去热原效果的观察结果记录如下表，问三种不同的洗涤方法去热原效果是否相同？

三种不同洗涤方法去热原效果检测结果

组别	样品数	阳性数
甲方法	80	12
乙方法	80	7
丙方法	80	0
合计	240	19

4. 计数资料的统计分析例4

为研究两种方法细菌培养效果是否相同，分别用两种方法对110份乳品作细菌培养，结果如下，请作统计分析。

乳胶凝集	常规培养		合计
	+	−	
+	27	1	28
−	8	74	82
合计	35	75	110

实训五 统计表与统计图绘制

一、目的和要求

要求学生独立完成常用统计图及统计表的绘制。

二、学时

2 学时。

三、实习内容与方法

对以下资料选择并绘制适当的统计图或修正统计表。

1. 两种气管炎患者疗效比较

疗效	单纯型	构成比（%）	喘息型	构成比（%）
治愈	60	27.27	24	13.26
显效	98	44.55	82	45.30
好转	50	22.73	60	33.15
无效	12	5.45	15	8.29

2. 不同消毒方法杀菌效果的比较

消毒方法	消毒前菌落数	消毒后菌落数	细菌清除率（%）
对照组	68	62	8.8
0.5% 过氧乙酸	65	21	67.7
0.3 g/m³ 过氧乙酸	68	7	89.7
食醋	64	32	50.0

3. 某地 1990—1995 年恶性肿瘤死亡情况

年份	病死率（1/10 万）
1990	20
1991	18
1992	16
1993	10

年份	病死率（1/10 万）
1994	8
1995	6

4. 修改麦芽根糖浆治疗急慢性肝炎的统计表

某医院对麦芽根糖浆治疗急慢性肝炎 161 例的疗效列表如下，请改进下表。

总例数 / 效果	有效						无效	
	小计		近期痊愈		好转			
	例	%	例	%	例	%	例	%
161	108	67.1	70	43.5	38	23.6	53	32.9

实训六 现况调查资料分析

一、目的和要求

(1) 初步学习现况调查研究设计的主要内容。

(2) 学习运用现况调查资料，分析疾病流行因素，提出相应的防治对策。

二、学时

2 学时。

三、实训方法

(1) 通过阅读资料，确定调查研究设计。

(2) 对资料进行分析，提出本次疾病流行的主要因素和相应的防治对策。

四、实训内容

某单位于 2015 年 8 月底，突然发生大量腹泻患者。疫情发生后，经初步了解该单位有 3 894 个职工（包括家属），分两个部门，即本部与二部。两个部门各自有工作地区、职工食堂与冷饮供应室，但居住情况较为复杂，本部与二部职工住宅区有交叉、混合情况。据职工医院报告，该病初步临床诊断为细菌性痢疾，临床表现轻重不一。省、市卫生防疫站决定组织流行病学调查组对该病流行情况进行调查研究，你作为调查组成员参加工作。

（一）请你提出这次流行病学调查研究设计的主要内容

(1) 确定调查研究目的。

(2) 确定调查研究方法和对象。

(3) 确定调查研究主要内容，拟定调查表。

(4) 确定调查研究的步骤和安排。

（二）经初步流行病学调查结果如下

1. 基本情况

本次共调查 3 894 人，发病 703 人。患者临床表现轻重不一，有 290 人住院治疗，其余均在门诊治疗或在家治疗。住院患者中儿童 92 例，症状较典型，有 10 例是急性中毒性菌痢。住院的成人患者虽无急性中毒菌痢，但症状也较典型。患者中粪便培养，在 116 份阳性标本中，仅 1 株为宋氏痢疾杆菌，其余 115 均为福氏痢疾杆菌。

2. 疾病分布情况

(1) 腹泻患者逐日发病情况。

腹泻病例逐日发病情况

日期	30/8	31	1/9	2	3	4	5	6	7	8	9	10	11	12
病例数	4	30	180	219	129	59	19	11	11	9	3	5	3	0

日期	13/9	14	15	16	17	18	19	20	21	22	23
病例数	2	1	0	2	2	1	2	1	1	1	0

（2）病例的地区分布情况。

不同住宅区人群腹泻罹患率

住宅区	单位职工	人数	发病数	罹患率（%）
1 区	本部	265	36	
2 区	二部	480	137	
3 区	混合	819	174	
4 区	混合	628	106	
5 区	混合	648	93	
6 区	本部	249	4	
7 区	本部	301	25	
向阳宿舍	二部	195	60	
二部职工外处者	二部	277	71	
建工队宿舍	外地工人	32	7	
合计		3 894	703	

（3）病例的人群分布情况。

腹泻病例在职业上的分布

职业	二部			本部			合计		
	调查人数	病例数	罹患率（%）	调查人数	病例数	罹患率（%）	调查人数	病例数	罹患率（%）
职工	874	231		494	13		1 368		
中学生	276	70		243	5		519		
小学生	342	116		238	10		580		
幼儿园儿童	110	50		80	4		190		

续表

职业	二部			本部			合计		
	调查人数	病例数	罹患率(%)	调查人数	病例数	罹患率(%)	调查人数	病例数	罹患率(%)
托儿所儿童	62	28		14	1		76		
其他家属	697	149		432	13		1 129		
合计	2 361	644		1 501	52		3 862		

3. 根据以上调查报告结果，请回答以下问题

(1) 病例在时间分布上有何特点？说明什么问题？

(2) 病例在地区分布上有什么特点？对你有什么启示？

(3) 病例在人群分布上有什么特点？本部和二部人群分布有明显差别吗？

附表 1 标准正态分布表

x	0	0.01	0.02	0.03	0.04	0.05	0.06	0.07	0.08	0.09
0	0.500 0	0.504 0	0.508 0	0.512 0	0.516 0	0.519 9	0.523 9	0.527 9	0.531 9	0.535 9
0.1	0.539 8	0.543 8	0.547 8	0.551 7	0.555 7	0.559 6	0.563 6	0.567 5	0.571 4	0.575 3
0.2	0.579 3	0.583 2	0.587 1	0.591 0	0.594 8	0.598 7	0.602 6	0.606 4	0.610 3	0.614 1
0.3	0.617 9	0.621 7	0.625 5	0.629 3	0.633 1	0.636 8	0.640 4	0.644 3	0.648 0	0.651 7
0.4	0.655 4	0.659 1	0.662 8	0.666 4	0.670 0	0.673 6	0.677 2	0.680 8	0.684 4	0.687 9
0.5	0.691 5	0.695 0	0.698 5	0.701 9	0.705 4	0.708 8	0.712 3	0.715 7	0.719 0	0.722 4
0.6	0.725 7	0.729 1	0.732 4	0.735 7	0.738 9	0.742 2	0.745 4	0.748 6	0.751 7	0.754 9
0.7	0.758 0	0.761 1	0.764 2	0.767 3	0.770 3	0.773 4	0.776 4	0.779 4	0.782 3	0.785 2
0.8	0.788 1	0.791 0	0.793 9	0.796 7	0.799 5	0.802 3	0.805 1	0.807 8	0.810 6	0.813 3
0.9	0.815 9	0.818 6	0.821 2	0.823 8	0.826 4	0.828 9	0.835 5	0.834 0	0.836 5	0.838 9
1	0.841 3	0.843 8	0.846 1	0.848 5	0.850 8	0.853 1	0.855 4	0.857 7	0.859 9	0.862 1
1.1	0.864 3	0.866 5	0.868 6	0.870 8	0.872 9	0.874 9	0.877 0	0.879 0	0.881 0	0.883 0
1.2	0.884 9	0.886 9	0.888 8	0.890 7	0.892 5	0.894 4	0.896 2	0.898 0	0.899 7	0.901 5
1.3	0.903 2	0.904 9	0.906 6	0.908 2	0.909 9	0.911 5	0.913 1	0.914 7	0.916 2	0.917 7
1.4	0.919 2	0.920 7	0.922 2	0.923 6	0.925 1	0.926 5	0.927 9	0.929 2	0.930 6	0.931 9
1.5	0.933 2	0.934 5	0.935 7	0.937 0	0.938 2	0.939 4	0.940 6	0.941 8	0.943 0	0.944 1
1.6	0.945 2	0.946 3	0.947 4	0.948 4	0.949 5	0.950 5	0.951 5	0.952 5	0.953 5	0.953 5
1.7	0.955 4	0.956 4	0.957 3	0.958 2	0.959 1	0.959 9	0.960 8	0.961 6	0.962 5	0.963 3
1.8	0.964 1	0.964 8	0.965 6	0.966 4	0.967 2	0.967 8	0.968 6	0.969 3	0.970 0	0.970 6
1.9	0.971 3	0.971 9	0.972 6	0.973 2	0.973 8	0.974 4	0.975 0	0.975 6	0.976 2	0.976 7
2	0.977 2	0.977 8	0.978 3	0.978 8	0.979 3	0.979 8	0.980 3	0.980 8	0.981 2	0.981 7
2.1	0.982 1	0.982 6	0.983 0	0.983 4	0.983 8	0.984 2	0.984 6	0.985 0	0.985 4	0.985 7
2.2	0.986 1	0.986 4	0.986 8	0.987 1	0.987 4	0.987 8	0.988 1	0.988 4	0.988 7	0.989 0
2.3	0.989 3	0.989 6	0.989 8	0.990 1	0.990 4	0.990 6	0.990 9	0.991 1	0.991 3	0.991 6
2.4	0.991 8	0.992 0	0.992 2	0.992 5	0.992 7	0.992 9	0.993 1	0.993 2	0.993 4	0.993 6

x	0	0.01	0.02	0.03	0.04	0.05	0.06	0.07	0.08	0.09
2.5	0.993 8	0.994 0	0.994 1	0.994 3	0.994 5	0.994 6	0.994 8	0.994 9	0.995 1	0.995 2
2.6	0.995 3	0.995 5	0.995 6	0.995 7	0.995 9	0.996 0	0.996 1	0.996 2	0.996 3	0.996 4
2.7	0.996 5	0.996 6	0.996 7	0.996 8	0.996 9	0.997 0	0.997 1	0.997 2	0.997 3	0.997 4
2.8	0.997 4	0.997 5	0.997 6	0.997 7	0.997 7	0.997 8	0.997 9	0.997 9	0.998 0	0.998 1
2.9	0.998 1	0.998 2	0.998 2	0.998 3	0.998 4	0.998 4	0.998 5	0.998 5	0.998 6	0.998 6
x	0	0.1	0.2	0.3	0.4	0.5	0.6	0.7	0.8	0.9
3	0.998 7	0.999 0	0.999 3	0.999 5	0.999 7	0.999 8	0.999 8	0.999 9	0.999 9	1.000 0

附表 2 t 界值表

自由度	单侧	0.25	0.1	0.05	0.025	0.01	0.005	0.002 5	0.001	0.000 5
v	双侧	0.50	0.2	0.1	0.05	0.02	0.01	0.005	0.002	0.001
1		1.000	3.078	6.314	12.706	31.821	63.657	127.321	318.309	636.619
2		0.816	1.886	2.920	4.303	6.965	9.925	14.089	22.327	31.599
3		0.765	1.638	2.353	3.182	4.541	5.841	7.453	10.215	12.924
4		0.741	1.533	2.132	2.776	3.747	4.604	5.598	7.173	8.610
5		0.727	1.476	2.015	2.571	3.365	4.032	4.773	5.893	6.869
6		0.718	1.440	1.943	2.447	3.143	3.707	4.371	5.208	5.959
7		0.711	1.415	1.895	2.365	2.998	3.499	4.029	4.785	5.408
8		0.706	1.397	1.860	2.306	2.896	3.355	3.833	4.501	5.041
9		0.703	1.383	1.833	2.262	2.821	3.250	3.690	4.297	4.781
10		0.700	1.372	1.812	2.228	2.764	3.169	3.581	4.144	4.587
11		0.697	1.363	1.796	2.201	2.718	3.106	3.497	4.025	4.437
12		0.695	1.356	1.782	2.179	2.681	3.055	3.428	3.930	4.318
13		0.694	1.350	1.771	2.160	2.650	3.012	3.372	3.852	4.221
14		0.692	1.345	1.761	2.145	2.624	2.977	3.326	3.787	4.140
15		0.691	1.341	1.753	2.131	2.602	2.947	3.286	3.733	4.073
16		0.690	1.337	1.746	2.120	2.583	2.921	3.252	3.686	4.015
17		0.689	1.333	1.740	2.110	2.567	2.898	3.222	3.646	3.965
18		0.688	1.330	1.734	2.101	2.552	2.878	3.197	3.610	3.922
19		0.688	1.328	1.729	2.093	2.539	2.861	3.174	3.579	3.883
20		0.687	1.325	1.725	2.086	2.528	2.845	3.153	3.552	3.850
21		0.686	1.323	1.721	2.080	2.518	2.831	3.135	3.527	3.819
22		0.686	1.321	1.717	2.074	2.508	2.819	3.119	3.505	3.792
23		0.685	1.319	1.714	2.069	2.500	2.807	3.104	3.485	3.768

		概率 P								
自由度	单侧	0.25	0.1	0.05	0.025	0.01	0.005	0.002 5	0.001	0.000 5
v	双侧	0.50	0.2	0.1	0.05	0.02	0.01	0.005	0.002	0.001
24		0.685	1.318	1.711	2.064	2.492	2.797	3.091	3.467	3.745
25		0.684	1.316	1.708	2.060	2.485	2.787	3.078	3.450	3.725
26		0.684	1.315	1.706	2.056	2.479	2.779	3.067	3.435	3.707
27		0.684	1.314	1.703	2.052	2.473	2.771	3.057	3.421	3.690
28		0.683	1.313	1.701	2.048	2.467	2.763	3.047	3.408	3.674
29		0.683	1.311	1.699	2.045	2.462	2.756	3.038	3.396	3.659
30		0.683	1.310	1.697	2.042	2.457	2.750	3.030	3.385	3.646
40		0.681	1.303	1.684	2.021	2.423	2.704	2.971	2.971	3.551
50		0.679	1.299	1.676	2.009	2.403	2.678	2.937	2.937	3.496
60		0.679	1.296	1.671	2.000	2.390	2.660	2.915	2.915	3.460
70		0.678	1.294	1.667	1.994	2.381	2.648	2.899	2.899	3.435
80		0.678	1.292	1.664	1.990	2.374	2.639	2.887	2.887	3.416
90		0.677	1.291	1.662	1.987	2.368	2.632	2.878	2.878	3.402
100		0.677	1.290	1.660	1.984	2.364	2.626	2.871	2.871	3.390
∞		0.675	1.282	1.645	1.960	2.326	2.576	2.807	2.807	3.291

参考文献

[1] 孙辉. 预防医学 [M].2 版. 南京：东南大学出版社，2017.

[2] 全国护士执业资格考试用书编写专家委员会.2017 全国护士执业资格考试指导 [M]. 北京：人民卫生出版社，2017.

[3] 姜新峰，王秀清. 社区护理 [M]. 北京：人民卫生出版社，2016.

[4] 汪鑫，范文燕. 预防医学 [M]. 北京：科学出版社，2016.

[5] 景兴科，刘立亚. 预防医学 [M]. 北京：科学技术文献出版社，2016.

[6] 钟才高. 预防医学（二）[M]. 北京：北京大学医学出版社，2015.

[7] 朱霖，刘建东. 预防医学 [M].2 版. 北京：高等教育出版社，2015.

[8] 刘紫萍. 预防医学 [M].2 版. 北京：高等教育出版社，2015.

[9] 景学安，李新林. 医学统计学 [M]. 北京：人民卫生出版社，2015.

[10] 晏志勇，乌建平. 预防医学 [M]. 北京：北京出版集团公司北京出版社，2014.

[11] 刘明清，王万荣. 预防医学 [M].5 版. 北京：人民卫生出版社，2014.

[12] 李嗣生，朱新义. 预防医学 [M]. 郑州：河南科学技术出版社，2013.

[13] 陈锦治，姜新峰，富淑芳. 营养与膳食 [M]. 北京：中国医药科技出版社，2013.

[14] 李克. 预防医学 [M]. 北京：中国协和医科大学出版社，2013.

[15] 傅华. 预防医学 [M].6 版. 北京：人民卫生出版社，2013.

[16] 李康. 医学统计学 [M].6 版. 北京：人民卫生出版社，2013.

[17] 乌建平，王万荣，杨柳清. 预防医学 [M]. 北京：科学出版社，2013.

[18] 肖荣. 预防医学 [M].3 版北京：人民卫生出版社，2013.

[19] 高永清，吴小南. 营养与食品卫生学 [M].2 版. 北京：科学出版社，2012.

[20] 方积乾. 卫生统计学 [M].7 版. 北京：人民卫生出版社，2012.

[21] 张谦. 预防医学 [M]. 北京：中国协和医科大学出版社，2012.

[22] 赵红，封苏琴. 医学统计方法 [M].3 版. 北京：科学出版社，2012.

[23] 中华人民共和国环境保护部，国家质量监督检验检疫总局. GB 3095—2012 环境空气质量标准 [S]. 北京：中国标准出版社，2012.

[24] 中华人民共和国环境保护部. HJ 633—2012 环境空气质量指数（AQI）技术规定（试行）[S]. 北京：中国环境科学出版社，2012.